Farbe & Gesundheit

Farbe & Gesundheit

Die Aufgaben der Farbe als Therapie- und Gestaltungsmittel

Roland Aull (Herausgeber)
Barbara Diethelm
Daniel Duchert
Barbara Frerich
Heinz Greuling
Lilly Kamm-Raubal
Ulli Leuschner
Rochus Michnia
Leo A. Nefiodow
Fritz Albert Popp
Rosina Sonnenschmidt
Susanne Wied
Alexander Wunsch

Callwey

Dieses Buch ist der um zahlreiche Beiträge erweiterte Tagungsband des Symposiums »Farbe und Gesundheit«, das von der Zeitschrift *Die Mappe* im November 2003 im Rahmen der »Murnauer Gespräche« stattfand. Die Veranstaltung sowie dieses Werk konnten realisiert werden durch die freundliche Unterstützung folgender Unternehmen:

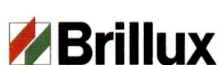
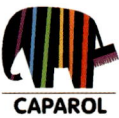
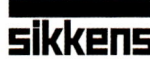
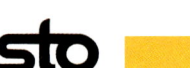

Umschlagbild: Lasurmalerei von Renate Reifert auf mit Leinwand beschichtetem Holz im Aufwachraum einer Praxis für ambulante Operationen in Wiesbaden.
Foto: Bernd Schmerl, Walkmühle

Bildnachweis:
Deutsche Abbott GmbH, Wiesbaden (Seite 30)
Thieme Verlag, Stuttgart (Seiten 33 und 37)
Ulli Leuschner, Düren (Seite 85)
Krystyna Dobek, Witten (Seite 127 rechts)
Atelier Benad, München (Seite 135)
Alle übrigen Abbildungen stammen von den Autoren

© 2004 *Mappe* Edition, ein Imprint vom Verlag
Georg D.W. Callwey GmbH & Co. KG
Streitfeldstraße 35, 81673 München
www.callwey.de
E-Mail: buch@callwey.de

Die Deutsche Bibliothek verzeichnet diese Publikation in der Deutschen Nationalbibliografie; detaillierte bibliografische Daten sind im Internet über *http://dnb.ddb.de* abrufbar.

ISBN 3-7667-1606-9

Das Werk einschließlich aller seiner Teile ist urheberrechtlich geschützt. Jede Verwertung außerhalb der engen Grenzen des Urheberrechtsgesetzes ist ohne Zustimmung des Verlags unzulässig und strafbar. Das gilt insbesondere für Vervielfältigungen, Übersetzungen, Mikroverfilmungen und die Einspeicherung und Verarbeitung in elektronischen Systemen.

Projektleitung: Roland Aull, Klaus Halmburger
Umschlag und Layout: Roland Aull, Klaus Halmburger
Herstellung: Roland Aull
Druck und Bindung: Kösel, Krugzell

Printed in Germany 2004

7 *Roland Aull*
Vorwort

9 *Leo A. Nefiodow*
Der Gesundheitsmarkt –
die Wachstumslokomotive für das 21. Jahrhundert

13 *Heinz Greuling*
Die Physik des Lichts und die Metaphysik der Farbe

20 *Fritz Albert Popp*
Biophotonen – das Licht in unseren Zellen

28 *Alexander Wunsch*
Farbwirkung auf Zellebene

40 *Barbara Frerich*
Die ordnende Kraft der Farbe

51 *Alexander Wunsch*
Die Behandlung chronischer Krankheiten
mit farbigem Licht

59 *Rosina Sonnenschmidt*
Mentale Heilweisen mit Licht und Farbe

74 *Roland Aull*
Farben sind Ausdruck von Identität

84 *Barbara Diethelm*
Das Pigment – der Ton der Farbe

93 *Alexander Wunsch*
Künstliches Licht und Beleuchtung

103 *Rochus Michnia*
Kalk: seit Jahrtausenden bewährt und dennoch modern

107 *Daniel Duchert*
Lehm: Ausgeglichenes Raumklima durch Wasserbindung

111 *Lilly Kamm-Raubal*
Farbgestaltung und Farbtherapie: Möglichkeiten einer
Symbiose

122 *Ulli Leuschner*
Pädagogisch orientierte Farbgestaltung

133 *Susanne Wied*
Farbe für ein neues Gesundheitswesen

143 *Autoren*

Vorwort

Seit vielen Jahren hat mich die Frage beschäftigt, was Farbe ist, wie sie wirkt und wie man sie gestalterisch bestmöglich einsetzen kann. Schon im Studium fiel mir dann auf, dass viele Autoren nur Altbekanntes wiederholten, ohne wirklich selbst nachgeprüft zu haben, ob auch stimmt, was da behauptet wurde. Meine Unzufriedenheit führte schließlich dazu, klassisch naturwissenschaftlich erarbeitetes Know-how über Farbe zusammenzutragen und systematisch auszuwerten. Dieser Vorgang dauerte länger als 15 Jahre, umfasste schließlich eine Bibliothek mit mehr als 1 000 Aufsätzen und hat sich meinerseits in zahlreichen Veröffentlichungen niedergeschlagen. Trotz allen Engagements blieben Zweifel, ob diese akribische Vorgehensweise wirklich zu einem vertieften Verständnis von Licht und Farbe führt.

Zu einem echten Schlüsselerlebnis in Sachen Farbe geriet meine Begegnung mit dem Farbforscher Hans Peter Maier. Vor sieben Jahre hatte ich mich bei ihm eigentlich nur nach den so genannten Materialien erkundigt, die er im Begleitheft zu seinem Farbtest angekündigt hatte. Wenige Tage nach unserem Telefonat saß er mir am Schreibtisch gegenüber. Aus dem ersten Gespräch ergaben sich weitere – und aus diesen wiederum eine Fülle zusätzlicher Kontakte mit Personen, mit denen Hans Peter Maier selbst im Gespräch war. Das Faszinierende und für mich gleichzeitig Bestürzende bei alledem war, dass ich Dinge über Farbe erfuhr, von denen ich noch nie etwas gehört hatte. Selbst zunächst esoterisch klingende Aussagen über Farbe erwiesen sich im Licht der Biophotonenforschung von Fritz Albert Popp als ernstzunehmender Befund. In jener Zeit wurde mein farbiges Weltbild tatsächlich auf den Kopf gestellt. Um jedoch der Sache weiter auf den Grund zu gehen, veranstaltete ich im Herbst 1999 einen Workshop, zu dem ich ganz gezielt Fachleute aus unterschiedlichen Berufsgruppen einlud: Architekten, Innenarchitekten, Raumausstatter, Lichtplaner, Baubiologen, Ärzte und Therapeuten (siehe *Die Mappe* 5/2000, Seiten 1 und 24-30). Referenten damals waren Hans Peter Maier und der Farblichttherapeut Professor Dr. Dr. Harald Brost. Harald Brost war einer der ganz wenigen Fachleute, der es damals wagte, die allgemein wenig bekannten Therapiemöglichkeiten mit Licht in der Öffentlichkeit darzustellen. Im Herbst 2002 gab es dann eine weitere Veranstaltung mit dem Heidelberger Arzt Alexander Wunsch, der sich ebenfalls seit langem intensiv mit der Anwendung von Licht und Farbe beschäftigte (siehe *Die Mappe* 3/2003, Seiten 26-30). Ziel dieser Veranstaltungen war es, nicht nur die jeweiligen Aussagen über Farbe und Farbwirkung kritisch zu hinterfragen, es ging mir dabei auch um eine Klärung der Konsequenzen. Und die sind selbst aus heutiger Sicht kaum abzuschätzen. Schon unmittelbar nach den Workshops wurde deutlich, dass man eine angemessene Erfassung des Phänomens Farbe nicht nur aus dem Blickwinkel des Spezialisten betreiben darf. Farberscheinung und Farbwirkung sollten integrativ gesehen und ganzheitlich gewürdigt werden. Das setzt jedoch voraus, dass man über den eigenen Tellerrand hinausblickt und sich mit anderen zusammensetzt. Genau das ist auf den beiden Workshops geschehen – und jedes Mal gab es bei den Teilnehmern ein großes Aha-Erlebnis: »Ja, das habe ich noch nie gehört« oder »das kann man sich ja gar nicht vorstellen!«.

Es brauchte jedoch noch einige Zeit und zahlreiche Gespräche, bis mit diesen bescheidenen Anfängen das 1. Symposium »Farbe & Gesundheit« heranreifte. Wir verdanken es vor allem Klaus Halmburger, dem bisherigen Chefredakteur der Zeitschrift *Die Mappe*. Ohne seine nachhaltige Unterstützung und ohne sein entschlossenes Engagement wäre die Veranstaltung in den Niederungen der Bürokratie erstickt. Er überzeugte auch die Sponsoren, ohne deren finanzielle Unterstützung dieses Buch vermutlich nie erschienen wäre. Mittlerweile laufen die Vorbereitungen für das nächste und übernächste Symposium im Oktober 2004 bzw. im November 2005. Eine ganze Reihe von faszinierenden Themen stehen auf der Tagesordnung. Ein kleiner Ausschnitt davon ist bereits in diesem Buch formuliert. Und es wird noch im Lauf diesen Jahres eine neue, international zweisprachig konzipierte Zeitschrift geben. Die Teilnehmer des 2. Symposiums »Farbe & Gesundheit« werden sie vermutlich als erste in Händen halten.

Roland Aull

Der Gesundheitsmarkt – die Wachstumslokomotive für das 21. Jahrhundert

Leo A. Nefiodow

Die Marktwirtschaft kennt keinen gleichförmigen Verlauf, vielmehr wechseln Aufschwung und Abschwung, Konjunktur und Rezession regelmäßig ab. Kurze und mittlere Wirtschaftsschwankungen mit einer Dauer von drei bis elf Jahren sind allgemein bekannt. In der Marktwirtschaft treten aber auch lange Schwankungen mit einer Periode von 40 bis 60 Jahren auf. Sie werden Kondratieffzyklen genannt. Auslöser dieser langen Wellen sind bahnbrechende Erfindungen, die sogenannten Basisinnovationen.

Bisherige Kondratieffzyklen

Kondratieffzyklen sind mehr als eine volkswirtschaftliche Betrachtung von langen Konjunkturwellen. Um das Nutzungspotenzial des Autos zu erschließen, musste sich beispielsweise im vierten Kondratieffzyklus die gesamte Gesellschaft reorganisieren. Dabei wuchsen die Automobilhersteller zu Weltkonzernen heran, für die Stahlindustrie und die Mineralölwirtschaft etablierten sich die Automobilhersteller als die wichtigsten Kunden. Die Bauwirtschaft profitierte durch den Bau von Straßen, Autobahnen, Brücken und Garagen, die Banken von den Krediten, die sie an Hersteller und Käufer gewährten. Die Versicherungen entwickelten die Kfz-Versicherung, der Tourismus stützte sich auf die Mobilität, die erst das Auto ermöglichte, ebenso der gesamte Handel, das moderne Transport- und Speditionswesen, die Fahrschulen, Automobilclubs und Autokinos. Mit dem Verkehrsrecht wurde ein neues Rechtssystem geschaffen, damit der geordnete Umgang mit Kraftfahrzeugen gewährleistet war. Und wenn Autos genutzt werden, kommt es zu Unfällen. Um diese zu regulieren, braucht man wiederum Sachverständige, Rechtsanwälte, Richter und Reparaturwerkstätten. Das Auto war Voraussetzung für den fünften Kondratieffzyklus, denn ohne ein flexibles Transportmittel könnten die Millionen von PCs, Drucker und Bildschirme gar nicht in die Haushalte, Fabriken und Büros transportiert werden. Kondratieffzyklen kann man auch als Wertschöpfungsketten definieren, die von bahnbrechenden Erfindungen ausgelöst und dann zu weit reichenden Reorganisationsprozessen in den Gesellschaften führen.

Seit dem späten 18. Jahrhundert haben fünf Kondratieffzyklen stattgefunden. Der erste Langzyklus wurde durch die Erfindung der Dampfmaschine und deren Anwendung, vor allem in der Textilindustrie, ausgelöst. Der zweite Kondratieffzyklus war die große Zeit des Stahls. Der Dritte kam durch die Errungenschaften der elektrotechnischen und chemischen Industrie zu Stande. Es war der erste Langzyklus, der von der praktischen Anwendung wissenschaftlicher Erkenntnisse profitierte. Die Basisinnovationen des vierten Kondratieffs waren Petrochemie und Automobil. Sie brachten uns den Massenverkehr auf den Straßen und in der Luft. Sie markieren zugleich den Höhepunkt der Industriegesellschaft. Seit den 1970er Jahren befindet sich die Weltwirtschaft im fünften Kondratieffzyklus, der seine Antriebsenergie aus der Entwicklung und Verwertung der Informationstechnik bezieht.

Nachdem sich im Jahr 2000 der größte Teil des Nutzungspotenzials dieses Zyklus erschöpft hatte, nähert er sich rapide seinem Ende. Parallel zum Auslauf des fünften hat der sechste Kondratieff begonnen. Eine genaue Analyse zeigt, dass der

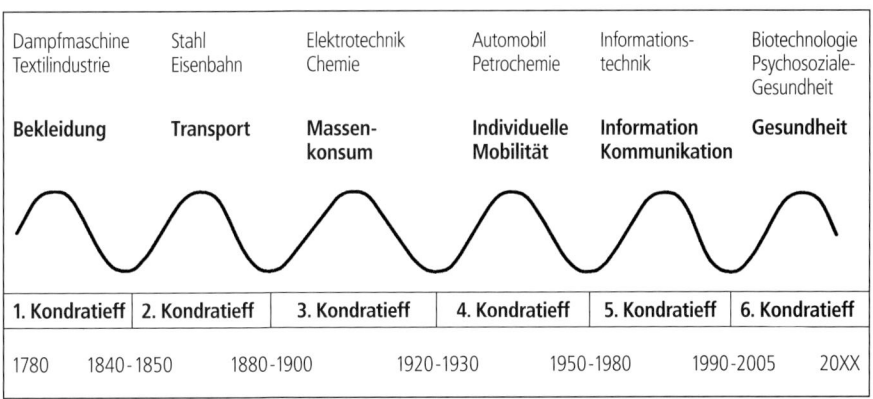

Gesundheitssektor der Träger des kommenden Langzyklus sein wird. Basisinnovationen dieser Entwicklung werden die (ganzheitlich verstandene) psychosoziale Gesundheit und die moderne Biotechnologie sein. Dabei wird die Biotechnologie hauptsächlich die Bereiche der körperlichen Gesundheit revolutionieren, auf den Feldern der psychosozialen Gesundheit werden es die bisher kaum erforschten Informationsprozesse im Menschen sein. Auch die seelischen, geistigen und sozialen Potenziale der Menschen werden in Zukunft besser verstanden und genutzt.

Schematische Übersicht der bisherigen Kondratieff-Zyklen ab 1780. Grundlegende Basisinnovationen, beispielsweise durch die Erfindung der Dampfmaschine, führen zu einer Fülle neuer Technologien und damit zu neuen Bedarfsfeldern.

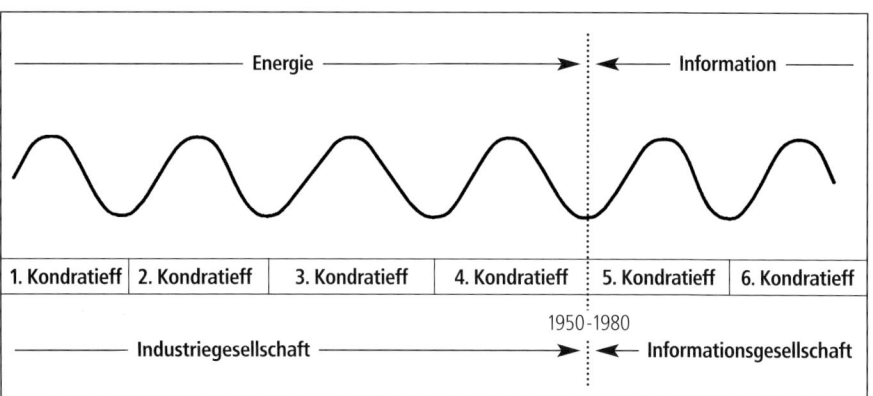

Mit dem fünften Kondratieff begann der Einstieg in die Informationsgesellschaft. Diese Entwicklung wird sich im sechsten Kondratieff fortsetzen, allerdings wird hier ein völlig neuer informationeller Bereich erschlossen: die Informationsflüsse in und zwischen den Menschen.

Im sechsten Kondratieff wird der Mensch – der wichtigste Erzeuger, Träger, Vermittler, Benutzer und Konsument von Informationen – mit seinen seelischen, geistigen, sozialen Bedürfnissen, Problemen und Potenzialen in den Mittelpunkt von Wirtschaft und Gesellschaft rücken.

Die zweite Phase der Informationsgesellschaft

In der Industriegesellschaft kam es vor allem darauf an, Rohstoffe zu erschließen, Maschinen, Fließbänder, Fabriken, Schornsteine und Straßen zu bauen, Energieflüsse zu optimieren, naturwissenschaftlich-technische Fortschritte zu erzielen und das Angebot an materiellen Gütern zu steigern. Vereinfacht ausgedrückt: Im Mittelpunkt des Strukturwandels der Industriegesellschaft standen Energie, Hardware, Materie und materielle Bedürfnisse.

Mit dem fünften Kondratieff begann der Einstieg in die Informationsgesellschaft. Der rote Faden, der die Informationsgesellschaft durchzieht, war und ist die Reorganisation der entwickelten Länder. Die Stoßrichtung war, Berufe, Arbeitsplätze, Forschung und Entwicklung, Infrastruktur, Bildung und Gesetze an die Bedingungen der Informationstechnologien anzupassen. Im fünften Kondratieff wurden vor allem die Informationsflüsse in und zwischen Organisationen, also Unternehmen, Behörden, Instituten oder Krankenhäusern verbessert. Dieser Prozess ist heute weitgehend abgeschlossen. Die überdurchschnittlichen Wachstumsimpulse der Informationstechnik gehen zurück, wobei auch am Ende dieses Kondratieffzyklus eine starke Rezession entstand, die wir in den Jahren 2001 bis 2003 erleben konnten. Die Fortentwicklung des fünften Kondratieff wird jetzt in ruhigeren Bahnen verlaufen und sich im Wesentlichen auf die Nutzung der weltweiten Informationsnetze konzentrieren.

Die Erschließung der Informationsgesellschaft wird sich jedoch im sechsten Kondratieff fortsetzen. Auch im neuen Langzyklus wird die Verwertung von Informationen im Vordergrund stehen. Doch im sechsten Kondratieff wird ein ganz neuer Bereich der Gesellschaft erschlossen: die Informationsprozesse in und zwischen den Menschen. Die innere Informationsverarbeitung beim Einzelnen und die Umsetzung in soziales Verhalten rückt somit ins Zentrum des neuerlichen Strukturwandels. Im sechsten Kondratieff wird der Mensch – der wichtigste Erzeuger, Träger, Vermittler, Benutzer und Konsument von Informationen – mit seinen seelischen, geistigen, sozialen Bedürfnissen, Problemen und Potenzialen in den Mittelpunkt von Wirtschaft und Gesellschaft rücken.

Wachstumsreserve Gesundheit

Neue Erkenntnisse vor allem in Biotechnologie, Psychiatrie, Psychosomatik und Psychotherapie haben gezeigt, dass Krankheit auch als eine Störung und Erkrankung der inneren Informationsprozesse des Menschen verstanden werden muss. Körperliche Krankheiten verursachen weltweit Kosten von zirka 8000 Mrd. US-Dollar. Seelische, geistige, soziale und ökologische Probleme schlagen jedoch mit jährlich mindestens 12000 Mrd. US-Dollar zu Buche. Mit einem Volumen von 20000 Mrd. US-Dollar stellten Krankheiten im Jahr 2003 die weltweit größte Produktivitäts- und Wachstumsreserve. Im Gesundheitsmarkt steckt somit der wichtigste Schlüssel zur Lösung der anstehenden Wirtschaftsprobleme. Doch kann der Gesundheitssektor in Zukunft tatsächlich die Rolle einer Lokomotive für Wachstum und Beschäftigung übernehmen? Auf den ersten Blick mag man bezweifeln, dass Gesundheit sich zu einem bedeutenden Wachstumsmotor entwickeln wird, denn die langen Phasen des Wohlstands wurden bisher ausschließlich von materiellen Technologien wie der Dampfmaschine, der Eisenbahn, dem Automobil und der Informationstechnik getragen. Ein Blick auf die Tabelle verdeutlicht, in welchen gesellschaftlichen Feldern der neue immaterielle Faktor Information zu einem biologischen, psychischen, geistigen und sozialen Träger eines neuen Wachstumszyklus werden kann.

Nach all diesen erschreckenden Zahlen muss an die Ergebnisse der modernen Wachstumstheorien erinnert werden: Die wichtigsten Quellen des Wirtschaftswachstums sind nicht Maschinen, Hardware-Technologien, Dienstleistungen, weder Menschenmassen noch Kapital. Der wesentlichste Faktor sind Produktivitätsfortschritte. Dieser neben Arbeit

Kriminalität: Die weltweit dokumentierten Schäden betragen mehr als 1 200 Mrd. US-Dollar pro Jahr. Jeder vierte Millionenbrand in der Wirtschaft wird gelegt. 2% der männlichen US-Bürger im erwerbsfähigen Alter saßen 1995 im Gefängnis und 7% standen unter Bewährungsaufsicht.

Schmiergelder und Korruption: Sie verursachen etwa 5% der Wirtschaftskosten – weltweit sind dies etwa 2 000 Mrd. US-Dollar.

Alkoholmissbrauch: Für Alkohol wird mehr ausgegeben als für die Forschung, mehr als 600 Mrd. US-Dollar pro Jahr.

Drogen: Die damit erzielten Umsätze belaufen sich auf mehr als 800 Mrd. US-Dollar pro Jahr.

Umwelt: Die jährliche Zerstörung entspricht etwa 10% des Weltsozialprodukts von rund 4 000 Mrd. US-Dollar pro Jahr.

Verschwendung: 80% aller produzierten Güter werden nach einmaliger Benutzung weggeworfen, die weltweite Rohstoff- und Energievergeudung beträgt dabei etwa 2 500 Mrd. US-Dollar pro Jahr.

Militär: In den 80er Jahren wurden dafür rund 1 000 Mrd. US-Dollar pro Jahr ausgegeben, seit 1990 stagniert dieser Wert bei rund 800 Mrd. US-Dollar pro Jahr.

Kosten für die innere Sicherheit: Für Polizei, Gefängnisse, Gerichte, Sicherheitsanlagen und private Waffen werden rund 1 200 Mrd. US-Dollar veranschlagt, davon mehr als 300 Mrd. US-Dollar pro Jahr allein in den Vereinigten Staaten von Amerika.

Geheimdienste: Sie kosten die Staatshaushalte weltweit mehr als 100 Mrd. US-Dollar pro Jahr.

Kriegskosten: Die Kosten des 2. Weltkriegs betrugen 4 000 Mrd. US-Dollar, der Koreakrieg schlug mit 340 Mrd. US-Dollar zu Buche, der Vietnamkrieg mit 720 Mrd. Die Kriege der letzten Jahre in Jugoslawien, Tschetschenien, Afghanistan und dem Irak benötigen viele weitere Milliarden.

Streiks: In den 1980er Jahren gab es weltweit mehr als 5 Mio. Streiktage im Jahr.

Kosten der Arbeitslosigkeit: In den westlichen Industrieländern wurden dafür mehr als 350 Mrd. US-Dollar pro Jahr ausgegeben.

Zerfall der Familien: In USA wird bereits jede zweite Ehe geschieden, in Deutschland jede dritte.

Niedrige Produktivität im Gesundheitswesen: Informationsdefizite, fehlender Leistungswettbewerb, starke Einzelinteressen, unzureichende Vorbeugung und falsche Ernährung verursachen allein in Deutschland rund 50 Mrd. Euro Kosten, weltweit etwa 600 Mrd. US-Dollar. In den USA sterben durch Medikamente doppelt so viele Menschen wie durch Verkehrsunfälle.

Psychische Störungen: In den ökonomisch entwickelten Ländern sind 14% der Bevölkerung psychisch schwer krank. Mindestens 30% aller Patienten, die einen Hausarzt aufsuchen, leiden vorwiegend an psychischen Störungen. Angst verursacht in Deutschland jährliche Schäden von etwa 50 Mrd. Euro. Der Anteil der menschlichen Probleme durch Mobbing wird auf etwa 15 Mrd. Euro beziffert, weltweit sogar auf mehr als 1 000 Mrd. Dollar. Im Jahr 2020 werden Depressionen die zweithäufigste Todesursache sein.

Umweltstress: Noch völlig unklar ist, wie sich eine schlechte Wasserqualität, Schlafstörungen, Lärm, Stress, Luftverunreinigungen, Scheidungen, Medikamentenmissbrauch auf die Krankheitskosten auswirken.

Informationsdefizite: 50% aller Ausgaben für Forschung und Entwicklung, etwa 300 Mrd. US-Dollar, könnten durch Informationsdienste eingespart werden.

Verkehr: Durch Staus entstehen weltweit Schäden von über 1 000 Mrd. US-Dollar, in Deutschland allein rund 100 Mrd. Euros.

Weltweiter Schwarzmarkt: In diesen illegalen Bereichen der Wirtschaft entstehen Kosten in der Größenordnung von 4 000 Mrd. US-Dollar und mehr. Durch Produktfälschungen müssen die Unternehmen auf etwa 250 Mrd. US-Dollar Umsatz verzichten. Der weltweite Umsatz mit Glückspielen beträgt mindestens 800 Mrd. US-Dollar pro Jahr.

Neue Erkenntnisse, vor allem in Biotechnologie, Psychiatrie, Psychosomatik und Psychotherapie haben gezeigt, dass Krankheit auch als eine Störung und Erkrankung der inneren Informationsprozesse des Menschen verstanden werden muss.

und Kapital dritte Faktor wird durch eine neue oder verbesserte Kompetenz bestimmt, die in der Industriegesellschaft und noch zu Beginn des fünften Kondratieff als kognitive Kompetenz (beispielsweise als logisch-systematisches Denken oder eine gute Fachausbildung) bereits eine zentrale Rolle spielte. Mit dem nächsten, dem sechsten Kondratieffzyklus wird es nun zu einer grundlegenden Veränderung in den produktivitätsbestimmenden Kompetenzen und Wettbewerbsfaktoren kommen. Technologien sind heute weltweit verfügbar und bringen in der Konkurrenz der ökonomisch entwickelten Ländern keinen nennenswerten Vorsprung mehr. Auch der Zugriff auf Geldmittel ermöglicht kaum noch größere wirtschaftliche Vorteile, da heute die Börsen der Welt jedem Unternehmen ab einer bestimmten Mindestgröße zur Verfügung stehen. Selbst Forschungsleistungen, Entwicklungsvorsprünge, besonderes Fachwissen oder Verbesserungen in der Organisationslogistik bringen im Wettbewerb – und das ist das Neue – immer weniger Vorteile, da sich im Zug der Globalisierung alle diese Faktoren zusehends angleichen.

Um Ressourcen zu erschließen, werden neue Konzepte, Strategien und Angebote benötigt, die nicht auf die bloße Reparatur von Krankheiten aufgerichtet sind, sondern die Wiederherstellung und die Erhaltung des Wohlbefindens ganzheitlich in den Blick nehmen.

Was die Unternehmen und Volkswirtschaften im Wettbewerb der Zukunft unterscheiden wird, ist die Gesundheit der Bevölkerung und der jeweiligen Mitarbeiter – und damit die Qualität des Gesundheitswesens als ganzheitlich gesehenes körperliches, seelisches, geistiges, soziales und ökologisches Phänomen.

Gesundheit – der neue Megamarkt des 21. Jahrhunderts

Das derzeitige Gesundheitswesen kann in seiner Struktur kein Träger des sechsten Kondratieffs sein. Es ist mit zu vielen internen Problemen belastet: starke innovationshemmende Einzelinteressen, mangelndes Gesundheitswissen, eine ausufernde Bürokratie, Ressourcenvergeudung, zu wenig Aufklärung und Vorbeugung. Das herkömmliche Gesundheitswesen ist mit Hilfe der Naturwissenschaften und viel technologischem Aufwand darauf fokussiert, Krankheiten zu erforschen, zu diagnostizieren, zu behandeln und zu verwalten. Behandelt werden vor allem Symptome, weniger die Krankheitsursachen selbst. Die einseitige Ausrichtung auf Krankheiten ist für eine Gesellschaft unter wirtschaftlichen Gesichtspunkten schädlich und teuer, weil die Leistungserbringer aus finanziellen Gründen auf eine ausreichende Zahl von Kranken und Krankheiten angewiesen sind und daher kein wirkliches Interesse an einer gesunden Bevölkerung besteht. So zynisch es klingt: Wachstum kann in der aktuellen Situation des Gesundheitswesens praktisch nur dann stattfinden, wenn es noch mehr Kranke und noch mehr Krankheiten gibt.

Von daher ist nicht verwunderlich, dass die Zahl der Erkrankungen seit Jahrzehnten ständig zunimmt. Das liegt nicht nur an der immer älter werdenden Bevölkerung, sondern vor allem an ihrem modernen Lebens-, Arbeits- und Ernährungsstil. Jeder vierte Jugendliche in Europa leidet unter Allergien – in zehn Jahren wird es jeder Zweite sein. Im Zeitraum von 1980 bis 1994 hat Asthma unter jugendlichen Amerikanern um 75% zugenommen. Auch die Zahl der Diabetiker wird sich in den nächsten zehn Jahren weltweit verdoppeln. Den wachsenden Kosten im Gesundheitswesen kann nicht wirksam mit einem Ausbau des derzeitigen Therapieangebotes begegnet werden.

Deshalb schlummern in der radikalen Umstrukturierung des Gesundheitswesen von einer Krankheits- zu einem tatsächlichen Gesundheitsorientierung die größten Produktivitätsreserven. Um diese Ressourcen zu erschließen, werden neue Konzepte, Strategien und Angebote benötigt, die nicht auf die bloße Reparatur von Krankheiten aufgerichtet sind, sondern die Wiederherstellung und die Erhaltung des Wohlbefindens ganzheitlich in den Blick nehmen.

»Der sechste Kondratieff. Wege zur Produktivität und Vollbeschäftigung im Zeitalter der Information« von Leo A. Nefiodow. Rhein-Sieg Verlag, Sankt Augustin 2001

Die Physik des Lichts und die Metaphysik der Farbe

Heinz Greuling

Es ist erstaunlich, was 7000 Meter ausmachen können. Doch wer sich an einem frühen Morgen auf eine Flugreise begibt, der sollte sich beim Einchecken einen Fensterplatz damit Blick nach Osten sichern. Sonst könnte er bei gutem Wetter die Chance auf ein einzigartiges Schauspiel verspielen: einen Sonnenaufgang in dieser Höhe zu beobachten. Viel intensiver als unten auf der Erde entfaltet sich das ganze Farbenspiel des Spektrums: Zwischen dem Himmel oben und der Erde unten spannt sich eine Jalousie der Farben über Violett, Blau, Grün, Gelb, Orange – und am Schluss ein roter Saum am Horizont. Man muss es selbst gesehen haben, so tief beeindruckend ist ein ganz und gar alltägliches Schauspiel, ein Phänomen, wenn das helle Sonnenlicht in seine Spektralfarben durch die Luftmassen der Erde wie in einem Prisma zerlegt wird.

Licht und Farbe gehören zu unserem Alltag. Sie umgeben uns, durchdringen alles. Wir sind fasziniert davon. Licht und Leben scheinen, nicht nur sprachlich, zusammenzugehören. Doch wer versteht es, hinter diesem Phänomen das innere Geheimnis von Licht und Farbe zu ergründen?

Licht und Farbe –
vertraut, geheimnisvoll und missverstanden …

Die Naturwissenschaftler versuchen darauf eine Antwort zu geben. Sie sind weit gekommen, allen voran die Physiker mit ihren für Laien so unverständlichen Theorien wie der Quantenphysik. Doch die Antwort der Physik hat sich weit entfernt von einer alltäglichen Sprache. Auch wenn Albert Einstein versichert, »alle Wissenschaft ist nur eine Verfeinerung des Denkens im Alltag« (Physik und Realität, 1936), so klafft zwischen den Erkenntnissen der Physik und den überall herumgeisternden Ideen über Licht und Farbe ein tiefer, schwarzer Abgrund.

Es ist uns seit der Schulzeit einfach so vertraut, zu sagen, das weiße Licht werde in seine Farben zerlegt – nur verstanden haben wir das Phänomen damit noch nicht. Der Streit zwischen Isaac Newton und Johann Wolfgang von Goethe, der Zwist von Physik und Kunst, scheint nicht gelöst zu sein. Doch auch hier haben sich die Positionen versöhnt, nur weiß es kaum jemand. Das moderne Verständnis von Licht und Farbe hat beide Positionen integriert, umfasst Newton und Goethe. »Alles ist Schwingung«, auch dieser Satz taucht immer wieder auf. Nur gerade beim Licht müssen Physiker dabei »Einspruch!« rufen. Licht ist eben, darum wird es gehen, nicht Schwingung, nicht nur …, Licht ist mehr. Um dieses Mehr soll es uns gehen.

Licht – die ganze Sicht

Es ist nur am Anfang so, dass einem auf die Frage: »Was ist Licht, was sind Farben?«, die Antworten nur so zwischen den Finger zu entgleiten drohen. Schon Aurelius Augustinus kannte dieses Problem. Er bekannte, »wenn mich niemand danach fragt, weiß ich es. Will ich es einem, der fragt, erklären, dann weiß ich es nicht« (Confessiones xi, 14). Es ist interessant, dass er nicht nach der Natur des Lichtes gefragt wurde, sondern nach dem Wesen der Zeit, einem ähnlich wohl vertrauten, aber ebenso völlig unverstandenen Phänomen. Aber mit diesem Dilemma beginnt alle Wissenschaft – nur sie endet nicht damit. Im Laufe der letzten Jahrzehnte der Physik zeichnete sich eine umfassende Einsicht ab, die das zuvor Getrennte plötzlich in einem Ganzen sieht. Licht ist ein solches Phänomen. Die ganze moderne Physik läuft auf diese Erkenntnis eines Ganzen zu. Licht ist dieses Ganze wie kein anderer Gegenstand der Physik. Diese neue Sicht in einfachen Bildern jenseits aller Schlagworte zu vermitteln – darum geht es.

Man muss nicht viel vom Licht wissen. Aber eines leuchtet unmittelbar ein: ohne Licht gibt es keine Farbe. Aber das ist nicht alles. Schon die Forscher der Renaissance ahnten das. So schreibt der Baumeister Leon Battista Alberti 1435 in seiner kunsttheoretischen Schrift »Von der Malerei«: »Die Philosophen sagen, man könne keinen Gegenstand sehen, der nicht in Licht und Farbe eingehüllt ist. Zwischen diesen gibt es ein sehr enges Verwandtschaftsverhältnis, welches Sehen überhaupt erst ermöglicht. Die Wichtigkeit dieser Tatsache erkennt man daran, dass mit dem Ersterben des Lichts auch die Farben vergehen und mit der Rückkehr des Lichts im selben Maße wieder auferstehen.«

> **Die ganze moderne Physik läuft auf die Erkenntnis eines Ganzen zu. Licht ist dieses Ganze wie kein anderer Gegenstand der Physik.**

Immer dann, wenn man von Licht spricht, wird auch Farbe als Phänomen auftauchen. Es kommt aber noch ein weiteres hinzu. Licht und Farbe sind untrennbar mit etwas verbunden, das meist leichtfertig »übersehen« wird: dem Sehen. Der Sehvorgang ist sicher ein Wahrnehmungsvorgang im Auge, aber nicht nur. Sehen ist auch ein Verarbeitungsvorgang im Gehirn – in unserem Geist und Bewusstsein. Das ist übrigens nicht nur beim Menschen so. Auch die Tiere, die Vögel, die Fische: Sie kennen das »Sehen« als ein untrennbar mit ihrem Lebendigsein verbundenes.

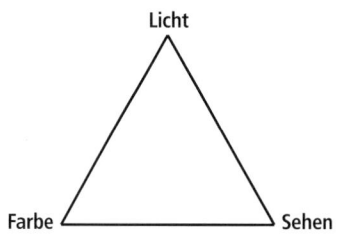

Die Dreiheit: Licht, Farbe und Sehen

Die Dreiheit von Licht, Farbe und Sehen spannt die Ganzheit eines Phänomens auf, um das es eigentlich geht. Wer über die Natur und die Physik des Lichtes nachdenken will, der wird sich unweigerlich mit Farbe auseinander setzen müssen – wie zwei Seiten einer Medaille. Und mit einem Dritten, dem Sehen als Verbindung zwischen den beiden. Licht »an sich« und »für sich allein« gibt es nicht. Wenn Licht auftaucht, dann wäre eine Beschreibung nicht vollständig, die die beiden anderen Aspekte Farbe und Sehen ausblendete.

So ist es auch, wenn man seine Überlegungen beim Phänomen Farbe beginnt. Schon Thomas Reid, ein schottischer Philosoph und Zeitgenosse David Humes, beschrieb 1764 dieses Dilemma. Wenn man – was er Geist nennt – mit dem Wahrnehmen unseres Gehirns, dem Sehvorgang eben gleichsetzt, versteht man besser, was er meint: »Die Philosophen sind sich sicher, dass Farbe nicht in den Körpern, sondern im Geist ist; und der ›Pöbel‹ ist sich sicher, dass Farbe nicht im Geist ist, sondern eine Qualität der Körper«. Natürlich verstand sich Thomas Reid als Philosoph und zählte sich nicht zum Pöbel. Wir hätten einige Mühe, die respektable Liste von Physikern wie Albert Einstein, Max Planck, Niels Bohr, Erwin Schrödinger und Werner Heisenberg hier einzuordnen. Sicher gehörten sie nicht zum »Pöbel«, sondern hätten sich selber eher als Philosophen verstanden, als Metaphysiker eben. Farbe so verstanden greift über das Gebiet der Physik hinaus, ist Meta-Physik, »jenseits, neben« der reinen Physik. So ist auch das Sehen mehr als nur ein reines, passives Registrieren von Licht und Farbe, wie bei einer Fernsehkamera oder einem Fotoapparat. Sehen kann ohne Neurophysiologie und Kognitionswissenschaften, einer Wissenschaft von Gehirn und Geist, nicht völlig verstanden werden. Es wird sich also lohnen, alle drei Phänomene: das Licht, die Farbe und das Sehen, jeden für sich alleine genommen, näher zu betrachten. Ganz gleich, von wo aus man in diesem Dreieck startet und den Gegenstand näher »beleuchtet«: es wird sich ein ganzheitliches Verstehen ergeben. Aber beginnen wir mit dem Licht.

Licht in der Physik

»Den Rest meines Lebens möchte ich damit zubringen, über das Licht nachzudenken« (Albert Einstein). Licht ist... – wie wunderbar einfach wäre eine solche Antwort. Sie ist, leider, komplexer und umfangreicher. Wir durchschreiten sie nacheinander in vier Schritten. Im einem ersten Schritt fragen wir nach dem theoretischen Ort des Lichts. Wo kommt es vor in der Physik? Das Licht liegt im Schnittpunkt zweier physikalischer Theorien, die unser heutiges Weltbild entscheidend geprägt haben: die Relativitätstheorie und die Quantentheorie. Dabei ist, ganz kurz gesagt, auf der einen Seite die Relativitätstheorie die Theorie des ganz Großen, des Makrokosmos, auf der anderen Seite die Quantentheorie die Theorie des unendlich Kleinen, des Mikrokosmos. Warum »Schnittpunkt«? Weil Licht in beiden Theorien als ein Gegenstand auftaucht, dessen Natur zunächst nicht weiter hinterfragt wird. Licht ist einfach da – so wie Raum und Zeit.

Die Hierarchie des Alls

Die Bereiche beider Theorien liegen weit auseinander. Um sich einen Begriff davon zu machen, wie weit, muss man

Licht und Farbe sind untrennbar mit etwas verbunden, das meist leichtfertig »übersehen« wird: dem Sehen. Der Sehvorgang ist sicher ein Wahrnehmungsvorgang im Auge, aber nicht nur. Sehen ist auch ein Verarbeitungsvorgang im Gehirn – in unserem Geist und Bewusstsein.

sich mit Siebenmeilenstiefeln ausrüsten. Die Siebenmeilenstiefel, die ich hier gewählt habe, sind immer Schritte einer Verzehnfachung. Startet man beispielsweise beim Menschen, braucht man sieben Schritte, um zur Größe der Erde zu gelangen, von dort fünf Schritte bis zur Größe des Planetensystems und von dort noch einmal ganze neun Schritte, um die Größe unserer eigenen Milchstraße abzustecken. Fünf Schritte weiter kämen wir an die Grenze des beobachtbaren Universums. Hier ist die Grenze nach oben. Reisen wir nun umgekehrt in den Mikrokosmos hinein. Beginnen wir wieder beim Menschen. Dann sind es vier Schritte bis zur Zellgröße, sechs Schritte bis zur Größe der Atome, vier bis man zum winzigen Atomkern kommt und noch einmal vier Schritte, bis man zu den kleinsten Einheiten, den Quarks, gelangt. Das ist sicher das bislang Kleinste, das wir kennen. Vom Größten bis hinunter zum Kleinsten sind es sage und schreibe 44 Schritte an Zehnerpotenzen. Unvorstellbar. Dies steckt die materielle Hierarchie ab, die wir Kosmos nennen. Diesen gewaltigen Bereich decken die beiden Theorien ab.

Die Relativitätstheorie

Ein Umstand ist denkwürdig. Denn mit beiden Theorien ist auch der Name eines Physikers verbunden: Albert Einstein. Der Physiker »erfand« die Relativitätstheorie im September 1905. Im Mittelpunkt stand eine Eigenschaft des Lichtes. Sie war experimentell glänzend bestätigt worden, nur Einstein formulierte sie messerscharf und erkannte die enorme Tragweite. Er nannte diese Eigenschaft »das Prinzip der Konstanz der Lichtgeschwindigkeit«. Licht hat nämlich die merkwürdige Eigenschaft, sich so auszubreiten, dass unabhängig, wie schnell sich die Lichtquelle bewegt, die Ausbreitungsgeschwindigkeit des Lichtes immer dieselbe ist. 300 000 Kilometer in der Sekunde. Das klingt paradox. Schließlich hängt zum Beispiel beim Schall die Ausbreitungsgeschwindigkeit sehr wohl davon ab, wie sich die Schallquelle bewegt. Licht aber ist anders, anders als Schall, anders als jeder andere Ausbreitungsvorgang materieller Körper. Die Lichtgeschwindigkeit bleibt immer dieselbe. Diese Eigenschaft des Lichts zusammen mit der Überlegung, wie man mit Hilfe des Lichts Raum und Zeit ausmessen könnte, führen folgerichtig zu den Gleichungen der Re-

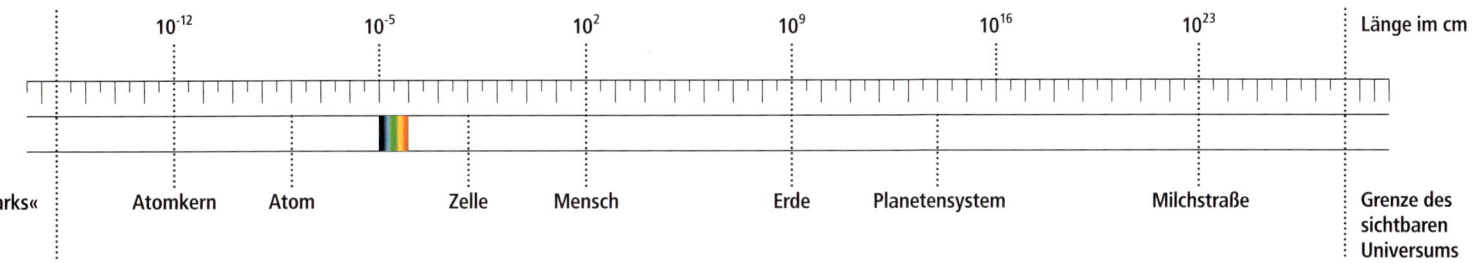

Relativitäts- und Quantentheorie decken einen Bereich von 44 Zehnerpotenzen auf der logarithmischen Skala der materiellen Erscheinungen ab.

lativitätstheorie. Am Ende stehen sogar Formeln, mit deren Hilfe man den Kosmos in seiner Gänze beschreiben kann. Die Relativitätstheorie ist gleichsam die Folie, auf der man dann die Bewegung aller Körper beschreiben kann, auch die geladener Teilchen. Erst mit dieser Theorie war die Physik der elektromagnetischen Felder, die Elektrodynamik, korrekt formuliert – und damit auch die Vorstellung des Lichts als elektromagnetischer Welle. So viel zur einen Seite, der Relativitätstheorie.

Die Quantentheorie

Nun zur anderen Seite, der Quantentheorie. Sie steigt gleichsam hinab in die Tiefen des Mikrokosmos. Mit ihr stoßen die Physiker ins Innerste vor, bis dahin, wo die materielle Welt gegründet ist – und noch jenseits davon. Sie hat viele Väter: Max Planck, Erwin Schrödinger, Niels Bohr, Werner Heisenberg, aber auch … Albert Einstein. Drei Monate vor den Arbeiten zur Relativitätstheorie gab er den Anstoß zur Quantentheorie des Lichts. Diese Arbeit brachte dem Experten III. Klasse am Berner Patentamt 1921 schließlich den Nobelpreis für Physik ein – und nicht seine Arbeiten zur Physik von Raum und Zeit. Dies war seine Erklärung des

»lichtelektrischen Effekts«: Licht, das eine metallische Platte trifft, schlägt aus diesem Leiter Elektronen. Es fließt ein Strom. Erklärt werden konnte dieser Effekt nur, wenn man annahm, Licht sei von gequantelter Natur. So festigte Einstein den Gedanken der Lichtteilchen, der Photonen. Mitten in dieser kosmischen Hierarchie, im Schnittpunkt der Relativitätstheorie und der Quantentheorie findet sich also das Licht, genauer gesagt: das elektromagnetische Spektrum. Das sichtbare Licht ist nur ein kleiner Teil davon. Licht ist im wahrsten Sinne des Wortes »dazwischen«, Ausdruck einer Wechselwirkung.

Licht – die andere Qualität

Von welch andersartiger Qualität ist Licht eigentlich – so fragen wir in einem zweiten Schritt. Die Antwort erkennt man am besten im Vergleich mit einer Qualität, die wir zu kennen glauben – der Materie. Was das ist, können Physiker auch nicht gerade leicht erklären. Denn im Prinzip besteht das, was wir mit Materie umschreiben, eben auch aus fast »nichts.« Nehmen wir Atome. Sie haben eine äußere Hülle. Aber bis man zum Kern kommt, dauert es lange. Dazwischen ist Nichts. Auch das Planetensystem ist riesig groß, bis man zur Sonne kommt, dauert es lange. Dazwischen ist sehr viel nichts. Materie scheint mit unglaublich viel Nichts »durchlöchert« zu sein.

Es lassen sich aber zumindest Eigenschaften auflisten, die jedem einleuchten. Alle Materie ist aufgebaut aus sogenannten Fermionen. Sie sind in zwei Sechsergruppen aufgeteilt. Da sind zunächst die sechs Leichtgewichte unter den Materiebausteinen. Sie heißen Leptonen. Ein Lepton kennt wahrscheinlich jeder: das Elektron. Dann kommen sechs Quarks, mit so exotischen Namen wie Up und Down, aus denen dann zum Beispiel die Kernteilchen wie die Protonen aufgebaut sind. Die Leptonen bauen die Atomhülle auf, die Quarks die Atomkerne. Es gibt zu jedem Materieteilchen ein entsprechendes Antiteilchen, die sogenannte Antimaterie. 99,9 Prozent der gesamten Materie ist aus gerade mal nur drei Bausteinen zusammengesetzt: aus Elektronen und den beiden Quarks Up und Down. Das ist schon alles.

Materie nimmt Raum und Zeit ein, kann elektrisch geladen sein, besitzt eine definierte Masse. Die Energie, die in der Materie steckt, ist um so kleiner, je kleiner die Größe der Materieteilchen ist. Das leuchtet unmittelbar ein. In einem kleinen Ball wie dem Mond steckt weniger Energie als in einem großen Ball, wie der Erde.

Jeder dieser materiellen Körper kann sich beliebig schnell bewegen, solange es unter der Geschwindigkeit des Lichtes bleibt. Das Licht markiert eine materielle Scheidegrenze. Schneller als das Licht kann sich kein materielles Etwas bewegen. So weit die Eigenschaften der Materie.

Wie steht es im Vergleich dazu mit dem Licht? Die Lichtteilchen, die Photonen, gehören zur Gruppe der Bosonen, den Teilchen, mit denen man in der Physik die Wechselwirkungen beschreibt. Es gibt nur fünf verschiedene, fundamentale Arten des Austauschs in der Physik: die allgemeine Schwerkraft, die Gravitation; die schwache Kernkraft, die für Phänomene wie den radioaktiven Zerfall zuständig ist; die starke Kernkraft, die die Kernteilchen wie mit einem Klebstoff zusammen hält und eben die Lichtteilchen, die für die elektromagnetische Wechselwirkung stehen. Die Photonen sind die Informationsteilchen.

Im Gegensatz zur Materie hat ein Photon keinen Ort im Raum, es ist potenziell überall. Jedes Photon ist nur einmal zu sehen. Seine Entdeckung, seine Wahrnehmung ist gleichzeitig seine Vernichtung. Wenn es wahrgenommen wurde, kann man nicht sagen, »auf welchem Wege« es dorthin gelangt ist. Auch wenn ein Photon nur teilweise vernichtet wird, ist dieser neue Teil kein Teil des alten Photons im üblichen Sinne, es ist ein gänzlich Neues. Dies ist so und klingt doch völlig fremd. Aber auch die ausgeklügelsten trickreichsten Experimente, die Physiker angestellt haben, um die Photonen dennoch zu überlisten, haben dieses Paradox immer wieder glänzend bestätigt. »... auf welchem Wege es dorthin gekommen ist,« dies alles sind Formulierungen, die zu vermeiden sind.

Anders als andere Ausbreitungsvorgänge braucht Licht keinen materiellen Träger, um sich fortzupflanzen. Das Vakuum selbst ist sein Träger. Das Vakuum ist allerdings etwas grundsätzlich Verschiedenes vom Nichts. Vakuum ist immer von Materie umgeben. Das ist erheblich mehr als Nichts. Zudem ist Licht nicht geladen und hat eine verschwindende Masse. Auch das klingt paradox. Aber Licht ist in ständiger Unruhe – wäre es in Ruhe, und es läge auf einer Waage: Es hätte die Masse Null. Seine Ausbreitungsgeschwindigkeit ist die Lichtgeschwindigkeit. Sie ist immer die gleiche, egal, wie schnell oder langsam sich die Lichtquelle bewegt. Photonen haben aber dennoch einen Impuls, können also einen Druck ausüben, den sogenannten Lichtdruck. So schiebt der Lichtdruck der Sonne ununterbrochen Materie zu unserer Erde. Trotz verschwindender Masse ist der Impuls der Photonen nicht gleich Null.

Ganz im Gegensatz zur Materie nimmt die Energie des Lichts, der Photonen zu, wenn ihre Größe, sprich ihre Wellenlänge abnimmt. Blaues Licht ist kurzwelliger als rotes, langwelliges Licht. Und wir alle wissen aus täglicher Anschauung, wenn wir zum Beispiel das Glühen eines Metalls betrachten: Blaues Licht ist energiereicher als rotes Licht. Welche Verkehrung zum Verhalten der Materie. Hier ist es genau umgekehrt.

Alles in Allem: Licht ist wahrhaftig kein gewöhnlicher Gegenstand. Licht ist quasi das genaue Gegenbild der materiellen Welt. Licht ist ein Stoff, aber ein immaterieller.

Licht ist Verwirklichungskraft

Das ist aber noch nicht alles, was man darüber sagen kann, von welcher Qualität das Licht ist. Und diese besondere Qualität erschöpft sich nicht in einem physikalischen Begriff, der in diesem Zusammenhang immer wieder genannt wird: Energie. Licht wird durch einen anderen Begriff besser beschrieben. Das ist unser dritter Schritt im Verstehen des Lichts. Diese andere Größe hat leider einen missverständlichen Namen: im Englischen heißt sie action, also Aktion oder Handlung, im Deutschen Wirkung. Sie haben sicher schon von Planck'schen Wirkungsquantum gehört. Es ist unvorstellbar klein. Dieses Wirkungsquantum ist die kleinste mögliche Portion, die diese Größe der »Wirkung« haben kann. Diese Wirkung genannte Größe ist nicht zu verwechseln mit den Begriffen wie »Ursache und Wirkung«, »actio und reactio.« Sie beschreibt etwas völlig anderes. Was ist nun aber Wirkung und was hilft sie im Verständnis einer weiteren Qualität des Lichts? Um eine Größe zu verstehen, hilft es, sich ihre Dimension anzuschauen. Größen mit der gleichen Dimension haben physikalisch gesehen die gleiche Qualität. So ist zum Beispiel eine Größe mit der Dimension einer Länge immer eine Strecke, eine Größe mit der Dimension Länge^2 immer eine Fläche, und so weiter. Betrachten wir Beispiele. Die Geschwindigkeit, die Änderung des Wegs in der Zeit, hat die Dimension Länge pro Zeit. Die Energie hat zum Beispiel die Dimension Masse mal (Länge pro Zeit)^2, denn Energie ist ja $E = mc^2$. Auch wenn wir diese Formel nicht verstehen, können wir so sehr schnell die Dimension der Energie ableiten. Durch einfaches Bruchrechnen.

Nun ist, und das nehmen wir jetzt einmal so hin, die Dimension der Wirkung Energie mal Zeit, also (Masse mal Länge^2) pro Zeit. Das ist aber exakt die Dimension einer anderen physikalischen Größe, des so genannten Drehimpulses. Das Phänomen des Drehimpulses kennt jeder. Wenn eine Schlittschuhläuferin eine Pirouette dreht und dann ihre Arme zu sich zieht, verkürzt sie die Länge ihres Dreharms und erhöht drastisch ihre Drehgeschwindigkeit. Der Drehimpuls bleibt der gleiche. Er ist erhalten: Halbe Länge des Dreharms vervierfacht die Drehgeschwindigkeit. Das erinnert sehr an das Verhalten des Lichts, eine höhere Energie zu haben, wenn die Größe abnimmt. Energie geht in den meisten Prozessen in der Natur natürlich verloren – durch Reibung oder sonst etwas. Wenn man dagegen Energie in ein Schwungrad steckt, wie in einem Gyroskop eines Flugzeuges oder wie in den gewaltigen Wirbelsystemen der Atmosphäre, einem Hurrikan, dann bleibt die darin einmal gesteckte Energie sehr lange erhalten. Auch über längere Strecken hinweg. So ist es auch mit dem Licht. Es verbraucht

Anders als andere Ausbreitungsvorgänge braucht Licht keinen materiellen Träger, um sich fortzupflanzen. Das Vakuum selbst ist sein Träger. Das Vakuum ist allerdings etwas grundsätzlich Verschiedenes vom Nichts. Vakuum ist immer von Materie umgeben. Das ist erheblich mehr als Nichts.

»So verhalten sich die Photonen, die einen Lichtstrahl bilden, wie intelligente menschliche Wesen: Von allen möglichen Kurven wählen sie immer diejenige aus, die sie am schnellsten zu ihrem Ziel bringt ...« Dieses Gesetz versetzte seinen Entdecker Leibniz und bald darauf seinen Nachfolger Maupertius in grenzenlose Begeisterung, denn diese Wissenschaftler glaubten nun selber, in ihm einen greifbaren Beweis für die allgegenwärtige höhere Vernunft gefunden zu haben, die die ganze Natur regiert.

sich nicht »auf seinem Weg.«

Licht ist Wirkung und wird durch diesen physikalischen Begriff besser beschrieben als mit dem Begriff Energie. Aber man kann noch weiter gehen. Dazu braucht man sich nur die Dimension der Wirkung vor Augen zu halten: (Masse mal Länge^2) pro Zeit. Durch die Zeit dividieren bedeutet immer eine zeitliche Änderung. Wirkung ist also die zeitliche Änderung der Größe im Zähler: Masse mal Länge^2. Welche Größe beschreibt das? Es ist das so genannte Trägheitsmoment. Und dieses Trägheitsmoment beschreibt die Tendenz eines Systems, im angestammten Bewegungszustand weiter zu verharren. Also ist Wirkung nichts anderes als die physikalisch korrekte Beschreibung einer Zustandsänderung. Und eine solche Änderung ist stets ein Ganzes, wie das Wort Handlung es ja auch ausdrückt. Aus dem Bett aufstehen, das Zimmer aufräumen, einen Text lesen, mit einem Auto fahren – alles das geht nur in Ganzheiten – es geht nicht 2,3 oder 1,4 mal. Es geht nur ganz oder gar nicht. Von diesem Verständnis her verwundert es nicht, dass die Wirkung eine gequantelte, abzählbare Größe ist. In diesem Sinne liegt in der Quantentheorie nichts mysteriöses. Und damit ist auch klar: Licht ist reine Wirkung. Licht ist gerichtete Energie.

Licht hat ein Ziel

Das ist aber noch nicht alles. Als letzten Schritt erfahren wir: Licht hat auch einen ausgesprochen zielgerichteten Charakter. Will man die Bewegung des Lichts beschreiben, so gilt ein schon sehr früh entdecktes Gesetz oder Prinzip, das unter allen möglichen die tatsächlich verwirklichte Bewegung beschreibt. Es ist das Prinzip der kleinsten Wirkung. Max Planck war fasziniert von der Einfachheit dieses Prinzips. »So verhalten sich die Photonen, die einen Lichtstrahl bilden, wie intelligente menschliche Wesen: Von allen möglichen Kurven wählen sie immer diejenige aus, die sie am schnellsten zu ihrem Ziel bringt ...« Dieses Gesetz versetzte seinen Entdecker Leibniz und bald darauf seinen Nachfolger Maupertius in grenzenlose Begeisterung, denn diese Wissenschaftler glaubten nun selber, in ihm einen greifbaren Beweis für die allgegenwärtige höhere Vernunft gefunden zu haben, die die ganze Natur regiert. Was ist nun aber Farbe?

Farbe

Nicht jeder Himmel ist blau. Nachdem die Sonde Pathfinder am 4. Juli 1997 auf der Marsoberfläche gelandet war und die ganze Welt Tage später die Sonne aufgehen sah, da konnten es alle, die es wollten, mit »eigenen Augen« sehen: Der Himmel ist auf dem kargen Mars leicht orangerot. Von einem prächtigen Morgenrot keine Spur. Alles doch recht unspektakulär. Schlimmer noch auf dem Mond. Hier ist der Himmel rabenschwarz. Aber auch Gold ist nicht immer goldgelb. Es gibt physikalische Strukturen, also keine chemische Verbindungen des Goldes – ähnlich wie die verschiedenen Strukturen des Kohlenstoffs in Kohle und Diamant – in denen Gold giftgrün oder rot aussehen kann. Schmetterlinge sehen anders aus – je nachdem, in welchem Medium sie sich aufhalten müssen. Ein und derselbe Falter sieht in Luft anders aus als in einem optisch dichteren Medium.

Und die Menschen? Sie sind ganz sicher nicht die Weltmeister in puncto Farbsensibilität. Vögel wären nicht so bunt und in eine solche Farbenpracht gekleidet, hätten sie nicht ein ausgeklügeltes und farbsicheres Auge. Die ganze Pracht dient dem harten Überlebenskampf, sie hilft bei der Fortpflanzung und dem Paarungsverhalten, sie nützt beim Verstecken und Tarnen.

Es scheint also alles eine Sache des Standpunkts, des Arrangements. Oder ist Farbe doch in der Materie und ihrer Struktur verborgen? Hat Thomas Reid Recht mit seiner Scheidung zwischen Philosophen und Pöbel, zwischen Geist und Körper? Ist die Farbe in den Körpern, oder entsteht sie doch nur im Auge des Betrachters?

Auf den ersten Blick ist Farbe ein rein physikalisches Phänomen, das in den farbigen Körpern selbst verankert zu sein scheint. Licht ist – wie wir gesehen haben – überall. Die Photonen wechselwirken mit der Materie. Überall, wo sich Materie in ihrem Zustand ändert, da ist auch Licht, da sind auch Photonen. Und zwar Photonen einer ganz bestimmten Energie oder Wellenlänge oder: Farbe. Farben entstehen also auf der Ebene der Atome selbst. Was wir sehen, sind zunächst nur die Dinge, die entweder Licht verschlucken oder absorbieren oder aussenden oder emittieren: Gelbe Sonnenblumen oder die weißgelbe Sonne selbst, gelbes Papier oder eine gelbe Lampe.

Farbe und das »Dazwischen«

Farbe hat auf einer sehr einfachen Stufe mit dem quantenhaften Aufbau der Atome und Moleküle selbst zu tun. Die Atom- und Molekülhüllen befinden sich in einem hochkomplexen, energetisch ständig ändernden Zustand. Die Elektronen rasen um die Atomkerne eben nicht wie in einem Planetensystem in Miniatur. 1911 war Niels Bohr der Erste, der diese Vorstellung formulierte. Erwin Schrödinger und Werner Heisenberg vervollständigten dieses Modell. Sie erkannten: Die Elektronen haben ebenso wie das Licht und die Photonen keinen genau angebbaren Ort. Sie sind zu einer Elektronenwolke verschmiert. Um auf energetisch günstigere Konfigurationen zu gelangen, brauchen diese Atome und Moleküle Energie, oder sie geben überschüssige ab. Aber gleich, ob sie absorbieren oder emittieren, die Energiemenge, die sie benötigen, ist immer in einer ganz genau definierten Portion vorhanden oder nötig. Der Übergang ist gequantelt, eben weil die Zustandsänderung ein ganzheitlicher Vorgang ist, eine vollständige Handlung oder Aktion darstellt. Aus keinem anderen Grund. Und das bedeutet: Diese Übergänge repräsentieren eine ganz bestimmten »Farbe.«

Die Farben der Sonne

Wir sahen es schon: Rotes Licht oder rote Farbe entspricht einer niedrigeren Energie als blaues Licht oder blaue Farbe einer höheren Energie. Also absorbieren beispielsweise rote Farbplättchen oder Filter hohe Energien und lassen nur die kleinere Energie des Rot durch. Ebenso lassen blaue Farbplättchen die großen Energien des Blau passieren und absorbieren die restlichen Energien des Lichts. Es ist auch bei der Sonne so. Uns scheint sie weißes Licht abzustrahlen, also eine Mischung aus Photonen aller Energien. Und doch sind im Lichtspektrum des Sonnenlichts sehr scharfe schwarze Linien. Genau dort sind also bestimmte Farben nicht vorhanden. Sie entsprechen den Elementen, die in der Sonne selbst vorkommen. Diese Elemente sortieren aus dem weißen Licht exakt ihre charakteristischen Energien heraus. Dies ist wie ein Fingerabdruck bestimmter Elemente. Astronomen können so auf der Sonne die Elemente von Wasserstoff bis zum Element Eisen nachweisen. Sonnenlicht mit diesen typischen Fraunhoferlinien unterscheidet sich also qualitativ erheblich von reinem, weißen Licht.

»Goethes Farbentheologie« von Albert Schöne. Verlag C.H. Beck, München 1987

»Goethe contra Newton, Polemics and the Project for a New Science of Colour« von Dennis L. Sepper. Cambridge University Press, Cambridge 1988

»Die Evolution der Physik. Von Newton bis zur Quantentheorie« von Albert Einstein und Leopold Infeld. Rowohlt-Verlag, Reinbeck 1998

»Blau, die Farbe des Himmels« von Götz Hoppe. Spektrum Akademischer Verlag, Heidelberg 1999

»Eine kurze Geschichte des Lichts. Die Erforschung eines Mysteriums« von Sidney Perkowitz. Deutscher Tachenbuch-Verlag, München 1998

»Die gemeinsame Geschichte von Licht und Bewusstsein« von Arthur Zajonc. Rowohlt-Verlag, Reinbeck 2001

Werner Heisenberg: »Der Teil und das Ganze. Gespräche im Umkreis der Atompyhsik«. Piper Verlag, München 2002

»Luzifers Vermächtnis: eine physikalische Schöpfungsgeschichte« von Frank Close. Berliner Taschenbuchverlag, Berlin 2004

Biophotonen – das Licht in unseren Zellen

Fritz Albert Popp

Lichtwellen

Wenn die Schulzeit noch nicht allzu lange zurück liegt, weiß man vielleicht, dass Licht aus elektromagnetischen Wellen besteht. Eine elektromagnetische Welle ist reine Kraftwirkung auf geladene Teilchen, genau: Kraft pro Ladungseinheit, die sich wellenförmig im Raum ausbreitet. Ein Merkmal von Wellen ist, wie oft die Kraft pro Zeiteinheit hin und her oszilliert. Die Zahl dieser Oszillationen pro Zeiteinheit heißt Frequenz. Wenn es sehr schnell geht, dann oszilliert die Kraft sehr oft, wenn es langsam geht, sehr langsam. Lichtwellen schwingen mit einer Frequenz in der Größenordnung von 10^{15} Hertz. Das heißt: In einer Sekunde schwingen sie 10^{15} mal hin und her. 10^{15}, das ist eine Milliarde mal eine Million Schwingungen pro Sekunde. Den immer gleichen Abstand zwischen zwei Wellenbergen oder zwei Wellentälern nennt man Wellenlänge. Da die Geschwindigkeit gleich dem Produkt der Frequenz mal der Wellenlänge ist und im leeren Raum stets konstant als »Lichtgeschwindigkeit« den größten überhaupt möglichen Wert annimmt, weiß man natürlich, dass die Frequenz mit wachsender Wellenlänge immer kleiner wird – und umgekehrt. Die Wellenlängen des Lichts sind also außerordentlich niedrig, etwa so groß wie die Bausteine unserer Zellen. Das sichtbare Licht ist nur ein schmales Fenster im »Ozean« aller elektromagnetischen Wellen, die uns permanent umfluten. Aber es zeichnet sich dadurch aus, dass wir es mit unserem Sehsinn wahrnehmen können. Es ist kein Geheimnis, dass dieses Licht vorwiegend von der Sonne kommt.

Wenn wir diese Fakten zusammennehmen: Lichtwellen, die von der Sonne kommen und die Abstände der Moleküle im Innern der Zellen in der Größenordnung dieser Lichtwellen, dann gehört nicht viel dazu, sich die Zellbausteine wie Antennen vorzustellen. Zellen sind im Grund genommen optische Resonatoren, oder anders gesagt: Die Zellen sind vermutlich als Resonanzsysteme des Lichts überhaupt erst so entstanden.

Wenn man dann weitergeht und ganze Zellpopulationen betrachtet – oder größere Zellsysteme einschließlich makroskopischer biologischer Systeme – kann man sich gut vorstellen, dass sich die Einzelzellen zunächst als kleine Resonatorsysteme entwickelt haben, die sich schließlich zu immer langwelligeren komplexen Systemen entwickelten. Lebendiges unterscheidet sich von toten Systemen dadurch, dass es die Welleninformationen der Sonne, die Fähigkeit zur Resonanz und die Möglichkeit, mit den Lichtwellen zu kommunizieren, auf immer größere Bereiche ausgedehnt hat. In diesem Sinn ist Evolution nicht als Kampf des Stärkeren gegen das Schwächere zu verstehen, sondern als eine immer höhere Entfaltung der Informationsmöglichkeiten, die ursprünglich von der Sonne stammen. Evolution begreifen wir also besser als ein Fortschreiten der Information, eine Entfaltung der Fähigkeit zur Kommunikation, eine Weiterentwicklung der Organisation, ein Ausbau von Möglichkeiten, die Menschheit kommunikativ zu verbinden. Auf diese Weise geht es nicht um einen Wettbewerb von Macht oder Reichtum, sondern darum, unsere Informationsbasis immer inhaltsreicher zu erweitern. Wir leben nicht vorwiegend von Materie, sondern von Information.

Lichtteilchen

Eine einzelne, monochromatische Welle ist ein sehr unrealistisches Gebilde. Das sieht man schon daran, dass diese Welle immer die gleiche Amplitude hat. Wenn eine solche Welle räumlich auch tatsächlich immer die gleiche Amplitude hätte, müsste sie sich bis ins Unendliche ausdehnen. Sie würde nicht abgeschwächt. Aber eine sich bis ins Unendliche ausdehnende Kraft kann es nicht geben, sie hätte unendlich große Energie. Das war und ist ein wichtiger Grund, weshalb man die Quantentheorie einführte, um Lichtwellen und elektromagnetische Wellen, die im Einklang mit den Ergebnissen der Messungen stehen, realistisch beschreiben zu können. Eine idealisierte Welle ist messtechnisch ebenso wenig erfassbar wie sie theoretisch denkbar ist. Auf diese Weise kamen Überlegungen ins Spiel, die in den dreißiger Jahren des letzten Jahrhunderts die Physiker zunächst verwirrte, aber heute zu einer relativ gut abgeschlossenen Theorie der Lichtquanten führte: die Quantentheorie und die Quantenoptik. Man wollte verstehen, was Licht wirklich ist. Licht und elektromagnetische Wellen ganz allgemein können nicht monochromatisch sein. Aber wie kann man sie verstehen? Die verfügbaren Messgeräte erlauben es nicht, Millionen mal Milliarden Schwingungen pro Sekunde auch wirklich vollständig zu erfassen. Fotomultiplier als beste Detektoren des Lichts reagieren lediglich auf die Energie, die sie von den Lichtwellen durch den sogenannten Fotoeffekt aufnehmen können. Je höher die Frequenz der Wellen ist, umso mehr Energie kann übertragen werden. Aus der Energieaufnahme kann umgekehrt die Frequenz und konsequenter Weise auch die Wellenlänge bestimmt werden. Die Registrierung solcher Wellen ist ein höchst mysteriöser Vorgang. Es dauert immer eine ganz bestimmte Zeit, bis die Wellenenergie aufgenommen ist, obwohl diese Zeit annähernd in der Größenordnung – oder immer auch größer als die Zeit – ist, in der die Welle einmal schwingt. Die Energieaufnahme und die dazu benötigte Zeit sind in seltsamer Weise miteinander verknüpft. Die beispielsweise mit einem Fotomultiplier messbare Energieaufnahme und das dazu erforderliche Zeitintervall sind so miteinander verbunden, dass die Energieaufnahme mit der dazu benötigten Zeit multipliziert stets einen ganz bestimmten Wert überschreiten muss. Unterhalb dieses Wertes passiert überhaupt nichts. Eine Energieübertragung findet dann nicht statt. Der konstante Wert, der überschritten werden muss, ist eine universelle Konstante, die Max Planck gefunden hat und deshalb als Planck'sches Wirkungsquantum zu den wichtigsten Naturkonstanten der Physik gehört. Sie sagt uns etwas Rätselhaftes, aber essenziell Wichtiges über die Natur dieser Wellen. Im Einzelnen wissen wir nicht, was dabei abläuft. Es ist unmöglich, die Zeit beliebig kurz zu machen, um immer sofort zu wissen, wie viel Energie von der Welle übertragen wird. Wir können uns grundsätzlich nicht von der Fessel befreien, diesen Vorgang der Energieübertragung nicht in allen Details analysieren zu können. Man kann eine Energie nur immer mit einer gewissen Unschärfe übertragen, die umso größer wird, je kleiner die Zeitspanne der Beobachtung schrumpft. Das hat zwangsläufig zur Vorstellung geführt, dass die Welt nicht streng kontinuierlich abläuft. Beim Messen ist man also immer an bestimmte Mindestgrößen gebunden, damit sich ein Vorgang real abzeichnet. Die reale Welt verfügt über eine bestimmte mikroskopische Körnigkeit – so wie geringster Ausfluss aus dem Wasserhahn nicht ohne Tropfenbildung zu verstehen ist. Das war einer der Gründe, weshalb Albert Einstein sagte: Das gibt es nicht, dass ich einen solchen Vorgang exakt beschreibe und genau weiß, was sich in diesen minimalen Zeiträumen abspielt. Ich kann das immer nur mit einer bestimmten Körnigkeit vorhersagen. Ganz analog: Wenn man den Ausfluss beobachten will und beispielsweise den Wasserhahn weit aufdreht, hat man den Eindruck, dass das Wasser kontinuierlich fließt. Dreht man den Wasserhahn jedoch immer weiter zu, kommen nur noch einzelne Tropfen heraus. Was passiert aber in der Zeit, wenn das Wasser gerade nicht tropft? Über den Verlauf dieses Vorgangs kann man überhaupt nichts mehr aussagen, wenn man die Beobachtung nur auf das Messen der Wassermenge beschränken muss. Da für eine solche Messung stets mindestens ein Tropfen entstanden sein muss, ist der Vorgang, wenn man ihn in kleinste Einheiten zerlegt, nicht mehr beliebig kontinuierlich, sondern körnig. Es gibt keine absolute Bestimmtheit mehr.

Möchte man eine Welle dazu bringen, dass sie zerfällt, dass ihre Amplituden abnehmen, dass sie endlich und begrenzt ist, genügt auch eine einzige Frequenz nicht mehr, sie zu beschreiben. Man braucht weitere Frequenzen, um die Überlagerung der verschiedenen Amplituden so zu gestalten, dass die Wellen sich immer stärker bündeln, also lokaler werden. Wenn sich solche Wellen auf kleinere Räume reduzieren und der kleinste Raum schließlich punktförmig wird, können die Detektorsysteme des Lichts die Energie lokal, also nur noch in ganz bestimmten Punkten aufnehmen. Es handelt sich dann um räumlich begrenzte Wellenpakete mit be-

Evolution begreifen wir also besser als ein Fortschreiten der Information, eine Entfaltung der Fähigkeit zur Kommunikation, eine Weiterentwicklung der Organisation, ein Ausbau von Möglichkeiten, die Menschheit kommunikativ zu verbinden. Auf diese Weise geht es nicht um einen Wettbewerb von Macht oder Reichtum, sondern darum, unsere Informationsbasis immer inhaltsreicher zu erweitern. Wir leben nicht vorwiegend von Materie, sondern von Information.

stimmten, endlichen Energieinhalten. Sobald sich diese Prozesse nur noch an bestimmten Orten des Detektors abspielen, bekommen die elektromagnetischen Energiepäckchen die Eigenschaften von Teilchen, also die Eigenschaft, dass sie fixierbar sind, so dass man immer genau wissen könnte, an welchem Ort sie sich gerade aufhalten. Diese gedanklich wie messtechnische Umwandlung einer Welle in einen Energieübertragungsprozess, der sich an einer ganz bestimmten Stelle im Raum abspielt, hat die gleichen Eigenschaften wie ein Teilchen, das man als »Photon« bezeichnet. Ein solches Teilchen ist letztlich auch der Ausdruck eines quantenhaften Energiesprungs an dieser Stelle, denn Photonen sind »eigentlich« keine unwandelbaren Teilchen, sondern lokale Energieüberragungsprozesse in einem elektromagnetischen Feld. Letztlich wissen wir nicht, was in beliebig submikroskopischen Dimensionen im Detail abläuft, obwohl wir diese lokalen Energieprozesse messen können. Wenn genügend Energie in dieser vorgegebenen Zeit übertragen ist, dann macht es »klick«, und durch elektronische Schaltungen können wir diesen Prozess hörbar oder sichtbar machen. Dabei wird die Zahl der übertragenen Photonen genauso gemessen wie die Wassertropfen an einem Wasserhahn.

Eigenschaften von Photonen

Die Masse des Photons ist so gut wie Null, jedoch nicht gleich Null. Nur die ausgesprochen theoretische »Ruhemasse« ist Null. Wäre die Masse des Photons aber exakt Null, dürfte es sich nicht bewegen. Es bewegt sich aber immer mit Lichtgeschwindigkeit. Daher hat es auch eine endliche Masse. Das Photon hat auch eine bestimmte Energie. An dieser Stelle möchte ich auch auf einen Fehler der klassischen Physik hinweisen, der nicht übersehen werden sollte. Die Energie des Photons ist gleich dem Planck'schen Wirkungsquantum multipliziert mit der Frequenz. Aber so stimmt das nicht, weil ein Photon mit einer exakten Frequenz nicht existiert. Immer ist eine bestimmte Frequenzunschärfe notwendig, damit eine elektromagnetische Welle tatsächlichen lokalen Charakter bekommen kann. Korrekt: Aus der Energieunschärfe kann man die Frequenzunschärfe errechnen. Die vom Photon auf die Materie übertragene Energie ist proportional zu dieser Frequenzunschärfe. Die Proportionalitätskonstante ist das Planck'sche Wirkungsquantum.

Der Polarisationsgrad eines Photons beschreibt die Möglichkeiten der Welle, in einer Ebene zu schwingen. Wellen können ihre Schwingungsebene verändern. Sie kann linear polarisiert sein, elliptisch oder zirkular. Darüber hinaus gibt es den Spin, die Eigenumdrehungsquantenzahl, die für Photonen gleich 1 ist. Das ist auch von grundsätzlicher Bedeutung für das statistische Verhalten. Photonen sind »Bosonen«. Sie können sich in einer Phasenraumzelle beliebig häufen, während Teilchen mit halbzahligem Spin, die man »Fermionen« nennt, beispielsweise Elektronen, in einer Phasenraumzelle jeweils nur einzeln angetroffen werden können. Ein oszillierendes elektrische Feld ist stets mit einem entsprechenden magnetischem Feld verbunden. Photonen haben daher sowohl elektrischen als auch magnetischen Charakter. Ein Photonenfeld als Ursprung jeder Photonenemission hat auch statistische Eigenheiten. Es kann zum Beispiel chaotisch oder kohärent sein. Das ist eine Frage ihrer Interferenzfähigkeit. Wenn man elektromagnetische Wellen überlagert, können sie so chaotisch sein, dass kein Kräftemuster erkennbar wird. Die Ausmusterung hängt mit der Fähigkeit zusammen, Information übertragen zu können. Im Idealfall können sich Photonen so überlagern, dass ständige Interferenzmuster entstehen. Sie sind die eigentliche Grundlage der biologischen Information. Diese Kraftmuster bewegen die biologische Materie zum richtigen Zeitpunkt an die passende Stelle und führen ihnen korrekt die richtige Energie für ihre Funktion zu. Man spricht dann von kohärenten Wellen. Zum Beispiel kann man mit nicht kohärentem Licht keine Informationen übertragen, mit kohärentem Licht – und noch besser mit gequetschtem Licht – kann man perfekt wirksame elektromagnetische Muster bilden. Die Muster wiederum steuern in Rückkopplung zur Materie die Materie selbst, beeinflussen, dirigieren, organisieren, kommunizieren. Information

Zum Beispiel kann man mit nicht kohärentem Licht keine Informationen übertragen, mit kohärentem Licht – und noch besser mit gequetschtem Licht – kann man perfekt wirksame elektromagnetische Muster bilden. Die Muster wiederum steuern in Rückkopplung zur Materie die Materie selbst, beeinflussen, dirigieren, organisieren, kommunizieren.

kann man also nur mit kohärentem (noch besser mit gequetschtem) Licht übertragen. Glücklicherweise ist auch normales Licht nie völlig chaotisch, sondern stets auch ein wenig kohärent. Das dürfte die Ursache dafür sein, dass sich biologische Systeme in natürlichem Sonnenlicht überhaupt entfalten und stabilisieren konnten. Sonnenlicht hat immerhin eine Kohärenzlänge von etwa zehn Zentimetern. Wenn beispielsweise Sonnenlicht irgendwo in einen Raum strahlt, kann man mitunter schlierenartige Muster an den Wänden sehen. Diese Muster haben meist eine Länge von zirka zehn Zentimetern. Und das ist die Distanz, über die auch gewöhnliches Licht Informationen übertragen kann. Wieder anders verhält sich Laserlicht. Es wird technisch so erzeugt, dass es möglichst wenig chaotisch, also möglichst kohärent ist. Es bildet Interferenzstreifen dadurch, dass es möglichst monochromatisch (einfarbig) erzeugt wird. Die Zeit, in der die Interferenzen (Interferenzmuster) des Lichts nicht zusammenbrechen, nennt man Kohärenzzeit. Bedenkt man, dass die Kohärenzzeit gleich dem Quotienten aus Kohärenzlänge durch Lichtgeschwindigkeit ist, dann wird klar, dass natürliches inkohärentes Licht eine Kohärenzzeit in der Größenordnung von Nanosekunden hat. Technisch erzeugtes Licht hat eine maximale Kohärenzzeit in der Größenordnung von einer zehntel Sekunde. Biologische Lichtwellen, also »Biophotonen«, können weitaus längere Kohärenzzeiten aufweisen. Die Natur hat das Licht, über das sie verfügt, mit maximal etwa 10^9-mal längeren Kohärenzzeiten ausgestattet, als es mit menschlicher Technik heute erreichbar ist. Man unterscheidet heute chaotische Zustände, kohärente Zustände und neuerdings auch gequetschte Zustände. Sie spielen eine elementare Rolle, nicht nur für das Verständnis der Lichtphänomene in unseren Zellen, sondern für das Verständnis des Phänomens »Leben« überhaupt. Ein kohärenter Zustand ist keine verbogene Idealisierung, sondern sowohl in der Biologie als auch theoretisch mit beliebiger Näherung erreichbar. Kohärente Zustände emittieren Wellen mit einer eventuell geringen, aber immer endlichen bestimmten Frequenzunschärfe, Amplituden- und Phasenunschärfe. Gequetschte Zustände dagegen können die Frequenzunschärfe (auf Kosten der Teilchenzahl-Unschärfe), oder die Amplituden-Unschärfe (auf Kosten der Phasenunschärfe) – oder je-

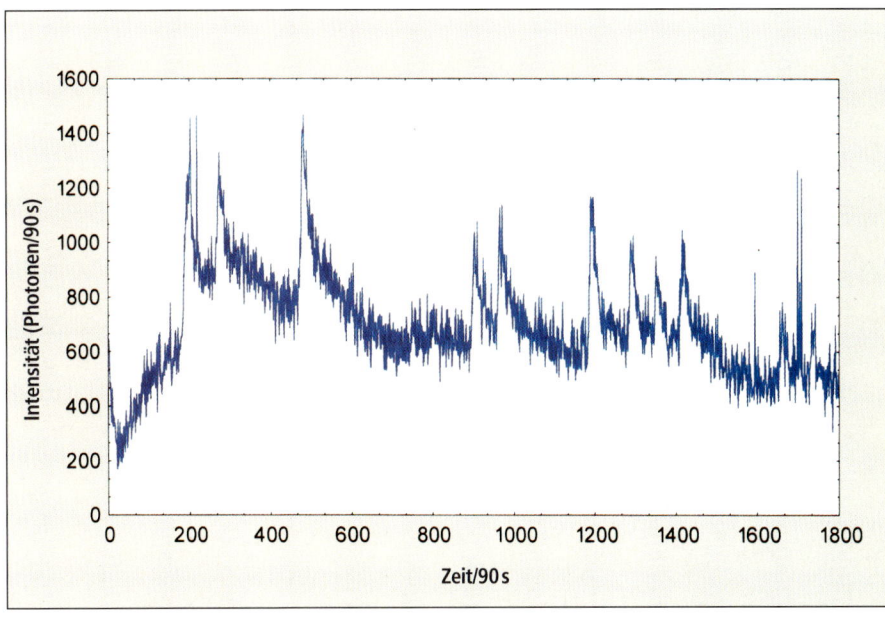

1

Biophotonenemission von Daphnien während einer Zeit von 45 Stunden.

weils auch umgekehrt – beliebig klein gestalten. Diese Möglichkeiten ergeben sich nur dann, wenn nur noch wenige Photonen im Feld sind. Vermutlich werden genau deshalb lebende Systeme mit Hilfe einzelner Photonen gesteuert. Die Nutzung der gequetschten Zustände könnte eines der wichtigsten Erfolgsgeheimnisse der Natur sein. In kürzester Zeit können dann theoretisch beliebig hohe Informationsmengen übertragen werden. Mit gequetschten Zuständen könnte man alle Erdbewohner mit nur einem einzigen Glasfaserkabel kommunikativ verbinden. Die Information, die man mit einem solchen Glasfaserkabel in einer Sekunde über die ganze Welt verteilen könnte, wäre weitaus größer als die gesamte Information, die die Menschheit jemals mit Funkwellen ausgetauscht haben könnte.

Kommunikation lebender Zellen

Die aufregende Frage lautet, wie lebende Systeme diese Möglichkeiten in der Realität optimieren. Die Zellen kommunizieren jedenfalls mit Photonen. Zellen sind keine Molekülhaufen, es sind keine Enzympäckchen. Die Zelle ist ein System, in dem alle Bausteine über die Lichtwechselwirkung miteinander verbunden sind. Sie steuern ihre Funktionen über elektromagnetische Wechselwirkungen, also über Photonen. Diese Biophotonen wurden 1976 in meinem Labor an der Universität Marburg experimentell eindeutig nachgewiesen. Ihre physikalischen Eigenschaften wurden sorgfältig untersucht und erkannt. Bild 1 zeigt zum Beispiel die Biophotonenemission von Daphnein über längere Zeit. Alle lebenden Organismen senden gleiche typische Lichtsignale permanent aus. Die Tabellen A und B beschreiben wesentliche Eigenschaften der Biophotonen. In Bild 2 ist die Farbskala der Biophotonen charakterisiert. Misst man deren Spektralverteilung, so kann man die spektralen Intensitäten jenen Temperaturen zuordnen, die Wärmestrahlung eben der gemessenen spektralen Intensität hätte. Das biologische Licht, das Lebewesen im sichtbaren Spektralbereich emittieren, hat die merkwürdige Eigenschaft, dass diese »Als-Ob«-Temperatur mit der Frequenz der Photonen linear ansteigt. Im Infrarotbereich nähert sich diese Temperatur der Körpertemperatur um 37 Grad Celsius. In den dreißiger Jahren des letzten Jahrhunderts hatte bereits ein russischer Biologe namens Alexander Gurwitsch darauf hingewiesen und die ersten Versuche erfolgreich abgeschlossen. Die Frage, die ihn dazu veranlasste, lautete damals wie heute: Weshalb hat die Leber die Gestalt einer Leber, oder die Niere die Gestalt einer Niere? Wie vermitteln die wachsenden Zellen ihre Gestaltbildungs-Information? Wann sollen sie mit dem Wachstum aufhören? Weshalb entsteht Krebs und wie kann sich Bewusstsein entfalten? Alexander Gurwitsch wies schon in den dreißiger Jahren darauf hin, dass sich diese Fragen aus dem Blickwinkel der Chemie niemals beantworten lassen werden.

Moleküle sind dumm. Sie besitzen keine eigenständige Information. Das weiß man zum Beispiel sicher von der bekannten Brown'schen Molekularbewegung. In einem Gas ordnen sich Moleküle völlig regellos an. Um eine höhere Ordnung der Moleküle zu erreichen, muss es geordnete Kräfte geben. Um 1976 stellten wir fest, dass es eben jene Photonen sind, die Gurwitsch vermutet und erstmals auch indirekt nachgewiesen hatte, die die Moleküle ordnen. Diese »Biophotonen«, wie wir sie nannten, sind das Kommunikationssystem im biologischen System überhaupt. Sie existieren entgegen längst widerlegten Einwänden tatsächlich, und sie werden ohne Ausnahme von allen Lebewesen emittiert, in annähernd gleicher Intensität. Diese Intensität ist außerordentlich gering. Es handelt sich nur um wenige Quanten pro Sekunde. Solange des biologische System lebt, werden diese Biophotonen kontinuierlich ausgesandt. Der Lichtstrom bricht nie ab. Der Wellenlängenbereich, in dem sie sich befinden, liegt zwischen 200 bis 800 Nanometer, also sicher mindestens im Spektralbereich des sichtbaren Lichts. Biophotonen sind also Lichtquanten, mindestens im Bereich der Farben, aber hoch kohärent. Am Anfang, als wir die Kohärenz bewiesen hatten, hatten wir die Sorge, uns mit der Benennung des extrem hohen Kohärenzgrades von Biophotonen lächerlich zu machen, denn er reicht um Größenordnungen über das hinaus, was die menschliche Technik jemals zu bieten haben wird. Diese hohe Kohärenz ist wahrscheinlich an die DNA gebunden. Das Informationssystem der DNA kann sicher nicht allein über molekulare Prozesse verstanden werden. Die DNA ist vor allem wegen der physikalischen Besonderheiten der Aussendung und Absorption von Biophotonen in der Lage, in jedem Augenblick die zur Lebensfähigkeit geeignete Information an die Zellen weiterzugeben. Das ist eine der erstaunlichen Merkmale der belebten Natur, die man nur über die eigenartige Wechselwirkung der Biophotonen mit der Zelle verstehen kann. Wenn man die Phänomene dagegen nur auf die molekulare Basis reduziert, sagen sie etwa für ein Konzert so viel aus wie die Angaben der Materialien, aus denen die Musikinstrumente hergestellt sind. Die Trommel besteht aus Papier und aus Holz, das Klavier ist aus Holz, aus diversen Kunststoffen und Metallen. Um aber ein Konzert zu verstehen, muss man auch

Eigenschaften der Biophotonen

- Extrem lichtschwache Lichtemission aus allen Lebewesen
- kontinuierlich (im Gegensatz zur Biolumineszenz)
- 200-800 nm (nicht diskret)
- kohärent
- DNA-gebunden

A

Quantitative Merkmale der Biophotonen und der »verzögerten Lumineszenz«

Intensität:	Einige wenige bis einige Tausend Quanten (s.cm^2), kontinuierlich
Spektrum:	Kein Linienspektrum, Kontinuum von mindestens 260-850 nm, $f \cong$ const.
Photonenzählstatistik	Poisson-Statistik
Delayed Lumineszenz	Korreliert und antikorreliert zu Biophotonenemission. Hyperbolische Relaxation nach externer Lichtanregung, mit langer Zerfallszeit in allen Wellenlängenintervallen

B

Töne hören und Klänge wahrnehmen. Auch auf den Dirigenten sollte man achten, der bestimmt, wann und wo ein bestimmter Ton entsteht.

In jeder unserer Zellen laufen pro Sekunde zirka 100 000 Reaktionen ab. Aber wer steuert diese Prozesse, wer sagt den einzelnen Molekülen, wann sie ihre Reaktion auszuführen haben? Die Moleküle selbst können diese Aufgabe nicht bewältigen. Sie sind ja eben nur die Musikinstrumente, auf denen gespielt wird. Aber wer dirigiert die Musik? Die Empfindlichkeit unseres Lichtmessgeräts, dass diese »Licht-Töne« und »Licht-Klänge« jederzeit aufnimmt, ist so groß, dass es noch eine Kerzenflamme aus 20 km Entfernung wahrnehmen könnte. Dabei ist es gleich, ob man die Biophotonen eines Menschen oder eines Wasserflohs misst. Der Lichtstrom ist kontinuierlich, aber im Gegensatz zu einer Lampe verändert er sich ständig scheinbar willkürlich. Wir haben es mit der »Sprache der Zellen« zu tun. Mit eben solchen Lichtquanten, mit den zeitlichen und räumlich verteilten Informationen dieser Photonen steuern und organisieren sich die Zellen. Das ist die eigentliche Grundlage der Informationsübertragung in lebenden Systemen.

Wenn man das so weit versteht, kann man auch nachvollziehen, was vor sich geht, wenn man einen Menschen mit Licht behandelt. Aus der Biochemie weiß man, dass eine chemische Reaktion nur dann stattfindet, wenn mindestens einer der Reaktionspartner durch ein Photon elektronisch angeregt wird. Ansonsten liegt jedes Molekül völlig passiv in der Zelle. Es kann nicht reagieren, weil alle Kräfte in diesem Ruhezustand ausgeglichen sind. Betrachtet man nun diese 100 000 Reaktionen pro Sekunde, könnte man vermuten, dass man dazu auch 100 000 Photonen braucht. Aber man benötigt im günstigsten Fall nur ein einziges Photon, um diese 100 000 Reaktionen pro Sekunde zu steuern! Der Prozess läuft so ab: Das Photon regt zunächst das passende Molekül an. Das dauert etwa 10^{-9} Sekunden, also eine Nanosekunde. Nach dieser Nanosekunde hat die chemische Reaktion bereits stattgefunden. Dann wird das Photon sofort wieder zurückgegeben und steht für die nächste Reaktion zur Verfügung. In einer Nanosekunde kann man also bereits eine Reaktion vollständig »triggern«, was nach Adam Riese bedeutet, dass ein einzelnes Photon in einer einzigen Sekunde eine Milliarde Reaktionen zu steuern in der Lage ist! Diese Abläufe funktionieren nach dem Bienenprinzip. Wenn man sehr viele Blumen bestäuben will, muss man entweder viele Bienen einsetzen, die dann eventuell auch langsam sein können, oder man setzt nur eine einzige Biene ein, die dann aber hinreichend schnell zu sein hat. Die Biophotonen haben auf Grund ihrer Lichtgeschwindigkeit und Kohärenz eben auch die passend hohe Geschwindigkeit und Koordination zur Steuerung der Reaktivität. Dass das auch zum richtigen Zeitpunkt und an der richtigen Stelle geschieht, ist auf die Kohärenz oder die noch weitergehende Umwandlung in gequetschtes Licht zurückzuführen.

Farbmuster

Wir haben auch die Verfügbarkeit der spektralen Bandbreite der Biophotonen gemessen und wahrscheinlich gemacht, dass das gesamte elektromagnetischen Spektrum zum Einsatz kommt. Wie ein Klavier verfügt das lebendes System über viele Oktaven der verschiedensten Frequenzen, und alle »Töne« oder »Farben« werden im statistischen Mittel gleich häufig angeschlagen. Im zeitlichen Ablauf wird also jede dieser Noten gleich häufig gespielt. Im Gegensatz zu einem nicht optimierten System nutzt das biologische Klavier

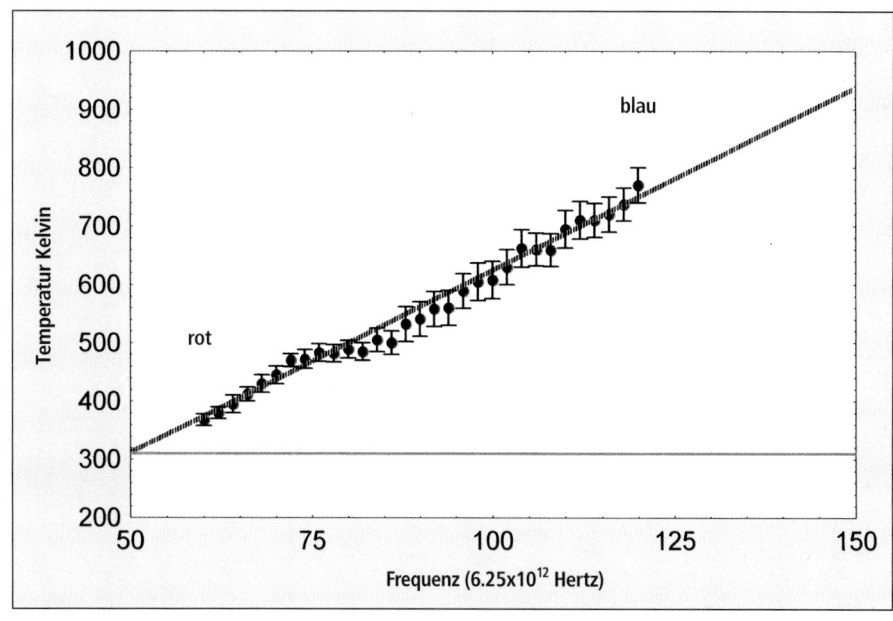

2
Anregungstemperatur der Biophotonenemission in Abhängigkeit von der Frequenz.

also alle Farben voll aus. Der gesunde Mensch ist im Prinzip weiß. Es wird keine Farbe bevorzugt, es wird auch keine Farbe benachteiligt – im zeitlichen Mittel wohlgemerkt. Wenn man einen kürzeren Zeitabschnitt herausgreift, findet man allerdings nur ganz bestimmte Frequenzen. In aktuell kurzen Zeiträumen findet man Farbmuster, langfristig jedoch, wenn man alle Farbmuster überlagert, entsteht »Weiß«. Der Mensch ist erkrankt, oder zumindest beeinträchtigt, wenn er über längere Zeit nur bestimmte Farben bevorzugt. Je nach Situation muss man die fehlenden Farben nachliefern, oder das Übermass bestimmter Farben reduzieren. Und dabei benötigen die unterschiedlichen Bausteine und Funktionen der Zellen unterschiedliche Farben oder Farbkompositionen. Folgende Idee möchte ich dazu vorschlagen: Für jede Phase des Zellteilungszyklus ist eine bestimmte Farbe notwendig, da sich in jeder dieser Phasen die Randbedingungen zur Resonanz mit Hohlraum-Resonatorwellen spezifisch verändern. Könnte es nicht sein, dass jede Farbe einen bestimmten Entwicklungszustand der Zelle resonanzhaft anspricht, um im Gesamtkonzert die niemals synchrone Zellpopulation in idealer Weise aufeinander abzustimmen? Der Gedanke wird durch folgende Fakten unterstrichen: Wenn sich eine Zelle teilt, begeben sich alle Moleküle zur rechten Zeit an den richtigen Platz. Rein statistisch ist das jedoch nicht möglich. Eigentlich müssten etwa 100 000 Teilchen in die falsche Richtung wandern. Sie laufen jedoch deshalb in die richtige Richtung, weil in jeder Zelle ein elektromagnetisches Muster vorhanden ist. Und dieses Kraftmuster ist wiederum im Mittel nur ein einziges Photon. Es breitet sich kohärent über die ganze Zelle aus und baut eine Interferenzstruktur auf. Diese von den Randbedingungen (Zelldimension, dielektrische und magnetische Eigenschaften der Zelle) abhängige Interferenzstruktur passt wiederum genau in die Formation der Zelle hinein, ähnlich der Tatsache, dass ein bestimmtes Klangbild entsteht, wenn man in eine Pfeife bläst und dabei ein bestimmter Ton erklingt. Solche Interferenzmuster steuern auch die Bewegungen der Moleküle. Ein solcher Vorgang ist wirklich ein ganzheitlicher Prozess. Wenn man das Kraftmuster irgendwie stört, erfolgt augenblicklich eine Änderung der molekularen Bewegungen. Bringt man andererseits zusätzliche Teilchen in die Zelle, ergeben sich sofort Rückkopplungen auf das Kraftmuster. Die Tabelle C und die Bilder 3 und 4 zeigen ein charakteristisches Beispiel für die Ganzheitlichkeit biologischer Regulation. Damit sich bei der mitotischen Teilung alle Moleküle zum richtigen Zeitpunkt an der richtigen Stelle befinden, bildet sich in der Zelle ein Kraftfeldmuster aus, das als Hohlraumresonatorwelle stabil ist. Es entspricht etwa einem Biophoton im optischen Spektralbereich. Bild 3 zeigt einen Ausschnitt aus solchen stabilen Hohlraum-Resonatorwellen, die sich in einer Zelle ausbilden können. Sie unterscheiden sich durch die Konfiguration der elektrischen und magnetischen Kräftemuster. Mit ihrer Superposition kann jede Art molekularer Bewegung in der Zelle gesteuert werden. Die »Ganzheitlichkeit« dieser optischen Regulation geht auch aus den Lichtoszillationen der Bilder 5 a bis 5 d hervor. Unter bestimmten Bedingungen klingt die Lichtemission eines lebenden Systems nicht kontinuierlich ab, sondern zeigt oszillatorisches Verhalten. Es erweist sich, dass diese Oszilla-

TE mode mnp	TM mode mnp	Wellenlänge λ/nm
111		690
	010	574
112		571
	011	546
	012	481
113		462
211		438
	013	410
212		402
114		379
	110	360
213		358
011	111	353
	014	349
012	112	333,5
311		323
115		318

C

Charakteristik der Hohlraumresonatorwellen, die sich im optischen Wellenlängenbereich der Zelle stabilisieren. Dabei sind der elektrische Wellentyp mit TE mode bezeichnet, der magnetische Wellentyp mit TM mode.

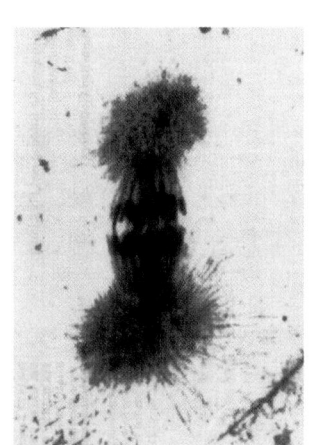

3
Hohlraumresonatorwelle (380 nm), die sich in der Zelle stabilisiert.

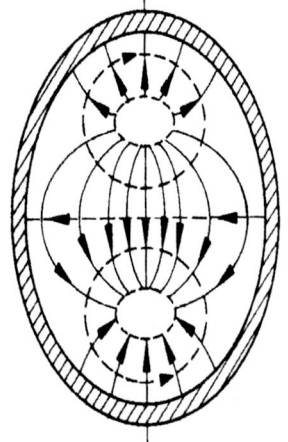

4
Typische Molekülanordnung während der mitotischen Zellteilung.

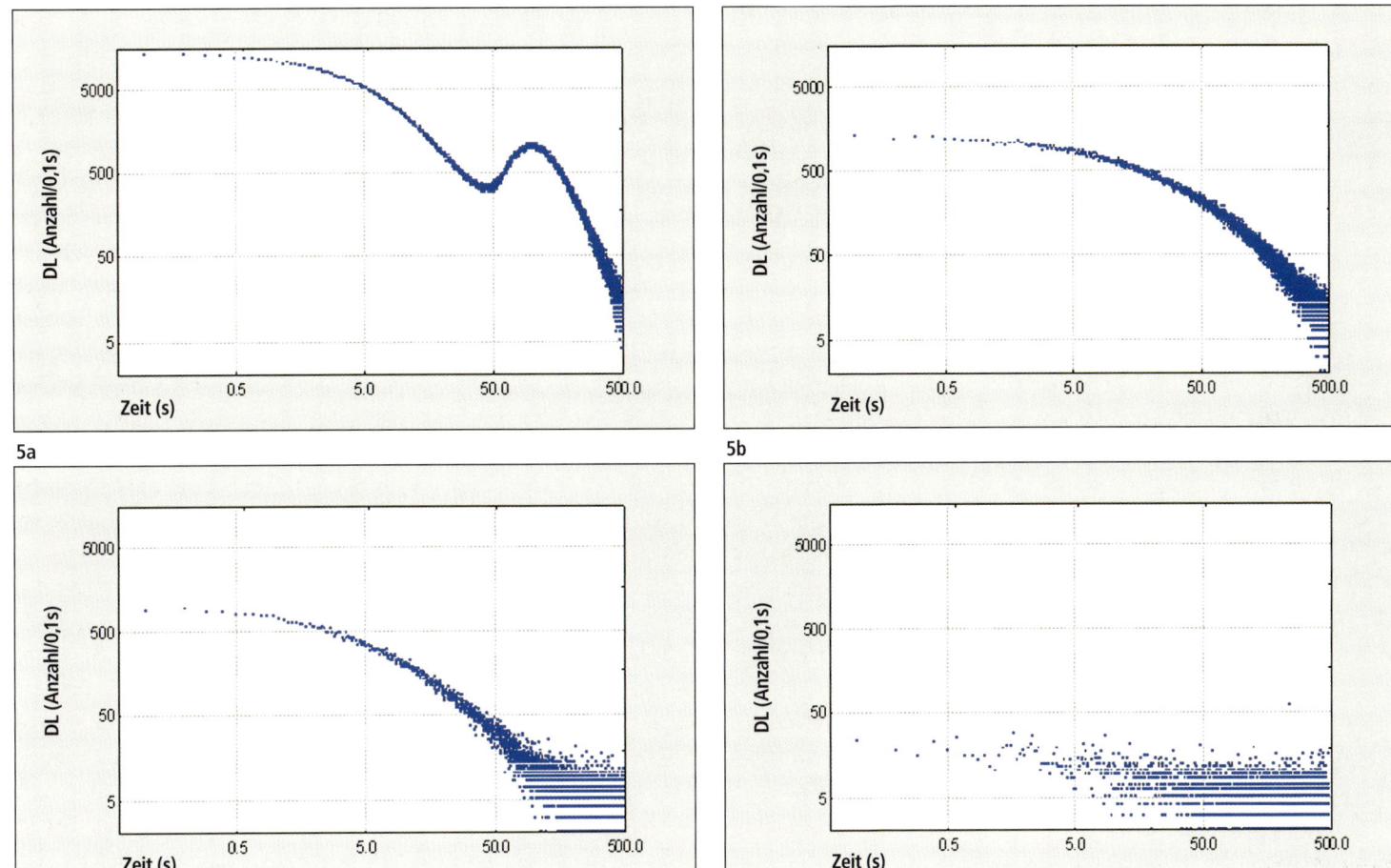

5a

5b

5c

5d

tionen verschwinden, wenn das System in kleinere Teile zerlegt wird. Im Fall, dass es nur noch aus subzellulären Einheiten besteht, verschwindet das Nachleuchten vollständig. Bild 5 a zeigt das vollständige Bild der Oszillation, daneben rechts bis unten von links nach rechts (Bilder 5 b bis 5 d) das Verschwinden des Phänomens mit zunehmender Zerlegung in Einzelteile. Unter dieser gegenseitigen Abhängigkeit von Feld und Materie ist Ganzheitlichkeit überhaupt erst zu verstehen. Gleichgültig, an welcher Stelle man etwas tut, immer wird das Ganze in Rückkopplung jedes Untersystems mit allen Bausteinen und Feldkomponenten beeinflusst. Und ganz gleich, ob man das Ganze oder nur Teile erfasst, immer entstehen nicht-lokale Reaktionen im gesamten System.

»Biophotonen. Das Licht aus unseren Zellen« von Marco Bischof. Verlag Zweitausendeins, Frankfurt/Main 2004.

»What is Life?« von Hans Peter Dürr, Fritz Albert Popp und Wolfram Schommers. Verlag World Scientific, London 2002.

»Elemente des Lebens« mit Beiträgen von Hans Peter Dürr, Fritz Albert Popp und Wolfram Schommers. Die Graue Edition. Prof. Dr. Alfred-Schmidt Stiftung, Zug 2000.

Ausführliche Bibliografie unter www.biophotonik.de

5 a Ganzes Blatt

5 b Homogenat des Blatts: die Oszillationen verschwinden – ein Zeichen für die Ganzheitlichkeit des Phänomens.

5 c Isolierte Chloroplasten

5 d Weitere subzelluläre Bestandteile des Homogenats: Das Phänomen verschwindet vollständig.

Farbwirkung auf Zellebene

Alexander Wunsch

Farbwirkung auf Zellebene – diese Thematik berührt zwei Mysterien, die sich unserem direkten Einblick auch heute noch weitgehend entziehen: das Geheimnis des Lebens und das Geheimnis des Lichts. Beides ist eng miteinander verknüpft, denn Leben wäre ohne Licht nicht vorstellbar. Um ein Verständnis für diese Zusammenhänge zu entwickeln, muss man alle Bereiche der Wissenschaft mit einbeziehen, ähnlich wie erst alle Teile eines Puzzles gemeinsam das vollständige Bild ergeben. Der lateinische Spruch »sol lucet omnisbus« (die Sonne leuchtet für alle) kann auch so verstanden werden: Licht scheint in jedem Wissenschaftszweig.

Das Licht hat Max Planck zur Quantentheorie geführt, die im gesamten Bereich der Physik Geltung hat. Die Naturgesetze, und gerade die Schwingungsgesetze, sind universell anwendbar. Eine Welle kann in einer Zelle vergleichbare Wirkungen erzeugen wie auf der Oberfläche eines Teichs. Viele Erkenntnisse aus der submikroskopischen Welt können, sofern sie Schwingungen und Wellenvorgänge betreffen, auch in der sichtbaren, makroskopischen Welt überprüft werden. Die Forschung dringt heute in Größenordnungen vor, die den Abmessungen von Zellen entsprechen. Hier gelten ab einer bestimmten Dimension die Gesetze der Quantenoptik, die wir daher in unsere Betrachtungen mit einbeziehen. Viele Nanostrukturen im Körper und auch in Zellen erscheinen hierbei in einem anderen Licht, denn mit quantenoptischen Augen betrachtet ergibt sich ein erweitertes Verständnis der biologischen Funktionen. Wenn Nano-Technologen heute beispielsweise »im Reagenzglas« in der Lage sind, einzelne Moleküle mit Hilfe zweier Laserstrahlen exakt zu positionieren, eine Technik, die mit dem Begriff »Optische Pinzette« bezeichnet wird, so dürfen wir davon ausgehen, dass solche Vorgänge auch im Inneren einer lebenden Zelle ablaufen können. Wenn Licht in einem Spezialfall Materie bewegen kann, so kann diese Eigenschaft als prinzipiell bewiesen angesehen werden. Somit ist es nicht mehr unbedingt erforderlich, in jedem neuen Betrachtungsfall diesen Beweis erneut zu erbringen. Es müsste hier eher dem Kritiker obliegen, den Beweis zu führen, warum Licht gerade in der Zelle nicht in der Lage sein sollte, Moleküle gezielt zu bewegen.

Die Evolution des Verständnisses für Farbwirkungen

Die längste Zeit ihres Bestehens wurde die Therapie mit Licht und Farben mit gutem Erfolg angewandt, ohne dass ihre Anwender erklären konnten, warum sie wirkt. Erste Ansätze finden sich in den frühen Sonnenkulturen, in denen dem Licht göttliche Eigenschaften zugemessen wurden. Auch in der christlichen Religion spielt das Licht im Zusammenhang mit der Schöpfung, also der belebten Natur, eine wichtige Rolle. Der Regenbogen (und somit die Farben des Lichts) ist das Symbol für das Bündnis zwischen Gott und den Menschen.

Die klassische, biochemisch fundierte Medizin räumt Licht und Farben eine Wirkung auf die Psyche und das Bewusstsein ein, womit zumindest über Umwege eine körperliche Wirkung als Folge von Plazeboeffekten zugestanden wird. Neue biophysikalische Wissenschaftsdisziplinen wie Quantenoptik, Kymatik und Biophotonenforschung liefern heute einen wichtigen Beitrag, die hoch komplexen Organisations- und Strukturierungsprozesse, die in der lebenden Zelle ablaufen, wissenschaftlich nachvollziehbar zu beschreiben und anschaulich zu machen. Die Wirkung von Licht und Farben spielt hierbei eine zentrale Rolle. Das hat auch Konsequenzen für die Medizin, die ihr biochemisches Weltbild um die biophysikalischen Aspekte des Lebens erweitern muss, denn Licht und Farben sind allgegenwärtig, nicht nur in der äußeren Welt, sondern auch nahezu überall im Körperinneren und sogar in jeder einzelnen Zelle.

Lichtverarbeitung im Körper

Lichtverarbeitung stellen wir uns normalerweise als einen visuellen Prozess vor. Doch der Organismus hat noch eine Reihe weiterer Möglichkeiten, Licht aufzunehmen. Der Körper ist sogar ein komplexes Lichtleitersystem, das Licht nicht nur aufnehmen, sondern auch wieder abgeben kann. Grundsätzlich sind alle röhrenförmigen Strukturen zu einer solchen Lichtleitung geeignet, sofern sie entsprechend transparent sind. So kann man heute experimentell belegen, dass nicht

Man kann heute experimentell belegen, dass nicht nur die Augen, sondern auch Aura, Akupunkturpunkte, Meridiane, Bindegewebe, Blut, Haare, Haut und Lymphe Licht leitend sind und auf optische Bestrahlung spezifisch reagieren.

nur die Augen, sondern auch Aura, Akupunkturpunkte, Meridiane, Bindegewebe, Blut, Haare, Haut und Lymphe Licht leitend sind und auf optische Bestrahlung spezifisch reagieren.

Die Augen sind für die Aufnahme von Licht in verschiedener Hinsicht geeignet. Schon die Iris beherbergt Rezeptoren für Licht, die die Pupillenweite und damit die Menge des aufgenommenen Lichts regulieren. Die Netzhaut, auf die das Licht trifft, trägt Blutgefäße, die hier in direktem Kontakt mit der eintreffenden Strahlung stehen. Das gesamte Blut im Körper strömt in weniger als zwei Stunden einmal durch die Gefäße der Netzhaut. Schließlich, nachdem das Licht das Blut passiert hat, trifft es auf die Ebene der Photorezeptoren und wird dort vom Sehfarbstoff aufgenommen. Dieser Vorgang der Absorption führt zu einem elektrischen Signal, das vom Sehnerv ins Gehirn geleitet wird. Wenn genügend Licht einfällt, ist Farbensehen möglich (photopisches Sehen), das über drei verschiedene zapfenförmige Rezeptortypen erfolgt. Beim so genannten skotopischen Sehen, also bei geringer Umgebungshelligkeit, vermitteln die Stäbchen lediglich einen Helligkeitseindruck ohne Farbnuancen. Neben der optischen Sehstrahlung zieht ein energetisches Bündel direkt in den Hypothalamus, der zentralen Schaltstelle autonomer Körperfunktionen, was der Augenarzt Fritz Hollwich schon um 1940 erkannte. Erst im Jahr 2001 entdeckten verschiedene Forschergruppen ein neues Rezeptorsystem in der Netzhaut, das für blaues Licht mit 464 nm Wellenlänge am stärksten empfindlich ist. Diese Rezeptoren sind nicht gleichmäßig über die Netzhaut verteilt, sondern konzentrieren sich auf die nasenwärtige Unterseite. Damit wird bevorzugt diejenige Strahlung empfangen, die aus dem oberen Teil des Gesichtsfeldes einfällt, also vom Himmel oder der Decke eines Raumes. Dieses Rezeptorsystem ist offenbar direkt mit der Zirbeldrüse verbunden und beeinflusst die Melatoninkonzentration im Körper.

Am esoterisch klingenden Begriff Aura, dem griechischen Wort für Luft, stören sich heute viele Wissenschaftler. Gemeint ist hier jedoch nichts anderes als das elektromagnetische Strahlungsfeld, das unseren Körper umgibt. Man braucht keine komplizierte Technik, um die Aura festzustellen, denn sie äußert sich als Wärmehülle um den Körper, die mit bloßen Händen spürbar ist. Moderne Infrarot-Kameras können sogar die Beschaffenheit dieses Wärmefeldes detailliert darstellen und sichtbar machen. Es ist die Grenzschicht zwischen dem körpereigenen Wärmefeld und dem chaotischen Wärmebad der Umgebung. Wenn das Körperfeld ebenfalls chaotisch, also ungeordnet strahlen würde, sollte man erwarten, dass die Dichte mit wachsender Entfernung vom Körper kontinuierlich abnimmt. Die Infrarotfotografie kann jedoch zeigen, dass die Aura einen zwiebelschalenartigen Aufbau aufweist, wobei es vorkommt, dass weiter entfernte Schalen wärmer sind als näher gelegene. Dies ist nur möglich, wenn die Prozesse, die die Strahlung hervorrufen, in hohem Maß geordnet ablaufen. Während die biochemisch orientierte Physiologie noch davon ausgeht, dass die Wärmehülle eine Art Abfallstrahlung der energetischen Prozesse im Inneren darstellt und eigentlich als unnötige Verlustleistung anzusehen ist, begreift die Biophotonenforschung diese Strahlung als ein kohärentes Trägerfeld für geordnet ablaufende Stoffwechselprozesse in den Zellen.

Das Akupunktursystem ist nicht nur für Nadelstiche empfänglich, sondern auch für eine Reihe anderer physikalischer Reize wie Druck, elektrische Signale, Wärme und Licht. Die Anatomie tut sich zwar immer noch schwer damit, Akupunkturpunkte oder Meridiane dingfest zu machen, aber die Weltgesundheitsorganisation (WHO) hat die Akupunktur auch ohne morphologischen Nachweis zur Therapie einer Reihe von Erkrankungen anerkannt. Die Farbpunktur nach Peter Mandel arbeitet mit der Behandlung des Akupunktursystems mit farbigem Licht und kann empirisch untermauern, dass farbiges Licht die Nadeln ersetzen kann.

Das Bindegewebe ist faserartig aufgebaut und Träger spezieller Eigenschaften: es ändert seinen elektrischen Widerstand unter dem Einfluss von Wärme- und Druckschwankungen und kann auch als Lichtleiter fungieren. Es ist eher an der Verteilung elektromagnetischer Schwingungen im Inneren

> **Die Infrarotfotografie kann zeigen, dass die Aura einen zwiebelschalenartigen Aufbau zeigt, wobei es vorkommt, dass weiter entfernte Schalen wärmer sind als näher gelegene. Dies ist nur möglich, wenn die Prozesse, die die Strahlung hervorrufen, in hohem Maß geordnet ablaufen.**

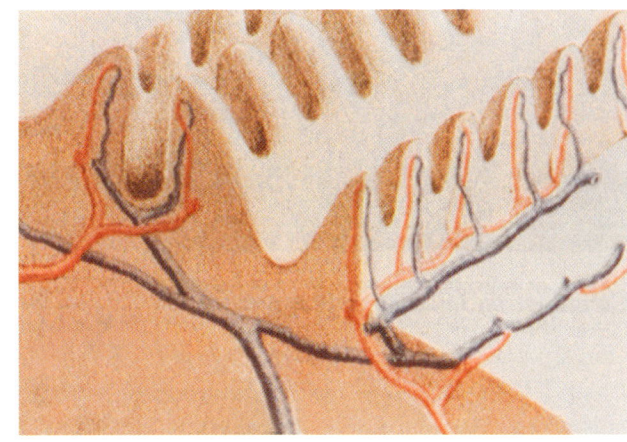

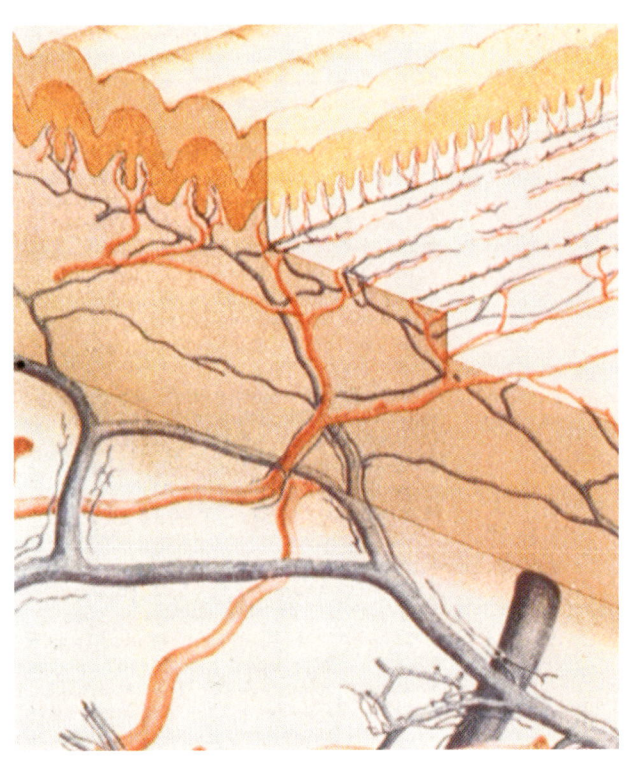

Ein Blick auf den Feinbau von Haut und Gefäßsystem zeigt die Bedeutung dieser anatomischen Struktur für den Lichthaushalt des Körpers.

des Körpers beteiligt als an deren Aufnahme in den Körper. Blut ist eine kolloidale Flüssigkeit auf wässriger Basis und übernimmt derart viele spezifische Aufgaben im Körper, dass es in seiner Gesamtheit als flüssiges Organ begriffen werden kann. Das Blut fließt in einem Gefäßsystem aus Adern, die sich bis zu kleinsten Haargefäßen aufzweigen. Im Bereich der Haut kann man diese Kapillaren schon bei einer 50-fachen Vergrößerung mit dem Lichtmikroskop betrachten (Kapillaroskopie). In dieser Zone liegen die Kapillaren, deren Gefäßwände nur aus einer einzigen Zellschicht bestehen, in Form so genannter Haarnadelschlingen vor. Hier findet einerseits der optische Kontakt mit der Außenwelt statt, das nach innen sich entfaltende Kapillarsystem versorgt hingegen den Extrazellularraum, der die Zellen umspült. Das Gefäßsystem eignet sich hervorragend als Lichtleiternetz, in dem sich Photonen ausbreiten können. Blut hat auf Grund seiner kolloidalen Zusammensetzung im Bereich der Kapillaren, in denen sich die einzelnen Blutkörperchen in Reih und Glied anordnen müssen, die Eigenschaften eines photonischen Kristalls. Photonische Kristalle bestehen aus einer regelmäßigen Abfolge von Untereinheiten unterschiedlicher optischer Brechung, die das Licht frequenzabhängig passieren lassen und es dadurch auch kohärent machen können. Dies ist im Sinne einer Autoregulation des inneren Photonenhaushalts von besonderem Interesse, da sich beispielsweise schon geringe Änderungen des Gefäßdurchmessers oder der Durchblutung auf die Durchlässigkeit dieses Filtersystems auswirken. Eine zentrale Aufgabe des Blutgefäßsystems ist der Transport von Wärme, also Infrarotstrahlung. Haare sind ebenfalls wie Lichtleiter aufgebaut und können abhängig von der Pigmentierung bestimmte Wellenlängen des Lichts in den Körper einleiten. Haare könnten damit auch der Rückgewinnung bestimmter Anteile der vom Körper durch Konvektion abgegebenen Strahlung dienen oder die Rolle von Sensoren übernehmen. Sie spielen auch eine Rolle bei der Regulation der Dampfhülle über der Haut.

Die Haut ist schon ohne das Unterhautfettgewebe eines der größten Organe des Körpers. Bei einer Oberfläche von etwa 2 m^2 hat die Haut eines normal großen Menschen etwa 12 kg Masse. Die ersten Blutgefäße finden sich schon in einer Tiefe von weniger als einem halben Millimeter. Die Haut ist für Licht durchlässig, was schon die meisten Kinder mit einer Taschenlampe unter der Bettdecke herausgefunden haben. Da sie gut durchblutet ist, kann hier also ein inniger Kontakt zwischen äußerem Licht und dem Gefäßsystem zu Stande kommen. Wenn man den Feinbau der Haut und des darin gelegenen Gefäßsystems studiert, kann man leicht zu der Erkenntnis kommen, dass sich die feinsten Kapillaren förmlich wie Empfangsantennen dem Licht entgegenrecken. Die Hautpapillen sind mit Leisten winziger Kapillargefäße unterfüttert, die das Licht aufnehmen und ins Innere des Gefäßsystems weiterleiten. Dies ist auch der Ort, wo Infrarotstrahlung den Körper verlässt.

Die Lymphe stellt den aus Gefäßen herausgepressten Anteil der flüssigen Bestandteile des Blutes dar und enthält neben Wasser beispielsweise Salze und Eiweiße. Die Lymphflüssigkeit zeigt sich bereits mit bloßem Auge betrachtet transparent und eignet sich daher ebenfalls als Lichtleiter. Sie fließt in Lymphbahnen, die die Aufgabe erfüllen, die Lymphflüssigkeit in der Peripherie des Körpers einzusammeln und wieder in das Blutgefäßsystem zurückzuführen. Die Lymphe leitet auf Grund ihrer Durchsichtigkeit einen breiteren Bereich der elektromagnetischen Strahlung als Blut, besonders auch kurzwellige Anteile.

So kommt das Licht in den Körper

Licht kann, das ist leicht nachzuweisen, einige Millimeter tief in die Haut eindringen, je nach Wellenlänge. Wenn wir folgenden Versuch machen, ist dies mit bloßem Auge zu erkennen: drei verschiedenfarbige Leuchtdioden werden nacheinander auf die Spitze eines Fingers gesetzt. Die rote Leuchtdiode durchstrahlt praktisch das gesamte Fingerendglied und lässt sogar Schatteneffekte von Gefäßen erkennen. Bei mittelwelligem, grünem Licht beträgt die Eindringtiefe nur noch etwa einen halben Zentimeter. Das kurzwellige, blaue Licht durchdringt das Gewebe sichtbar nur noch wenige Millimeter. Wir können mit diesem Versuch zwar nicht den gesamten Bereich der optischen Strahlung beurteilen, sondern nur den Teil des sichtbaren Lichts. Da sich aber Infrarot und Ultraviolett wie die sichtbare Strahlung verhalten, können wir extrapolierend sagen, dass die Haut für den Frequenzbereich von Wärmestrahlung bis Ultraviolett so weit durchlässig ist, dass dabei zumindest das Gefäßbett erreicht wird. Selbst sehr kurzwellige Strahlung aus dem UV-Bereich kommt bis hierher und kann dort Stoffwechselwirkungen entfalten. Ein Beispiel dafür ist die Bildung von Vitamin D, das in der Haut unter Einwirkung von UV-Anteilen des Sonnenlichts gebildet wird.

Da sich die äußeren Kapillaren, wie bereits beschrieben, in der obersten Schicht der Haut wie die Borsten einer Bürste angeordnet dem Licht entgegenrecken, wird ein Teil des Lichts, das durch die Haut dringt, von diesen Strukturen eingefangen und ins Innere des Körpers fortgeleitet. Die innere Seite des Kapillarsystems verzweigt sich in Richtung des Extrazellularraums und bildet hier Strukturen aus, die Photonen aus der Blutbahn in den Extrazellularraum einleiten können.

Löcher im Gewebe

Überall, wo sich im Körper ein Stoffaustausch vollzieht, finden sich Membranen, die diesen regulieren. Die Membranen bestehen aus isolierenden Fettschichten und weisen eine Vielzahl von verschieden ausgestalteten Poren auf. Diese Poren sind Funktionseinheiten, die aus Proteinen bestehen und für die selektive Passage von Stoffen verantwortlich sind. Auch die Gefäßwand von Kapillaren beinhaltet solche Poren oder Schleusen.

Wissenschaftler an der Universität Straßburg haben entdeckt, dass große Lichtmengen scheinbar ungestört durch kleine Öffnungen gelangen können, obwohl diese kleiner sind als die Wellenlänge des Lichts. Nach den geltenden Optikgesetzen sollte dies nur für sehr geringe Lichtmengen möglich sein, die zudem hinter der Öffnung noch in alle Richtungen gebrochen werden. In ihren Versuchen schickten die Forscher Licht mit einer Wellenlänge von 580 Nanometer auf eine nur 40 Nanometer breite und 4900 Nanometer lange Schlitzöffnung. Die Seiten dieses Lochs in der rund 300 Nanometer dünnen Silberfolie wurden durch einen Ionenstrahl mit einer geriffelten Oberfläche versehen. Dabei entstanden periodische Furchen mit einem Abstand von rund 500 Nanometern. Auf der Rückseite der Folie analysierten sie das Licht, das durch diese Öffnung strahlte. Sie fanden einen gut fokussierten Lichtstrahl mit einem Divergenzwinkel von gerade einmal drei Grad. Berechnungen auf

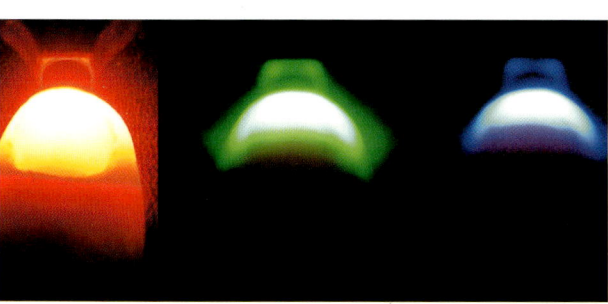

In Abhängigkeit von der Wellenlänge tritt Licht unterschiedlich tief in Körpergewebe ein. Das Bild zeigt von links nach rechts die Eindringtiefe für rotes, grünes und blaues Licht am Zeigefingerendglied.

der Basis klassischer Optik-Theorien zeigten, dass dafür normalerweise eine etwa 4900 Nanometer breite Öffnung des Schlitzes nötig gewesen wäre. Die Erklärung für dieses quantenoptische Phänomen sehen die Forscher in Schwingungen der Atome an der Metalloberfläche, Plasmonen genannt. Dabei unterstützen die periodischen Rillen die Anregung dieser Oberflächenwellen. Frühere theoretische Studien zeigen, dass sich diese Plasmonen durch das winzige Loch drücken und am Blendenausgang wieder als Licht abgestrahlt werden. Dadurch würde die optische Durchlässigkeit dieses durchbohrten Metallfilms stark erhöht werden.

Da es im Körper ebenfalls Membranporen gibt, die über eine strukturierte Oberfläche verfügen, ist auch hier ein selektiver Photonenübergang zwischen einem durch Membranen geteilten Lichtleitersystem grundsätzlich möglich. Daher kann der Mechanismus, über den die Strahlung aus dem Blutgefäßsystem in den Extrazellularraum und von dort aus ins Innere von Zellen gelangt, als prinzipiell verstanden angesehen werden. Aber auch die Bedeutung der Papillenstrukturen in der Haut erscheint nun in einem anderen Licht: Die Anordnung der Papillenleisten ist ebenfalls sehr regelmäßig und weist wellenförmige Struktur auf. Hier waren bei der Ausbildung offensichtlich kymatische Kräfte am Werk. Im Querschnitt wird deutlich, dass die Papillenleisten wie quantenoptische Schlitze aussehen, selbst die regelmäßige Riffelung des Randes ist vorhanden. Die äußerste Hautschicht lagert sich wie eine mehrschichtige Linse darüber, die das eintreffende Licht in die Schlitze hinein fokussiert. Durch den Grad der Durchblutung können die Schlitze ihre Abmessungen verändern und dadurch die Wellenlänge der passierenden Strahlung regulieren.

Bausteine des Lebens

Die Zelle ist die kleinste Einheit des Lebendigen, die sich zu mehr- und vielzelligen Systemen zusammenschließen kann. Es gibt im Körper vielzelliger Lebewesen eine Arbeitsteilung, die dazu führt, dass nicht mehr alle Zellen die gleichen Aufgaben übernehmen, sondern sich differenzieren, also unterscheiden, sowohl bezüglich äußerer Form, als auch in Bezug auf ihre Funktion. Diese spezialisierten Zellen sind ursprünglich aus omnipotenten Stammzellen entstanden, die je nach Umgebung, in der sie sich befinden, noch alle Aufgaben übernehmen können. Wir werden uns zunächst bei der Betrachtung der Zelle mit deren Grundfunktionen beschäftigen, die allen Zellen gemeinsam sind, ob sie nun einzeln oder in Vielzellern vorkommen. Diese Grundfunktionen der Zelle sind Stoffwechsel, Wachstum, Bewegung, Vermehrung und Vererbung. Wachstum, Vermehrung und Vererbung sind durch Zellteilung möglich. Genau so, wie der Körper Organe beinhaltet, verfügt die Zelle über Zellorganellen, denen jeweils spezifische Aufgaben zukommen. Die Zellorganellen regeln die Stoffwechselvorgänge für die wichtigsten Biomoleküle DNS, RNS und ATP, die daher zuerst beschrieben werden sollen.

Die DNS (Desoxyribonukleinsäure) wird auch DNA genannt und ist sozusagen die Seele der Zelle. Sie trägt die Erbinformation in Form von Basenabfolgen auf einer Strickleiterstruktur aus Zucker und Phosphat. Die DNS ist räumlich als Doppelspirale angeordnet und besteht aus zwei gegenläufigen Strängen, die sich wie der Satz »Ein Neger mit Gazelle zagt im Regen nie« verhalten: sie ergeben vorwärts wie rückwärts gelesen die gleiche Information.

Die RNS (Ribonukleinsäure, auch RNA genannt) hat sich entwicklungsgeschichtlich wohl vor der DNS entwickelt. In den Körperzellen des Menschen dient sie beispielsweise dem Aufbau kleiner Synthesemaschinen oder dem Transport der Erbinformation von der DNS zu den Orten der Biosynthese in der Zelle. Die RNS kann als Werkzeugkasten der DNS verstanden werden, da sie die Fähigkeit besitzt, die Informationen, die in der DNS abgespeichert sind, in materielle Strukturen zu übersetzen.

ATP (Adenosintriphosphat) gilt als universeller Energiespeicher und als Energiequelle in Zellen aller Art. Es entsteht zu einem überwiegenden Teil bei der Oxydation energiereicher Verbindungen als Ergebnis der Umsetzungen in der mitochondrialen Atmungskette sowie bei der Photosynthese. Gebraucht wird ATP als Energiespender bei biochemischen Synthesen, für aktive Transportvorgänge und für mechanische Arbeit bei Bewegungsabläufen wie der Geißelbewegung oder der Plasmaströmung. Außerdem findet sich ATP als Baustein in Fetten, Kohlehydraten, Eiweißen, RNS und DNS. Nahezu kein biochemischer Syntheseprozess im Körper kommt ohne dieses zentrale Molekül aus. Das ATP ist auch für die optischen Eigenschaften der RNS und DNS mitverantwortlich. Folgt man der Argumentation der Biophotonenforschung, sind RNS und DNS Lichtspeichersysteme, die Photonen aufnehmen können und diese für längere Zeit einlagern, bevor sie sie wieder abgeben. Der ultraviolette Bereich der optischen Strahlung hat dabei eine besondere Vorliebe für DNS und RNS, das sagt nicht nur die Biophotonik: wie amerikanische und deutsche Forscher zeigen können, schützt UV-Licht die RNS vor Brüchen. An der Universität Osnabrück konnte nachgewiesen werden, dass das Makromolekül RNS unter UV-Licht wesentlich stabiler ist als seine Einzelbestandteile und die Stabilität bei diesen Bedingungen die anderer großer Biomoleküle übersteigt. Dies könnte, so schlussfolgern sie, zu einem evolutionären Vorteil gegenüber anderen Molekülen geführt haben. Weiter fanden sie heraus, dass die DNS über ähnliche Eigenschaften verfügt, was mit der Tatsache erklärt werden könnte, dass drei der vier genetischen Buchstaben in DNS und RNS identisch sind. Die Affinität der Kernsubstanzen zu ultraviolettem Licht erklärt auch die potenziell schädliche Wirkung äußerer UV-Quellen auf lebende Organismen wie etwa die Bildung von Hautkrebs.

Bei der Bildung von DNS und RNS laufen also ähnliche Prozesse ab wie bei der UV-induzierten Polymerisation von Kunststoffen: die einzelnen Bausteine werden unter Lichteinwirkung zu längeren Ketten zusammengeklebt. Diesen Vorgang kann man beispielsweise beim Zahnarzt miterleben, wenn er Kunststoff-Füllungen innerhalb weniger Sekunden unter Lichteinwirkung zur Aushärtung bringt. Auch in der Nano-Technologie wird dieser Effekt heute schon genutzt: Forscher von der Freien und der Humboldt-Universität in Berlin sind in der Lage, gezielt in die Gestaltung von Nano-Strukturen einzugreifen, indem sie Polymer-Molekülketten mittels UV-Licht gezielt zusammenkleben.

Organe der Zelle

Jede lebende Zelle enthält eine Reihe von Organellen, die den Stoffwechsel der Biomoleküle regeln: Zellkern, Ribosomen, Endoplasmatisches Reticulum (ER), Golgi-Apparat, Mikrofilamente, Aktinnetzwerk, Lysosomen, Zentriolen, Mi-

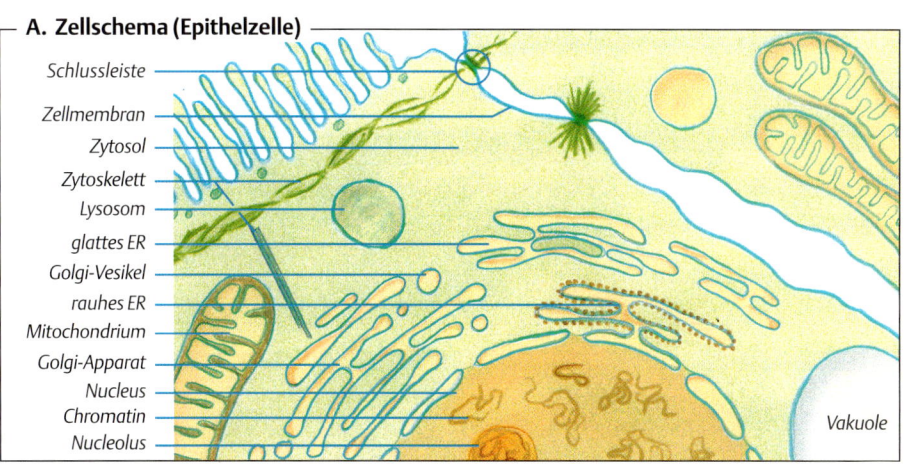

A. Zellschema (Epithelzelle)

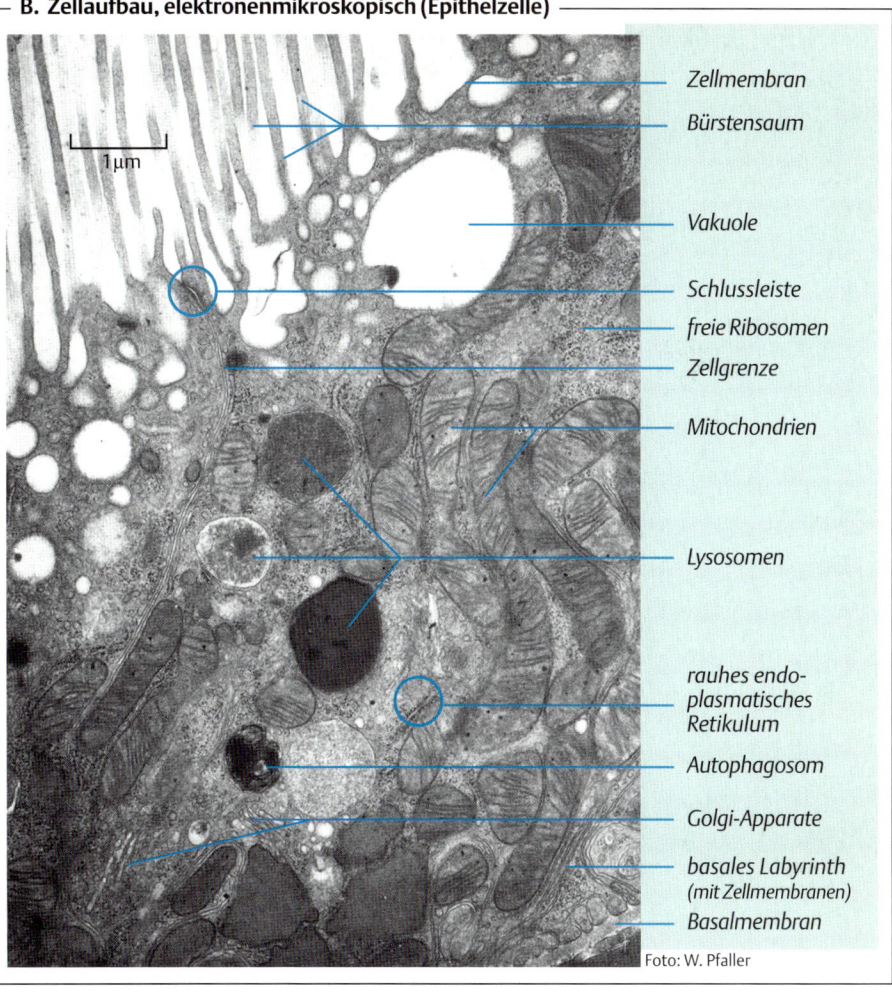

B. Zellaufbau, elektronenmikroskopisch (Epithelzelle)

Foto: W. Pfaller

Diese Turbinen rotieren mit einer Frequenz von etwa 100 Hz und werfen das für fast alle Energieprozesse in der Zelle unverzichtbare ATP aus. Alle Mitochondrien im Körper zusammen genommen erzeugen pro Tag die erstaunliche Menge von etwa 70 kg ATP.

krotubuli und Mitochondrien.

Der Zellkern befindet sich im Inneren der Zelle, hat eine eigene Hülle und enthält Kernsaft (Karyolymphe), ein Chromatingerüst und den Kernkörper (Nukleolus). Das Chromatin trägt die Erbsubstanz. Der Zellkern entlässt durch die Kernporen RNS und Ribosomen nach außen, wo sie auf das ER treffen, das mit der Kernhülle in direkter Verbindung steht. Durch die Kernhülle ist der Zellkern vom ihn umgebenden Zytoplasma getrennt, das aus einer nährstoffreichen, protein- und salzhaltigen Lösung auf Wasserbasis besteht und in das alle Organellen eingebettet sind.

Die Ribosomen sind kleine Funktionseinheiten, die die Aufgabe der Proteinsynthese übernehmen. Sie werden im Zellkern aus Proteinen und RNS aufgebaut und sind in der Lage, die Basenabfolge der Boten-RNA in eine Aminosäuresequenz zu übersetzen.

Das Endoplasmatische Retikulum (ER) ist ein umfangreiches intrazelluläres Membransystem und Kanalnetz, das in direktem Kontakt zur Kernhülle steht. Auf der Membranoberfläche des rauen ER (rER) finden sich Ribosomen, die wie kleine Doppelperlen aussehen und für die Proteinsynthese verantwortlich sind. Die Proteine werden durch Membranporen ins Lumen des rER »hineinsynthetisiert«. Diese Poren öffnen sich erst, wenn ein Ribosom angedockt hat. Die Zisternen des rER sind der Schauplatz der Herstellung von Proteinen (Eiweiße), wohingegen im glatten ER, das keine Ribosomen trägt, vor allem Lipide (Fette) synthetisiert werden.

Der Golgi-Apparat ist die Summe aller Dictyosomen und der Golgi-Vesikel einer Zelle. Die Dictyosomen sind in charakteristischer Weise gestapelte Zisternen, die an den Rändern verzweigt oder gelappt sind und peripher bläschenförmige Abkömmlinge tragen, die Golgi-Vesikel abschnüren. Der Golgi-Apparat ist für den Membranfluss in der Zelle zuständig. Darunter versteht man den Transfer von Membranen von einem Kompartiment des intrazellulären Membransystems zu einem anderen. Golgi-Vesikel können beispielsweise mit der Zellmembran verschmelzen und dadurch ihren Inhalt nach außen abgeben. Dieser Vorgang wird mit Exozytose bezeichnet.

Das Mikrofilamentsystem besteht hauptsächlich aus Aktin, einem der häufigsten Proteine in allen tierischen Zellen. In der Muskelzelle ist es im Verbund mit dem Myosin Typ II für die teleskopartige Kontraktilität verantwortlich. In allen Zellen spielt das Aktin-Myosin-System eine wichtige Rolle beim Stofftransport. Das Mikrofilamentsystem ist auf das Vorhandensein von ATP angewiesen. Das Aktinnetzwerk steht in enger Verbindung mit dem Netzwerk des ER und den Golgi-Vesikeln. Das Myosin vom Typ V, so wurde kürzlich von Forschern der Universität von Illinois in Urbana-Champaign (USA) beschrieben, kommt nicht in Muskeln vor, sondern im Inneren von Zellen. Dieses Molekül kann man sich wie ein kleines Männchen vorstellen, das sogar »läuft wie ein Mensch«, so heißt es in dem Bericht. Es hat eine Schrittlänge von 74 nm und marschiert los, wenn es mit ATP versorgt wird. Es kann das Tausendfache seines eigenen Gewichts transportieren. Das Myosinmolekül läuft auf der Aktinfaser wie ein Mensch auf einem Hochseil und übernimmt dadurch Transportaufgaben entlang des Netzwerkes, das die Zelle durchspannt.

Lysosomen sind enzymhaltige Bläschen, die dem Golgi-Apparat oder dem ER entstammen (primäre Lysosomen) und dem Proteintransport sowie dem Abbau von Stoffen dienen. Sekundäre Lysosomen haben Stoffe durch Abschnürung nach innen mit in die Zelle genommen. In den Lysosomen findet auch der Abbau zelleigener Organellen statt, wobei unverdauliche Stoffe durch Verschmelzung mit der Zellmembran nach außen abgegeben werden (Exozytose). Die Lysosomen haben eine Größe im Bereich von 500 nm.

Die Zentriolen treten paarweise auf und spielen bei der Zellteilung eine wichtige Rolle, indem sie die Erbsubstanz und die vorhandenen Organellen gerecht verteilen. Außerdem gibt es Hinweise, dass sie als Integratoren fungieren, die elektromagnetische Schwingungen aus Zelle und Zellkern einsammeln. Weiterhin kommen sie als Oszillatoren in Frage, die Schwingungen in die Zelle hineinprojizieren können, vergleichbar mit einem Paar Lautsprecherboxen.

Mikrotubuli sind an einer Vielzahl von Bewegungsabläufen in der Zelle beteiligt, zum Beispiel Geißel- und Zilienbewegung, Bewegung der Chromosomen während der Zellteilung und dem Transport von Bläschen und Vesikeln innerhalb der Zelle. Das wichtigste Protein, das bei Mikrotubuli gefunden wird, ist das Dynein, ein ATP spaltendes Enzym, das die chemische Energie des ATP in Bewegungsenergie umsetzt, ähnlich wie beim Aktin-Myosin-System.

Die Mitochondrien sind u. a. der Ort der Kohlenhydrat- und Fettverbrennung zu Kohlendioxid und Wasser unter Sauerstoffverbrauch. Wichtige Prozesse zur Energiegewinnung wie der Zitronensäurezyklus und die daran gekoppelte ATP-Bildung laufen hier ab. Daher sind stoffwechselintensive Zellen wie beispielsweise Leber- oder Hautzellen besonders reich an Mitochondrien, aber schon die durchschnittliche Zelle beherbergt etwa zweitausend Exemplare. Sie verfügen, verglichen mit anderen Zellorganellen, über ein hohes Maß an potenzieller Autarkie, da sie eigene DNS enthalten und selbst Proteine synthetisieren können. Sie können sich durch Teilung vermehren. Außerdem weisen sie sowohl eine äußere als auch eine innere Membran auf, die stark aufgefaltet ist und an der die Energieumwandlungen stattfinden. In das Membransystem sind, so konnte eine Forschergruppe der TU Darmstadt zeigen, kleine Turbinen integriert, die aus 14 Proteinuntereinheiten bestehen und die für die Produktion des ATP verantwortlich sind. Diese Turbinen rotieren mit einer Frequenz von etwa 100 Hz und werfen das für fast alle Energieprozesse in der Zelle unverzichtbare ATP aus. Alle Mitochondrien im Körper zusammen genommen erzeugen pro Tag die erstaunliche Menge von etwa 70 kg ATP.

Analyse und kartesisches Weltbild

Nachdem wir nun die wichtigsten Bausteine des Lebens kennen gelernt haben, befinden wir uns in einer Situation, die schon Goethe von Mephisto beklagen lässt: »Wer will was Lebendiges erkennen und beschreiben, sucht erst den Geist heraus zu treiben, dann hat er die Teile in seiner Hand, fehlt, leider(!) nur das geistige Band.« Dieser Zustand ist die Konsequenz der Regeln einer Vorgehensweise, wie sie René Descartes im 17. Jahrhundert beschrieben hat:

1. Man hüte sich vor jeder Übereilung und vorgefassten Meinung und halte nur das für wahr, was man auch wirklich eingesehen hat.
2. Man zerlege jedes Problem in Einzelprobleme, damit die Lösung dadurch möglichst erleichtert wird.
3. Man beginne immer beim Einfachsten, welches leicht einzusehen ist und gehe schrittweise zu Komplizierterem vor.

Auch wir sind diesen Regeln analytischer Wissenschaft ein Stück weit gefolgt, stehen jetzt aber vor der Aufgabe, die Einzelteile wieder so zusammenzufügen (Synthese), dass sich ein nachvollziehbares Bild der Funktionsabläufe ergibt. Besonders die zweite Regel führt von einer systemischen Betrachtungsweise weg, deshalb wir hierbei den umgekehrten Weg beschreiten. So schrieb Goethe in seiner Farbenlehre: »Bei einer jeden Erscheinung der Natur, besonders aber bei einer bedeutenden, auffallenden, muss man nicht stehen bleiben, man muss sich nicht an sie heften, nicht an ihr kleben, sie nicht isoliert betrachten, sondern in der ganzen Natur umhersehen, wo sich etwas Ähnliches, etwas Verwandtes zeigt; denn nur durch das Zusammenstellen des Verwandten sieht man nach und nach eine Totalität, sie sich selbst ausspricht und keiner weiteren Erklärung bedarf.«

Kymatische Optik

Wenn in der Materie eine Periodizität wirkt, so prägt sich diese auch in die materielle Ausgestaltung ein. Die Form verkündet den Charakter der in der Materie wirkenden Kräfte. Hinweise, ob zellinnere Strukturen auch am Lichthaushalt beteiligt sind, können wir daher auch aus ihrer Ausgestaltung heraus gewinnen. Hierbei hilft uns die Beschäftigung mit der Kymatik. Der Begriff leitet sich vom griechischen Wort »to kyma« (die Welle) ab. Die Kymatik ist auf die Arbeiten des Schweizer Arztes Hans Jenny (1904-1972) und davor Ernst Florens Friedrich Chladni (1756-1827), den Begründer der experimentellen Akustik, zurückzuführen. Sie macht dynamische Wellenprozesse sichtbar und kann uns damit, ganz im Sinne Goethes, wertvolle Hinweise zu den formbildenden Vorgängen des Lebens geben.

Die Kymatik beschäftigt sich in erster Linie mit den ge-

> »Wer will was Lebendiges erkennen und beschreiben, sucht erst den Geist heraus zu treiben, dann hat er die Teile in seiner Hand, fehlt, leider(!) nur das geistige Band.«

Weitaus besser als in der Kommunikationstechnik findet die Informationsverarbeitung in der Zelle auf der Basis verschiedener Farblicht-Frequenzen statt, die ein Nebeneinander verschiedener Kommunikationskanäle im selben optischen Medium erlauben.

staltbildenden Prinzipien von akustischen Schwingungsvorgängen auf der makroskopischen Ebene. Dass es aber zulässig ist, akustische Schwingungen mit Schwingungen des Lichts gleichzusetzen, kann an Hand aktueller nanokymatischer Forschungsergebnisse belegt werden:

– Bonner Forschern ist es gelungen, einzelne Cäsiumatome mit Hilfe einer aus sechs Laserstrahlen bestehenden Kühlfalle so weit abzubremsen, dass sie das Atom in das Wellental eines weiteren Laserstrahls platzieren konnten. Durch diese Technik ist es möglich, Atome auf dem Laserstrahl wie auf einem Förderband zu transportieren.

– Derselben Arbeitsgruppe für Laserphysik unter Professor Dieter Meschede ist es gelungen, mittels optischer Stehwellenfelder, die als Linsenarrays verwendet werden, Atome auf einem Substrat in Form hochperiodischer Strukturen abzuscheiden. Dabei ist es möglich, durch Veränderung der Lichtfrequenz unterschiedliche Elemente anzusprechen, die sich durch die optischen Dipolkräfte in die Bereiche minimaler Intensität des Stehwellenfeldes eingliedern.

Eine Reihe weiterer Forschungsergebnisse beschäftigen sich mit Eigenschaften des Lichts, die nicht nur für die Informationsverarbeitung zukünftiger Computer interessant sind, sondern auch Vorgänge in einer Zelle erklären können:

– Japanischen Forschern ist es gelungen, dünne durchsichtige Schichten herzustellen, die solange elektrisch isolierende Eigenschaften aufweisen, bis sie mit UV-Licht bestrahlt werden, wodurch die elektrische Leitfähigkeit sprungartig auf milliardenfach höhere Werte ansteigt.

– Werden photonische Kristalle einer akustischen Schockwelle ausgesetzt, wird die Wellenlänge des Lichts, das den Kristall passiert, dadurch verändert. Vibrationen können somit Einfluss auf das optische Verhalten photonischer Kristalle nehmen.

– Über die Temperatur eines mit Flüssigkeit gefüllten Glasfaserkabels kann man Einfluss auf die Wellenlängen nehmen, die einen solchen Lichtleiter passieren. Derartige temperaturabhängig frequenzselektive Filter braucht man, wenn Informationen mit einer hohen Bandbreite übertragen werden müssen. Dazu werden diese zumeist in Licht mehrerer Wellenlängen (Farben) codiert und gemeinsam durch die gleiche Glasfaser geschickt.

In der Grundlagenforschung dienen vor allem die letztgenannten Experimente der Entwicklung so genannter Quantencomputer. Während konventionelle Computer Daten seriell verarbeiten, wobei viele Elektronen, also Ladungsträger, in den elektrischen Leiterbahnen fließen, würde ein Quantencomputer mit einzelnen Photonen funktionieren. Ein Quantencomputer muss reversibel rechnen können, das heißt, nicht nur das Ergebnis der Rechnung speichern, sondern immer den gesamten Rechenweg präsent haben. Während es im konventionellen Computer nur die binären Zustände »0« und »1« gibt, kommen im Quantencomputer auch Überlagerungen dieser beiden Grundzustände vor.

Schon die einzelne Zelle kann nur als parallel rechnender Quantencomputer verstanden werden. Die Biologie geht davon aus, dass in jeder einzelnen Zelle pro Sekunde etwa einhunderttausend chemische Reaktionen ablaufen. Viele dieser Reaktionen laufen nebeneinander ab, andere hingegen in einer spezifischen Abfolge. Häufig handelt es sich bei diesen Reaktionen um Kreisprozesse wie etwa den Zitronensäurezyklus, der den Hauptvorgang bei der Energiegewinnung darstellt. Daraus resultiert, dass eine genaue Abfolge der Vorgänge eingehalten werden muss, damit die Reaktionsketten nicht unterbrochen werden. Um derart komplexe, ineinander verschachtelte Vorgänge zu steuern, ist einiges an Rechenarbeit vonnöten. So müssen beispielsweise nicht nur die lokalen Vorgänge erfasst und repräsentiert werden, auch sind zahlreiche Soll-Werte mit Ist-Werten zu vergleichen und Regelkreise sowie Rückkopplungsschleifen einzuhalten. Im Gegensatz zu den prinzipiell ähnlichen Steuerungsaufgaben industrieller Anlagen findet man in der Zelle ein hohes Maß an Selbstorganisation. Weitaus besser als in der fortschrittlichsten Kommunikationstechnik findet die Informationsverarbeitung in der Zelle auf der Basis verschiedener Farblicht-Frequenzen statt, die ein Nebeneinander verschiedener Kommunikationskanäle im selben optischen Medium erlauben.

Gesamtschau

Die Prozesse des Lebens finden, auf zellulärer Ebene betrachtet, im Bereich der optischen Strahlung statt und sind sozusagen eingerahmt durch chaotisch thermische Wirkungen im Infrarotbereich und zerstörend ionisierende Wirkungen im Bereich des Ultraviolett. Nehmen wir an, diese Grenzen seien durch die Spektrallinien des Kalium-Atoms gebildet, das sowohl im Tiefroten als auch im Violetten eine Doppellinie aufweist und damit den Bereich des sichtbaren, farbigen Lichts überspannt. Jenseits, aber auch innerhalb dieser Frequenzbereiche, finden wir im Innersten der Zelle die DNS-Strahlung und außerhalb der Zelle im Extrazellularraum die Wärmestrahlung angesiedelt. Zwischen diesen beiden Feldqualitäten, exakt im Bereich der sichtbaren elektromagnetischen Strahlung, finden die selektiven und hochspezifischen biochemischen Abläufe des Lebens im Interferenz-Wellenbad der Biophotonen statt. Innere Quellen der Wärmestrahlung sind Energieumsatz-Prozesse, die beispielsweise in den Mitochondrien beim Aufbau der chemischen Energie über die Atmungskette und im Muskelgewebe bei der Umwandlung chemischer Energie in Bewegung vorkommen.

Das Blut nimmt die geordnete Wärmestrahlung der Zelle über die Kapillarschlingen, die mit den darin befindlichen Blutkörperchen funktionell einen photonischen Kristall bilden, aus dem Extrazellularraum auf und verteilt sie über das Gefäßsystem, das wie ein Lichtleiternetz fungiert, praktisch im ganzen Körper. Im Bereich der Haut fächert sich das Lichtleitersystem erneut zu haarnadelförmigen Kapillarschlingen unmittelbar unter der Hautoberfläche auf. Hier ist der Körper an das chaotische Wärmebad der Umgebung angekoppelt, mit dem er frequenzselektiv Strahlung austauschen kann.

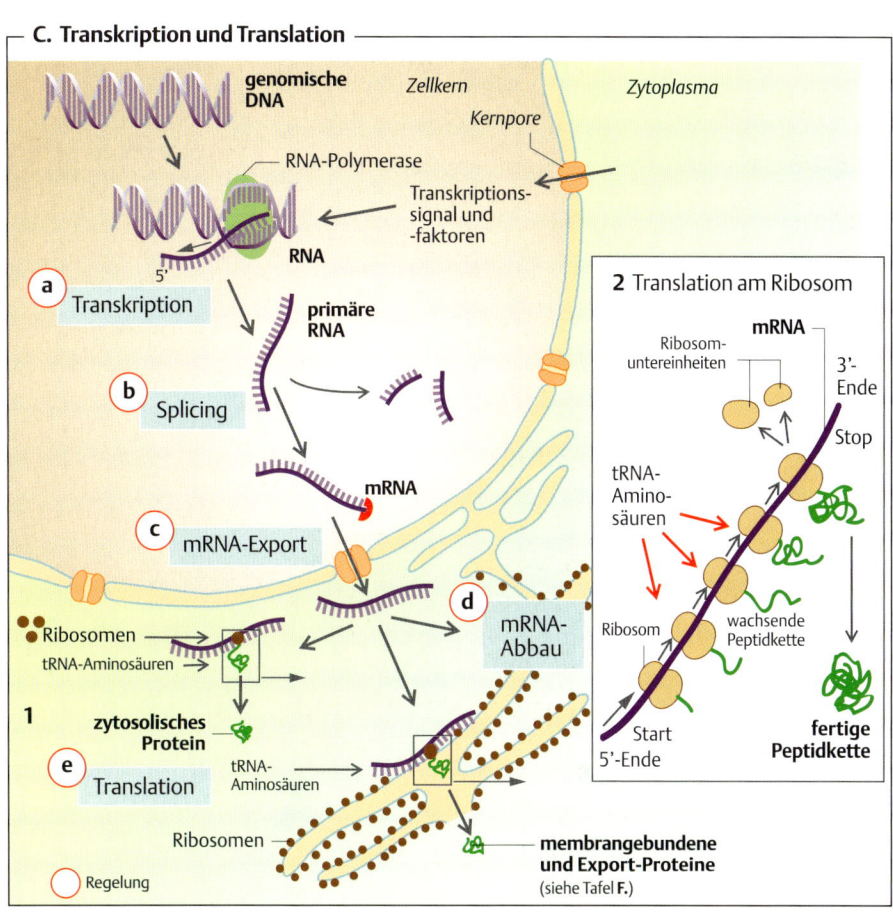

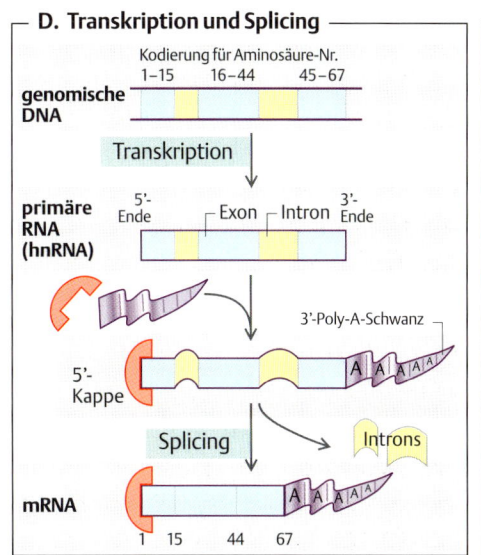

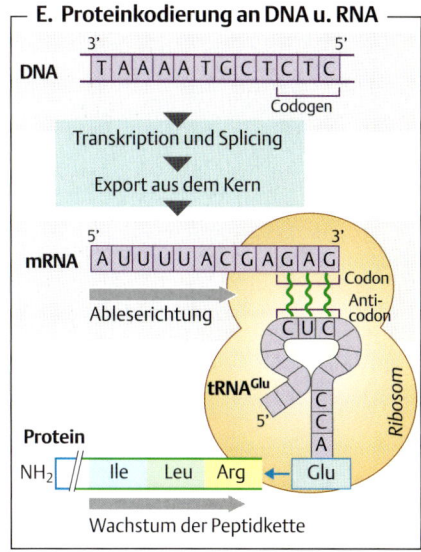

Das Blutkreislaufsystem kann in seiner Gesamtheit als funktionelles, selektives Speichersystem für kohärente Wärmestrahlung angesehen werden, das eben nicht nur Nährstoffe und Sauerstoff zur einzelnen Zelle hinführt, sondern auch das thermische Trägerfeld, das die Oxidationsprozesse steuert und reguliert, vor Ort zur Verfügung stellt. In diesem Trägerfeld vibrieren die Mitochondrien, deren Größe einer Wellenlänge von 500 bis 2000 nm entspricht. So ist es wahrscheinlich, dass das Blutkreislaufsystem höherfrequente Infrarotstrahlung eher lokal vermittelt, die langwelligen Infrarotanteile hingegen sich im gesamten System fortleiten. Dabei spielt die Anordnung der Blutkörperchen besonders im Bereich der kapillaren Endstrecke, wo sie quasi »sortiert« vorliegen, eine wichtige Rolle, da sie Einfluss auf die weitergeleiteten Frequenzen nehmen.

Die Prozesse des Lebens entstehen durch ein Aufeinandertreffen und ineinander Verwobensein der ultragrünen Strahlung der DNS und der infragrünen Strahlung der Mitochondrien. Elemente und Moleküle, die in dieser Schwingungssuppe vorkommen, wirken wie Stimmgabeln für die einzelnen Mitglieder des Zellorchesters. So können Elektrolyte durch ihre Linien Kompartimente »färben« und Zentralatome durch ihre typischen Spektrallinien das optische Verhalten von Makromolekülen, in die sie eingebettet sind, reproduzierbar definieren und damit die Zuverlässigkeit der chemischen Abläufe in der Zelle stabilisieren.

Die DNS verkörpert die hochfrequente Informationsebene der ablaufenden Vorgänge, die Mitochondrien hingegen stehen für die niederfrequente Energieebene. Im Bereich der Information wird Energie eher für Kommunikationsvorgänge und kommunikationsdienliche Synthesen aufgewandt, während die Energie im niedrigfrequenten Bereich eher Stoffwechselvorgänge induziert und einfachere Biopolymerisate liefert. In der Sphäre der DNS steuert das Licht lasergenau feingliedrige Formwerdungsereignisse von diffizil gefalteten Eiweißmolekülen, das Wärmelicht aus den Mitochondrien ist eher auf großen Stoffumsatz und Energieleistung hin ausgerichtet und kann langwellige Prozesse in Gang halten. Die Syntheseprozesse im Zellkern kann man sich etwa so vorstellen: einzelne Informationsabschnitte, die in der DNS verschlüsselt sind, werden auf die RNA übertragen. Dieses Auslesen der Basenabfolgen eines Gens auf der Doppelhelix wird dadurch möglich, dass die Doppelspirale sich aufspleißt und dadurch gleich zwei gleiche Abschnitte in einer Art Schleife bereitstellt. Die Polymerisationsfabriken oder Ribosomen fahren auf dieser Syntheseschleife im Kreis und erzeugen pro Umlauf nicht nur zwei RNS-Stränge, sondern auch ein spezifisches rhythmisches Konzert von spektralen Photonenbewegungen, die sich bei den Synthesevorgängen ereignen. Am ehesten lässt sich der Vorgang über die Analogie mit der Musik verstehen.

Farbmusik der Zelle

Jeder chemische Reaktionsvorgang erzeugt ein spezifisches Farbmuster, das durch Absorption und Emission von Photonen hervorgerufen wird. Dieses Farbmuster kann man auch als polyphonen Klang auffassen. DNS wie RNS bestehen aus vier Buchstaben, drei davon sind identisch, zwei verschieden. Die Synthesewege erzeugen damit eine spezifische Abfolge von fünf verschiedenen Farb-Akkorden. Diese Photonenklänge können in den benachbarten Bereichen der DNS eingespeichert und bei Bedarf wieder abgegeben werden. In der DNS sind die Euchromatinabschnitte, die Schleifen, in denen die Aminosäuresequenzen für Eiweiße verschlüsselt sind, von Heterochromatinabschnitten umgeben, die für die kontrollierte Speicherung und Abgabe von Photonen verantwortlich sind. Die hier gesammelten Photonen können in Form von farbigen Laserblitzen wieder abgegeben werden und dadurch weitere chemische Reaktionen spezifisch triggern. Im Zytoplasma entsteht dabei eine periodische Druckschwankung, ähnlich einer Schallwelle, die Photonen selbst tunneln zusätzlich durch die Mikrotubuli zu den Zentriolen. Diese könnten wie Lichtsammler und Integratoren wirken und die Summe aller photonischen Aktivitäten in regulatorische Oszillationen umsetzen. Möglicherweise haben die Zentriolen auch dann eine mikrotubuläre Verbindung mit den Chromosomen, wenn keine Zellteilung stattfindet. Die Mikrotubuli würden hierbei durch die Kernporen eine bewegliche Schlauchverbindung zwischen dem Karyoplasma und dem Zytoplasma herstellen. Die Chromosomen sind gewissermaßen über optische Taue an den Zentriolen verankert. Die Zentriolen wirken dadurch wie Oszillatoren, die ein Trägerfeld im Zytoplasma erzeugen. Dieses tritt in Interferenz mit dem Schallwellenfeld aus dem Kern, das sich langsamer fortpflanzt als die Photonen in den lichtleitenden Mi-

Jeder chemische Reaktionsvorgang erzeugt ein spezifisches Farbmuster, das durch Absorption und Emission von Photonen hervorgerufen wird. Dieses Farbmuster kann man auch als polyphonen Klang auffassen.

krotubuli. Dieses Feld trägt die Information der ablaufenden Syntheseprozesse wie ein holografisches Gewebe und ordnet auch die Folgeprozesse der eigentlichen Proteinsynthese, wenn die kleinen Ribosomen auf den kurzen Wellen von DNS und RNS tanzen und sich dadurch regelhaft anordnen, bevor sie sich auf dem rER ablagern. Langgestreckte Moleküle können sich in den Wellen wie Patronen in einem Gurt anordnen und werden wie auf einem Förderband weitertransportiert. (Ein Wellen-Förderband hat den Vorteil, dass es nicht blockieren kann. Es bietet sozusagen einen Puffereffekt und sorgt dafür, dass die Moleküle immer wieder »an den gleichen Strand« gespült werden, bis sie durch Folgereaktionen verbraucht sind.) Die Art des kymatischen Trägerfeldes bestimmt sowohl die Richtung und Geschwindigkeit der Förderbandanlage, als auch die Unterteilung und damit die Größe der Transportkörbe. In einer Interferenzmatrix können lange Moleküle, die durch polarisiertes Licht sogar alle »Kopf nach vorne« geordnet sind, gezielt auf kleine Moleküle treffen, wenn etwa die Breite des langen Moleküls dem Durchmesser des kleinen Moleküls entspricht.

Alle zyklisch ablaufenden Prozesse erzeugen in der Zelle auch Wellen in Form chemischer Konzentrationsgradienten. Dies gilt in besonderem Maße auch für das ATP, das aus den Mitochondrien stammt. Die rhythmischen Konzentrationsschwankungen setzen sich fort in die konsekutiv ebenfalls periodische Versorgung der Myosintransporter und Ionenpumpen, sowie aller anderen ATP-abhängigen Abläufe. Deren Tätigkeit führt wiederum zu rhythmischen Klängen, Schwingungen und Druckschwankungen, die sich in den verschiedenen Netzwerken der Zelle ausbreiten wie Schallwellen. Da sich Schall in Wasser oder Festkörpern wesentlich schneller ausbreitet als in Luft, können wir davon ausgehen, dass sich Phononen in der Zelle auch unterschiedlich schnell ausbreiten, je nachdem, ob sie sich im Filamentnetzwerk des Zellskelettes oder in der gelartig wässrigen Lösung des Zytosols fortpflanzen.

Von Pol zu Pol

Die Prozesse in der Zelle haben einen inneren Pol, nämlich das frequenzmodulierte UV-Schwingungssystem Chromosomen-Mikrotubuli-Zentriolen und eine äußere, hüllenartige Polaritätszone aus Mitochondrien-Aktinfilamenten-Myosinmännchentransportern, die amplitudenmoduliert im IR-Bereich schwingt und diese Schwingungen ebenfalls in die Zelle ausstrahlt. Die Zelle hat zwiebelschalenartige Domänen, die von Innen nach Außen den Bereich der optischen Strahlung überstreichen, und zwar mit abnehmender Wellenlänge von UV bis IR.

Die Schwingungssysteme können in typischen Frequenzbereichen Licht speichern und auch an die Umgebung abgeben. Die Aktivität der Zelle wird durch ihre Umgebung bestimmt. Ist sie im Zellverband von lauter anderen Zellen umgeben, synchronisiert sie sich mit dem einheitlichen Feld und stellt mitochondriale Aktivitäten auf den lokal üblichen Standard ein. Wenn nun eine Zelle in diesem Verband untergeht, entsteht ein Symmetriebruch für die direkt benachbarten Zellen. Es wird ihnen sozusagen auf einer Seite kalt, wo doch der liebe Nachbar in letzter Zeit so gewärmt hat. Diejenige der Zellen, die zu dem Zeitpunkt die stärkste Infrarotstrahlung aufbaut, kann die benachbarten Zellen hemmen und gleichzeitig genügend ATP für die bevorstehende Zellteilung herstellen. Durch die fehlende nachbarschaftliche Hemmung speichert die Zelle immer mehr Energie, sowohl chemische als auch photonische, so dass es schließlich, ähnlich der Oktavierung beim Überblasen einer Flöte, zur Zellteilung kommt. Wenn menschliches Leben aus der ersten Zelle entsteht, hat sie ebenfalls noch keinen und später nur einige Nachbarn. Daher teilt sie sich solange rücksichtslos wie ein Einzelgänger, bis sie durch äußere Begrenzungen metabolischer, nachbarschaftlicher oder struktureller Natur ihre Strategie ändern muss. An Grenzschichten verhält sich die Zelle anders als im Verbund und reagiert damit auf die Umgebungsbedingungen.

Wir haben nun ein Spektrum optischer Aspekte der Zelle und auch des menschlichen Körpers betrachtet, die uns ahnen lassen, welche wichtige Rolle der Photonenhaushalt für das Leben spielt. Doch das Licht kennt nicht nur die Richtung vom Zellinneren nach außen, auch der umgekehrte Weg spielt eine wichtige Rolle.

Die Schwingungssysteme können in typischen Frequenzbereichen Licht speichern und auch an die Umgebung abgeben.

Die ordnende Kraft der Farbe

Barbara Frerich

Vor etwa 35 Jahren machte die Krankengymnastin Christel Heidemann eine bahnbrechende Entdeckung: Bestimmte Bereiche im Bindegewebe der menschlichen Haut und das schon im alten China und Tibet bekannte Meridiansystem sind nicht nur eng miteinander verknüpft, sie sind durch Farben auch gezielt zu beeinflussen.[1]

Christel Heidemann, die als Lehrerin an der Freiburger Schule für Krankengymnastik Bindegewebsmassage nach der Methode von Dr. med. Hede Teirich-Leube unterrichtete, war mit dem Ertasten der Spannungsverhältnisse im Bindegewebe der Haut besonders gut vertraut. In ihrer täglichen Arbeit mit Patienten bestätigte sich immer wieder erneut, dass sich jede funktionelle oder organische Störung eines inneren Organs über eine zu tastende Veränderung in der Spannung des Bindegewebes ausdrückt *(Bild 1)*. Indem man das Bindegewebe an speziellen Stellen der Körperoberfläche, den so genannten Bindegewebs-Zonen, mit diagnostischen Tastgriffen prüft, kann man sich als erfahrener Therapeut eine differenzierte Aussage über die Erkrankung des Menschen erarbeiten *(Bild 2)*. Auf der Basis dieser Diagnose lassen sich mit kräftigen Massagestrichen Reaktionen auslösen, die einen therapeutischen Reiz von der Bindegewebszone zu dem gestörten Organ leiten. Dadurch werden die Durchblutungs- und Stoffwechselverhältnisse sowohl in der Bindegewebszone, als auch in dem mit ihr verbundenen Organ gezielt beeinflusst und ein ausgleichender Heilungsprozess kann beginnen.

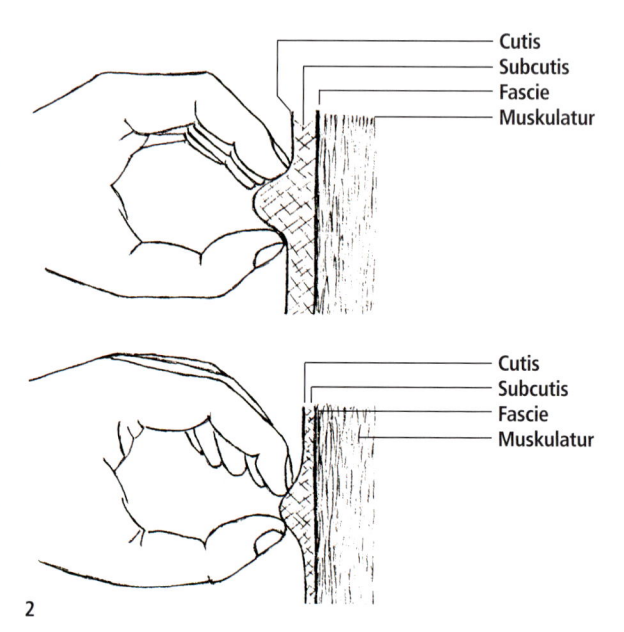

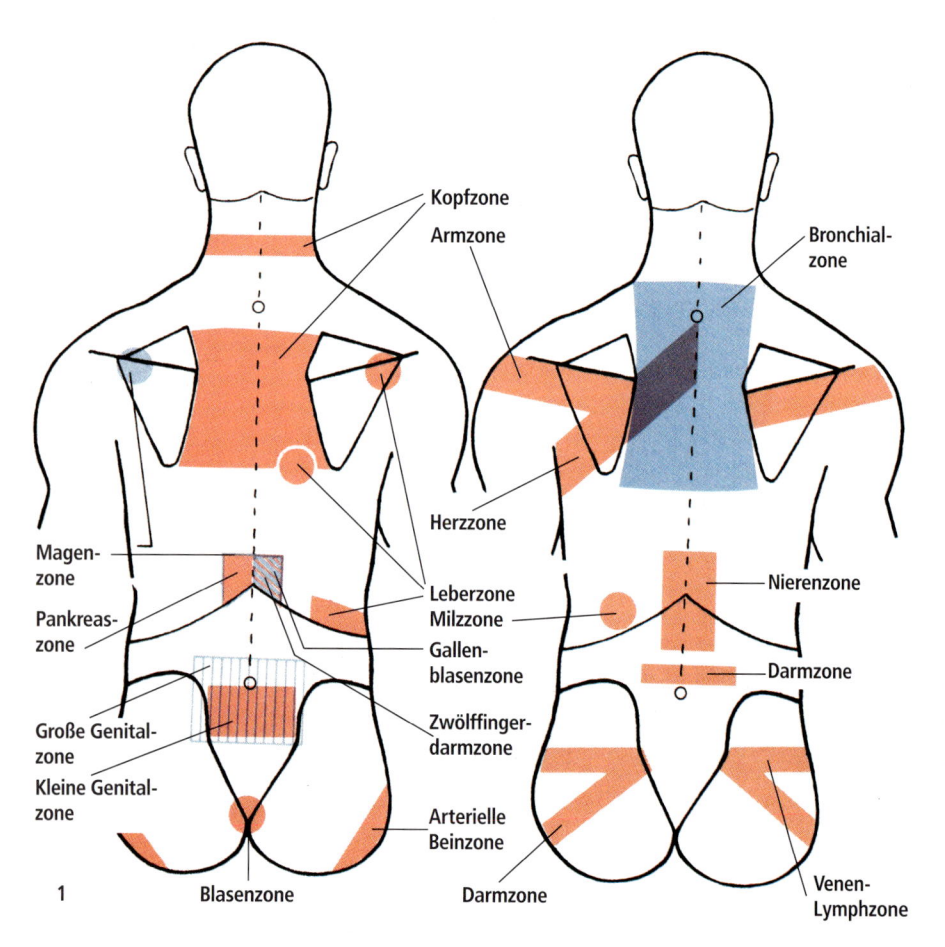

Bindegewebszonen und Akupunkturpunkte korrespondieren

Ende der 60er Jahre lernte Christel Heidemann die chinesische Medizin kennen. Sie interessierte sich besonders für die Akupunkturpunkte, also diejenigen Körperstellen, die in China mit Wärme, Druck oder Nadeln behandelt wurden. Als sie mit der Bindegewebstastung prüfte, ob sich Reize an Akupunkturpunkten von Händen und Füßen auch in den Bindegewebszonen auswirkten, stellte sie zu ihrem Erstaunen innerhalb von Sekunden eintretende Spannungsänderungen fest. Eine derartig schnelle Reaktion, die sich in einer weit vom ausgelösten Reiz entfernten Bindegewebszone ereignete, hatte sie noch nie erlebt. Ihr wurde damals klar, dass es über die Meridiane einen Weg der Informationsübertragung zu den Bindegewebszonen geben musste, da beide Systeme miteinander korrespondierten. Es lag auf der Hand, dass es damit auch eine Möglichkeit geben könnte, diese beiden verknüpften Bereiche für therapeutische Zwecke zu nutzen. Also begann Christel Heidemann die zur damaligen Zeit rar gesäte deutschsprachige Literatur über die chinesische Medizin zu studieren. Das Konzept von Tao, Yin und Yang, der Qi-Begriff und das System der Meridiane als Leitbahnen für die Lebensenergie Qi brachten Antworten auf ihre Fragen.

Tao, der Urgrund des Seins, das Unteilbare, der Weg, ist nach chinesischem Verständnis die Art der Wirksamkeit allen Geschehens in Raum und Zeit. Yin und Yang sind die dynamisch verbundenen Aspekte von Prozessen innerhalb der Einheit des Tao *(Bild 3)*. Obwohl sich Yang und Yin als polare Gegensätze gegenüberzustehen scheinen, sind sie nicht statisch. Sie bedingen sich gegenseitig und müssen in Relation zum Ganzen gesehen werden. In seiner ursprünglichen Bedeutung bezeichnet Yang die von der Sonne beschienene Seite eines Bergs, die mit Licht, Wärme, Bewegung, Zunahme, dem Offenbaren und Oberen in Verbindung gebracht werden kann. Yin dagegen steht für die im Schatten liegende Seite des Bergs und verkörpert Dunkelheit, Kälte, Ruhe, Abnahme, das Verborgene und das Untere.

Alles im Universum ist Qi. Eine der Übersetzungsmöglichkeiten des chinesischen Schriftzeichens für Qi lautet: Reis wird gekocht, Dampf steigt auf und bildet Wolken. Auf den Menschen bezogen versinnbildlicht es einen nährenden Einfluss und seinen Verwandlungsprozess, also eine nichtstoffliche, Leben schaffende und Leben erhaltende Aktivität. Qi ist die Quelle aller Bewegung, es nährt, verwandelt, wärmt, schützt und bewahrt. Qi strömt entlang der zwölf Hauptleitbahnen oder Meridiane durch den Körper, verteilt sich in einer Art Netzwerk und versorgt Körpergewebe, Stützgerüste, Körperflüssigkeiten und Organe, aber auch die Seele und den Geist des Menschen. Darüber hinaus stehen alle Meridiane auch miteinander in einem dynamischen Funktionszusammenhang, der ein ausgewogenes Verhältnis der beiden Aspekte Yin und Yang anstrebt. An bestimmten Stellen, den sogenannten Akupunkturpunkten, sind diese Leitbahnen therapeutischen Anwendungen zugänglich. Den Hauptleitbahnen kommt dabei besondere Bedeutung zu. Über die sogenannten Zustim-

4 Die diagnostisch wichtigen Zustimmungspunkte auf dem Blasenmeridian und die Bindegewebszonen.

3 Das traditionelle Ying-Yang-Symbol zeigt eine fortwährend ineinander fließende Dynamik.

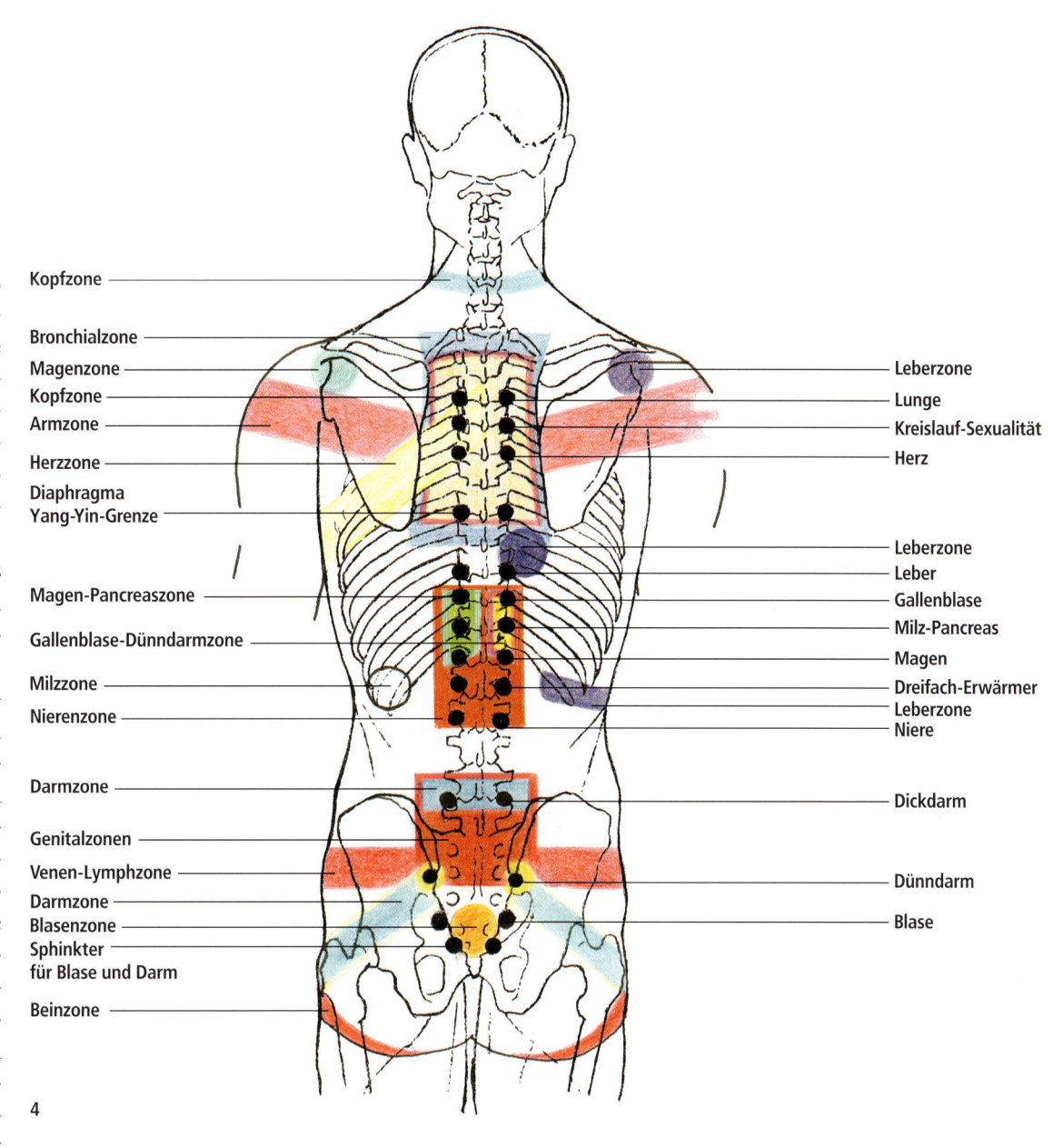

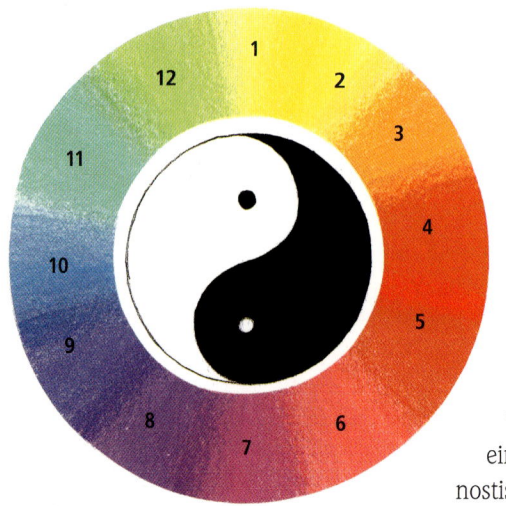

1 Herz
2 Dünndarm
3 Blase
4 Niere
5 Kreislauf-Sexualität
6 Dreifach-Erwärmer
7 Gallenblase
8 Leber
9 Lunge
10 Dickdarm
11 Magen
12 Milz-Pankreas

5

mungspunkte des Blasenmeridians, der am Rücken des Menschen beiderseits der Wirbelsäule verläuft, können alle Meridiane beeinflusst werden. Dies hat sowohl diagnostische als auch therapeutische Bedeutung. Alle Meridiane – und über diese somit auch alle inneren Organe – sind daher auch im chinesischen System am Rücken des Menschen präsent.

Genau hier lag für Christel Heidemann die gesuchte Kontaktstelle zwischen westlichem und östlichem Therapieansatz, denn die Reflektorischen Zonen des Bindegewebes umschließen auch die Zustimmungspunkte, mit denen sie in Verbindung stehen *(Bild 4, Seite 41)*. So liegt beispielsweise der Lungen-Zustimmungspunkt innerhalb der Lungen-Bindegewebszone und der Dickdarm-Zustimmungspunkt innerhalb der Dickdarm-Bindegewebszone. Die Wirksamkeit dieser Entsprechungen bestätigte sich auch in der Praxis. Wurde ein peripher liegender Akupunkturpunkt gereizt, lösten sich Bindegewebsspannungen in seinem zugehörigem Zustimmungspunkt und in seiner Zone. Überraschenderweise verbreitete sich die Spannungslösung bis in andere Zonen hinein, die zunächst nicht in direkten Zusammenhang mit dem behandelten Meridian gebracht werden konnten. Erst die Gesetzmäßigkeiten des Energieausgleiches in der chinesischen Medizin machten dieses Phänomen nachvollziehbar. Erstaunlich war, dass die beschriebenen Reaktionen im Bindegewebe sehr schnell erfolgten. Innerhalb von Sekunden konnten damit Bewegungseinschränkungen, Schmerzen und dergleichen behandelt werden. Da sich der Therapieerfolg jedoch nicht als dauerhaft erwies, suchte Christel Heidemann nach einem anderen Weg, die Akupunkturpunkte nachhaltig zu beeinflussen.

Jeder Meridian hat seine Farbe

Ein zufällig in einer Zeitung gefundener Bericht über Heilungen mit Farben gab den Impuls für die nächste, entscheidende Forschungsetappe, denn Christel Heidemann begann Akupunkturpunkte mit Farben zu behandeln. Anfangs benutzte sie das mit einer farbigen Folie gefärbte Licht einer Taschenlampe. Dabei ging sie von der Annahme aus, dass die Farben des kalten Spektrums eine erhöhte Gewebespannung beseitigen, Farben des warmen Spektrums jedoch eine solche hervorrufen. Dieser Gedanke bestätigte sich jedoch nicht in der Praxis. Erst die Idee, jeder Meridian könnte seine eigene, ihn stärkende Farbe haben, brachte den Durchbruch.

In zahlreichen Experimenten prüfte sie die Reaktion von Farben auf Akupunkturpunkten unter Kontrolle der Bindegewebstastung. Die Gesetzmäßigkeit der Yin-Yang-Polaritäten in der chinesischen Organ-Uhr, bildeten dann die Grundlage für die Entwicklung eines therapeutischen Farbkreises *(Bild 5)* – denn nach chinesischer Überlieferung zirkuliert das Qi des Menschen innerhalb von 24 Stunden in einer Art Kreislauf durch den Körper, wobei jeder Meridian zwei Stunden lang in besonderer Weise versorgt wird *(Bild 6)*. Einige der sich so ergebenden Organ-Maximalzeiten stimmten mit den Ergebnissen der biologischen Rhythmusforschung überein, ebenso wie mit empirisch gewonnenen Erkenntnissen. Das gehäufte Auftreten von Gallenkoliken in den Nachtstunden, die frühmorgendlichen Asthmaanfälle und das vermehrte Abgehen von Nierensteinen in den frühen Abendstunden lassen sich damit gut belegen. Die Organ-Uhr als Bild des Tagesrhythmus veranschaulicht besonders gut die im Zeitenstrom rhythmisch pulsierende Bewegung des Qi im menschlichen Körper. Wo dieser pulsierende Rhythmus auf disharmonische Zustände trifft, können zuweilen drastische Ausgleichsreaktionen hervorgerufen werden, denn der Mangel eines Yang-Aspekts ruft ein Übermaß des Yin-Aspekts hervor.

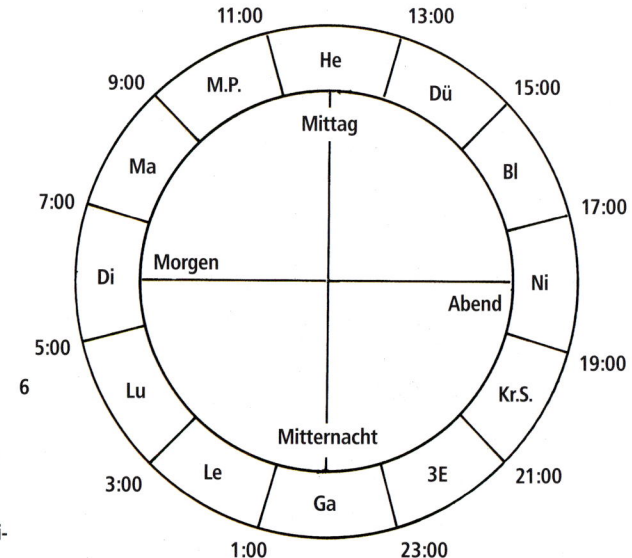

6

Die Organ-Uhr als Bild der Qi-Zirkulation ermöglicht das Ermitteln von Organ-Maximalzeiten und oppositionellen Entsprechungen.

Da der Organismus das Bestreben hat, die Harmonie wiederherzustellen, holt er sich die erforderliche Ausgleichsenergie von in der Organuhr benachbarten oder in Opposition stehenden Meridianen.

Die Kenntnis solcher Gesetzmäßigkeiten der chinesischen Medizin ermöglichte Christel Heidemann die Einordnung von Krankheitssymptomen in einen ganzheitlichen Krankheitszusammenhang. Sie ermöglichte auch die Übertragung des Konzepts der Organuhr auf die Farbverteilung im Goetheschen Farbenkreis. Um die unhandliche Anwendung von farbigem Licht zu vereinfachen, experimentierte sie mit gefärbten Seiden in verschiedensten Farbnuancen, die sie in quadratzentimetergroßen Stücken auf den Akupunkturpunkten fixierte. Analog zu den natürlichen Lichtverhältnissen im Tagesablauf ordnete sie versuchsweise dem Herz-Meridian ein helles Gelb zu, der mit seiner Organ-Maximalzeit von 11 bis 13 Uhr dem hellsten Tageslicht entspricht. Entsprechend dazu musste das dunkelste Violett der dunkelsten Zeit um Mitternacht und dem Gallenblasen-Meridian zugeordnet werden. Die Praxis gab ihr Recht.

Auch die weiteren Versuchsanordnungen brachten übereinstimmende Ergebnisse. Brauchte beispielsweise der Herz-Meridian Stärkung, vermochte ihn das hellste Gelb aufzubauen, wenn es auf dem Stimulationspunkt des Herz-Meridians angewandt wurde. Musste jedoch ein Übermaß an Energie im Herz-Meridian aufgelöst werden, konnte mit dem Violett des Gallenblasen-Meridians auf dem ableitenden Sedationspunkt des Herz-Meridians die gewünschte Wirkung hervorgerufen werden. Für den Gallenblasen-Meridian zeigten sich umgekehrte Verhältnisse: Violett auf seinem Stimulationspunkt angewandt vermittelte dem Gallenblasen-Meridian Stärkung, das helle Gelb des Herz-Meridians auf dem Ableitungspunkt des Gallenblasen-Meridians angewandt vermochte jedoch ein Übermaß zu vermindern *(Bild 7)*.

Betrachtet man für einige Zeit eine orangegelbe Farbfläche auf hellem Untergrund und entfernt diese dann plötzlich, entsteht an gleicher Stelle ein intensiv blaues Nachbild. Bei Gelb zeigt sich Violett, bei Purpur Grün. Durch seine dynamische Eigenaktivität versucht das Auge einen unvollständigen Farbeindruck auszugleichen, indem es der Einseitigkeit des Bilds das komplementäre Nachbild als harmonische Ergänzung hinzufügt und damit die Ganzheit wiederherstellt. Auf diese Weise ermittelte Christel Heidemann die genauen Farbnuancen, auf welche die einzelnen Meridiane reagieren. Im Farbenkreis stehen sich Bild und Nachbild in ausgleichender Weise gegenüber. Für die übergeordneten Meridiane Du Mai und Ren Mai, die unpaarig über die Mittellinie der Vorder- und Hinterseite des Rumpfes ziehen, ließen sich Weiß und Schwarz als wirksam ermitteln.

Alle Farben entstehen erst im Zusammenwirken der Repräsentanten des Lichts und der Finsternis, Weiß und Schwarz. Die von Goethe in seinen prismatischen Versuchen erkannten Randerscheinungen stellen ein Urphänomen dar. Gelb, die leichteste Trübung des Lichts, verdichtet sich mit zunehmender Trübung zum Rot, der stärksten Abdunklung des Lichtes. Violett als die leichteste Aufhellung der Dunkelheit, löst sich mit zunehmender Aufhellung ins Blau, der größten Aufhellung der Finsternis. Der Übergang von hellstem Grün zu hellstem Gelb steht dem Licht am nächsten, der Übergang von dunkelstem Purpur zu dunkelstem Violett bezeichnet die größte Nähe zur Finsternis. Der Grün-Purpur-Achse kommt auch im Kontext der Meridiane eine besondere Bedeutung zu. Der auf Gelbgrün ansprechende Pancreas-Meridian mit seiner energetischen Beziehung zur Milz und deren immunolo-

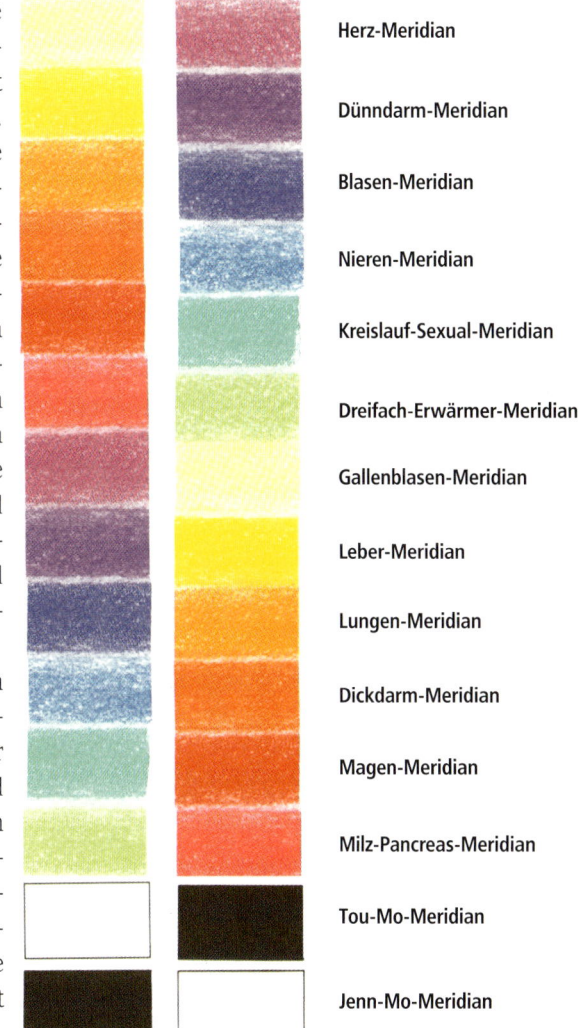

Anregungsfarben	Beruhigungsfarben	
hellgelb	altrosa	Herz-Meridian
gelb	violett	Dünndarm-Meridian
orange	dunkelblau	Blasen-Meridian
orangerot	blau	Nieren-Meridian
rot	türkisgrün	Kreislauf-Sexual-Meridian
rotviolett	hellgrün	Dreifach-Erwärmer-Meridian
purpur	hellgelb	Gallenblasen-Meridian
violett	gelb	Leber-Meridian
dunkelblau	orange	Lungen-Meridian
blau	orangerot	Dickdarm-Meridian
türkisgrün	rot	Magen-Meridian
hellgrün	rotorange	Milz-Pancreas-Meridian
weiß	schwarz	Tou-Mo-Meridian
schwarz	weiß	Jenn-Mo-Meridian

7

gischen und rhythmisierenden Aufgaben hat eine die Mitte stärkende Funktion, ebenso wie der auf Purpur reagierende Dreifach-Erwärmer-Meridian mit seiner den gesamten Organismus erfassenden Beziehung zu den Wärmeprozessen eine übergeordnete Vermittlungsarbeit verrichtet.

Damit hatte Christel Heidemann den Schlüssel zu einer tief greifenden Therapieform entdeckt, die erstaunliche Heilerfolge zeigte. Und doch gab es noch Hindernisse zu überwinden, denn je nach Erkrankung mussten die Farben auf die Akupunkturpunkte über längere Zeit einwirken. Trotz anfänglichen Wohlbefindens machte sich bei empfindsamen Patienten nach zwei bis drei Stunden leider eine eigentümliche innere Unruhe bemerkbar – obwohl die ursprünglichen Beschwerden deutlich abgenommen hatten. Durch Entfernen der Farbpflaster konnte diese innere Unruhe zwar aufgelöst werden, doch traten dann die Beschwerden auch wieder auf. Christel Heidemann vermutete, dass dieses Phänomen mit der Wirkung der synthetischen Farben zusammenhing, mit denen die Seidenstücke gefärbt waren.

Die Besonderheit der Pflanzenfarben

Christel Heidemann wandte sich mit diesem Problem an Günter Meier, den Begründer des Pflanzenfarbenlabors am Goetheanum im schweizerischen Dornach.[2] Dort war man sich der Bedeutung der Ausgangssubstanz einer Farbe auf deren Wirkung bewusst geworden und bemühte sich um einen Gegenpol zu der seit etwa 150 Jahren geradezu explosionsartig ins Wirtschaftsleben einwirkenden Entdeckung der Teerfarben, die das uralte Wissen um Naturfarben aus Mineralien, Erden und vor allem der Farben aus Pflanzen fast verdrängt hatte. Mit der Kuppelausmalung des ersten Goetheanum gab Rudolf Steiner einige Jahrzehnte zuvor einen ersten Impuls, die Anwendung von Pflanzenfarben wieder aufzunehmen. Dabei griff er nicht nur auf alte Rezepturen zurück, er entwickelte auch neue Herstellungsverfahren, die nach seinem Tod jedoch mehr und mehr in Vergessenheit gerieten. Obwohl es auch später noch anfängliche Bemühungen gab, die Pflanzenfarben zu bewahren, brachten Wirtschaftszusammenbrüche und Desinteresse diese Absicht zum Erliegen. Seit den 60er Jahren arbeitete jedoch Günter Meier unermüdlich daran, den Pflanzenfarbenimpuls wieder aufleben zu lassen. Seine besondere Fähigkeit, künstlerisch-kreativ zu forschen und intuitiv das Wesentliche zu erfassen, beschieden ihm Erfolg. Als Maler galt sein Interesse zunächst insbesondere der Herstellung von lichtechten, kristallinen Malpigmenten aus Pflanzenfarben, um durch einen ihre Lebendigkeit bewahrenden Herstellungsprozess ihre Lichthaftigkeit noch zu steigern. Doch dehnte er seine Forschungen auch auf weitere Einsatzbereiche aus, beispielsweise das Färben von Stoffen mit Pflanzenfarben. Nach seinem Tode im Jahr 2003 führt seine Frau Elica Meier-Miladinovic die Arbeit des Pflanzenfarbenlabors fort, auch wenn es an einem breiteren Interesse und an Kapital fehlt, um wissenschaftliche Forschungsvorhaben über die Wirkung verschiedener Farbqualitäten angemessen durchzuführen.

Die Pflanze entsteht aus den Kräften von Kosmos und Erde, Licht und Dunkelheit

Ihre Farbigkeit bildet sich durch die Umwandlung von Sonnenlicht. In dieser Urpolarität von Hell und Dunkel lässt sich der Auflichtungs- und der Abdunklungscharakter der Farben[3] auch bei den färbenden Pflanzen wiederfinden *(Tabelle A)*. Die gelbe Farbigkeit entsteht, vom lichtumfluteten Blütenbereich ausgehend, in absteigender Richtung und verdichtet sich zum dunklen Wurzelbereich hin im Rot. Die vio-

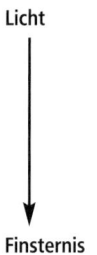

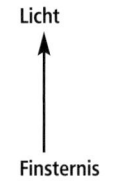

Die gelbe Farbigkeit entsteht, vom lichtumfluteten Blütenbereich ausgehend, in absteigender Richtung und verdichtet sich zum dunklen Wurzelbereich hin im Rot:

Licht ↓ Finsternis

Gelb	Sonnenblumenblüten Färberkamilleblüten Resedablüten, Resedablätter, Resedastängel Birkenblätter Guttibaumharz
Rot	Rotholzspäne Krappwurzel

Die violette Farbigkeit entsteht vom dunklen Wurzelbereich ausgehend – in aufsteigender Richtung und löst sich zur lichten Region der Blüten hin im Blau:

Licht ↑ Finsternis

Blau	Wegwartenblüten Indigostängel, -blätter Indigoblüten Färberwaidstängel Färberwaidblätter Blauholzspäne
Violett	Alkannawurzel

Grün und Purpur nehmen eine gewisse Mittelstellung ein:

Grün	Spinatblätter Baptisiablätter
Purpur	Rotholzspäne Rosenblüten

A

lette Farbigkeit entsteht – vom dunklen Wurzelbereich ausgehend – in aufsteigender Richtung und löst sich zur lichten Region der Blüten hin im Blau. Grün und Purpur nehmen eine gewisse Mittelstellung ein. Die Rose hat auch in diesem Zusammenhang einen ganz besonderen Stellenwert, denn aus ihren Blüten können neben schönen Purpurtönen auch alle anderen Farben hergestellt werden, doch gibt sie ihr Geheimnis für die Herstellung haltbarer Farben nur zögernd preis *(Bild 8)*.

Pflanzenfarben sind nie einseitig oder statisch. Wie alle lebendigen Prozesse zeigt auch die Farbigkeit von Pflanzen einen dynamischen Ausdruck. Am deutlichsten ist dies bei blauen Pflanzenfarben sichtbar: Im Indigoblau wie im Blau des Blauholzes schimmert sowohl eine rötliche als auch eine gelbliche Nuance auf. Selbst beim Rot aus Krappwurzeln lässt sich dieses Phänomen beobachten: Hier zeigt sich auch Gelb und ein Hauch von Blau. Pflanzenfarben sind eigentlich immer Farbkompositionen. Die in ihnen enthaltenen Nuancen erzeugen eine Spannung, die eine lebendige, fluktuierende, innere Bewegung hervorruft. Dieser Umstand verleiht den Pflanzenfarben eine wohltuende und erquickende Wirkung.

Synthetische Farben hingegen sind rein, also frei von anderen Nuancen. Diese Eigenschaft wird von Künstlern in der Malerei, aber auch im täglichen Leben vielfach geschätzt. In der Meridian- und Farbtherapie wird jedoch das in den Pflanzenfarben lebende Streben nach Ergänzung benötigt. Ähnlich wie die Eigenaktivität des Auges in seinem Streben nach der Ganzheit dem einseitigen Farbeindruck das komplementäre Nachbild hinzufügt, scheinen die lichtbewahrenden Pflanzenfarben die Wiederherstellung des kompletten Farbenkreises zu bedingen. Diese Dynamik der Pflanzenfarben weckt die inneren Kräfte des Menschen, eine Aktivität zu entfalten, die zur Ganzheit führt. Die von Christel Heidemann beobachtete innere, vibrierende Unruhe bei empfindsamen Patienten beruhte also auf der monochromatischen Einseitigkeit, welche die synthetisch gefärbten Seiden vermittelten. Das also war des Rätsels Lösung!

Nach anfänglichen, nicht zufrieden stellenden Versuchen mit an Bienendeckelwachs gebundenen Pflanzenfarben führten Günter Meiers Anregungen dazu, naturbelassene Seide mit Pflanzen einzufärben. Die Ergebnisse waren eindeutig positiv. Die Patienten äußerten spontan ihr Wohlbefinden, die Anwendungsdauer konnte deutlich verlängert werden. Neben dem Spannungsausgleich ergab der Tastbefund auch eine gesündere Gewebequalität. Der Organismus vermochte die lebendig-fluktuierenden Qualitäten der Pflanzenfarben auf harmonische Weise zu integrieren.

Nach etwa 24 Stunden haben die Farben ihre volle Kraft verloren und müssen ausgewechselt werden. In diesen Teil der Behandlung werden die Patienten aktiv einbezogen. Nach einer gewissen Übungsphase wechseln sie ihre Farbpflaster selbstständig aus. Noch ein weiteres Phänomen ist zu beobachten: Zu Beginn der Behandlung lässt sich bei den verbrauchten Pflastern häufig eine punktuelle Entfärbung der Seide beobachten – und zwar genau am Akupunkturpunkt, während die Seide in der Umgebung des Punkts farblich unverändert bleibt.

Planeten und Formen

Für Christel Heidemann waren alle physischen Offenbarungen das Ergebnis kosmischer Wirkungen. Unter Einbezug der geistigen Kräftewirksamkeiten von Planeten und geometrischen Formen entwickelte sie ein diagnostisches und therapeutisches Bezugssystem[1], welches das Auffinden ursächlicher Störfelder möglich macht *(Tabelle B, Seite 46)*.

Physische Störfelder wie etwa Narben, Verletzungen, Organdefekte oder Zahnherde können über ihre Wechselbeziehungen den Bereich der Lebenskräfte schwächen und auf das seelische Befinden einwirken. Ebenso können über ein gewisses Maß hinausgehende Gedanken und Gefühle eine Schwächung der Lebenskräfte verursachen und sich bis ins Physische hinein auswirken.

Diese Zuordnungen waren Basis für die Entwicklung therapeutischer Gesetzmäßigkeiten, deren Anwendung mit dem

Skizzenhafte Darstellung der Farbpflanzen – mit Pflanzenfarben gemalt von Günter Meier.

Begriff Planetenordnung am treffendsten ausgedrückt werden kann. Wird eine Harmonisierung durch die Farben vorgenommen, so werden im Menschen die Verhältnisse der Planetenkraftwirkungen neu geordnet. In Wechselwirkung damit tritt gleichsam auch eine Neuordnung der Meridianqualitäten ein, die durch die Planetenkräfte beeinflusst sind. Man stelle sich als anschauliches Beispiel vor, die Planeten seien Tänzer: Wenn einer von ihnen aus der Reihe tanzt, kann sich diese Irritation bei den anderen Tänzern an unterschiedlichen Positionen des Reigens auswirken. Jetzt sind alle aufgerufen, die schwächsten Tänzer des Reigens zu unterstützen, um dadurch die Unregelmäßigkeiten auszugleichen und die Gemeinsamkeit im Rhythmus wiederherzustellen. Zusammen mit einer umfassenden Diagnostik erlauben diese Zuordnungen das Erkennen seelischer Grundmuster, die sich von der Art der Erkrankung bis in die Wahl des genauen Ortes, an dem eine Krankheit erscheint, verfolgen lassen.

Impulse durch die Anthroposophie

Durch alle Phasen ihrer Therapieentwicklung war die Anthroposophie Rudolf Steiners für Christel Heidemann die zentrale Inspirationsquelle. Rudolf Steiners menschenkundliche und medizinische Beschreibungen der Lebensrhythmen, der Dynamik des Zusammenwirkens der vier Wesensglieder des Menschen (physischer Leib, Ätherleib, Astralleib und Ich), seine daraus abgeleiteten Definitionen von Gesundheit und Krankheit und nicht zuletzt die Ausarbeitungen zu Goethes Farbenlehre sowie seine Erarbeitung einer umfassenden Kosmologie, gaben die Impulse, die ihre Arbeit vorantrieben. Ihr besonderes Interesse galt der Erforschung des Ätherleibs, einer nicht stofflichen Organisation verschiedener Kraftströmungen, der die Leben aufbauenden und Leben erhaltenden Kräfte innewohnen. Gleichzeitig stellt der Ätherleib eine sämtliche Lebenszyklen umfassende Zeitgestalt dar, in der bereits alle biographischen oder artspezifischen Verwandlungsformen des Lebendigen, vom Säugling bis zum Greis, oder vom Keimling bis zum Samen, enthalten sind.

Nach anthroposophischem Verständnis bildet der ätherische Bereich den Übergang von Geistigem zu Stofflichem. Die Welt des Ätherischen vermittelt jedoch nicht nur, dass Geistiges absteigt und sich zum Physischem verdichtet, sondern ebenso, dass Physisches in Geistiges verwandelt werden kann. Rudolf Steiner beschreibt vier Ätherarten, aus denen sich der Ätherleib eines Menschen zusammensetzt. Diese vier Ätherarten können als die immateriellen Entsprechungen physischer Erscheinungsformen verstanden werden, die nach kosmischen Ordnungsprinzipien zusammenwirken *(Tabelle C)*.

Christel Heidemann brachte die Strömungsrichtung der Ätherarten mit der Strömungsrichtung der Meridiane in

Form	Planet/Farbe	Meridiane	Therapiefarben
△	Mars (Rot)	Pankreas-, Magen-Meridian	Hellgrün, Blaugrün
▢	Merkur (Gelb)	Lungen-, Dickdarm-Meridian	Blau, Grünblau
⬠	Jupiter (Orange)	Leber-, Gallenblasen-Meridian	Blauviolett, Rotviolett
⬡	Venus (Grün)	Nieren-, Blasen-Meridian	Rotorange, Gelborange
⊙	Sonne (Weiß)	Herz-, Dünndarm-Meridian	Hellgelb, Gelb
⬣	Mond (Violett)	Kreislauf-Sexualität-Meridian, Dreifach-Erwärmer-Meridian	Rot, Purpur
⯃	Saturn (Blau)	Du-Mai-, Ren-Mai-Meridian	Weiß, Schwarz

B

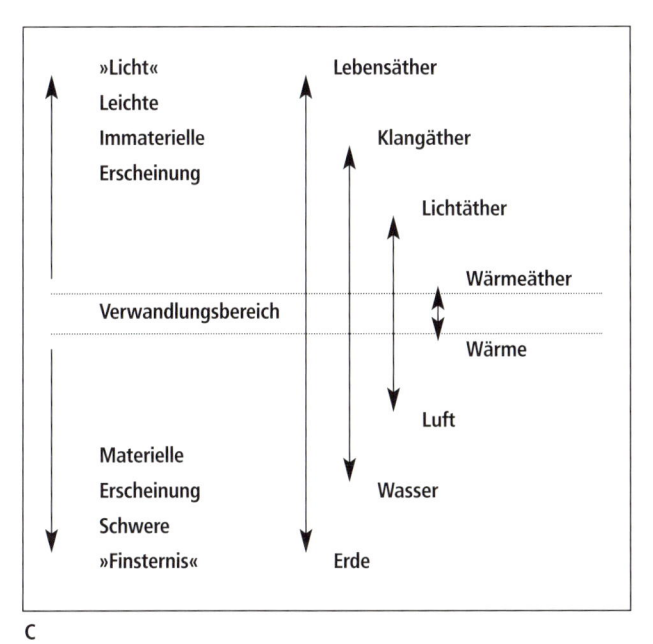

```
↑              ↑
"Licht"        Lebensäther
Leichte        
Immaterielle       Klangäther
Erscheinung           ↑
                   Lichtäther
                      ↕ Wärmeäther
--- Verwandlungsbereich --- Wärme ---
                      
                      Luft
Materielle         
Erscheinung        Wasser
Schwere            
"Finsternis"       Erde
↓              ↓
```

C

Verbindung. Danach strömen Licht- und Wärmeäther im Menschen wie die Yang-Meridiane von oben nach unten, Klangäther und Lebensäther dagegen wie die Yin-Meridiane von unten nach oben. Nach Rudolf Steiner sind die Ätherarten darauf hin orientiert, sich nicht miteinander zu vermischen, sondern geordnet auseinander gehalten zu werden. Dieses geordnete Zusammenwirken von oberen und unteren Ätherarten, das Verhältnis des Oberen zum Unteren und seine, durch Vermittlung zwischen beiden Polen entstehende Mitte, ermöglichen Gesundheit. Wird der Ätherleib hellsichtig erforscht, so kann man ihn als ein wunderbares Gebilde ineinanderflutender und schimmernder Farben[4] wahrnehmen, blass im Bereich des Gehirns, hellschimmernd im Bereich der Eingeweide. Um physisch wirksam zu werden, nutzt der Ätherleib als vermittelnde Grundlage in rhythmisch-geordneter Weise die strömenden, wässrigen Prozesse.

Akupunkturpunkte sind Organe der Grundregulation

Wie aus den Arbeiten von Alfred Pischinger, Professor Hartmut Heine oder Karl Trincher[5] hervorgeht, durchzieht das flüssigkeitsdurchströmte System der Grundsubstanz den gesamten Organismus und gewährleistet beispielsweise Vernetzung, Informationsübertragung und -speicherung. Das Bindegewebe der Haut ist als ein Teil dieses Systems in diese Prozesse einbezogen. Der Anatomieprofessor Hartmut Heine konnte durch seine Forschungsarbeiten eindrucksvoll belegen, dass bei 82% der 365 klassischen Akupunkturpunkten vergleichbare anatomische Verhältnisse vorliegen: In der Körperfascie, einer die Muskulatur umgebenden Hülle, wurden wie ausgestanzt erscheinende Öffnungen vorgefunden, die als Durchtrittsstellen eines, von lockerem Bindegewebe umhüllten Gefäß-Nerven-Bündels, dienen. Eine genaue Analyse des in China für Akupunkturpunkte benutzten Begriffs Xue Wei bestätigt die im Körper vorgefundene Situation. Im Gegensatz zur üblichen Übersetzung Akupunkturpunkt müsste die wortgetreue Übersetzung Loch[5] heißen. Diese Akupunktur-Punkte nehmen Druck- und Volumenschwankungen wahr, die bei funktionellen Veränderungen im Bereich von Gefäßen, Fascie, Muskulatur und Bindegewebe auftreten. Veränderungen, die ein Körpersegment oder den Körper als Ganzes erfassen, werden, je nach Stärke des Reizes, autonom oder durch Zuschaltung übergeordneter Zentren reguliert. Gezielte therapeutische Reize können nun Zustandsänderungen in der Grundsubstanz herbeiführen, die komplexe Regulationsvorgänge hervorrufen. Hartmut Heine kommt zu dem Schluss: »Akupunkturpunkte sind Fenster zum Grundsystem und Organe der Grundregulation« … und »hier werden Um- und Inweltfaktoren aufeinander abgestimmt«[5].

Ein gesunder Organismus bewahrt sein Licht

Im Sommer 2002 bereitete ein Team von Ärzten und Therapeuten durch Gespräche und Testmessungen mit Professor Fritz Albert Popp im Neusser International Institute of Bio-

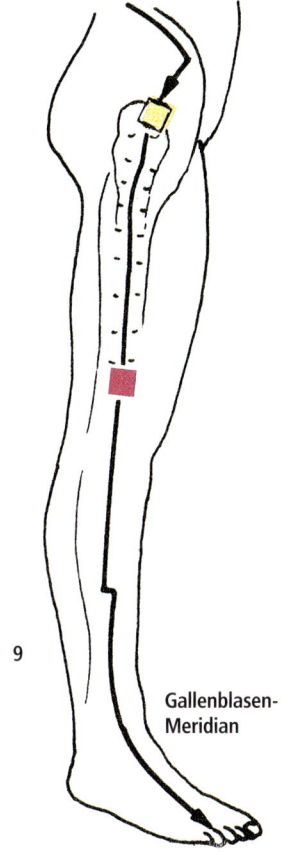

Der von oben nach unten strömende Gallenblasen-Meridian wird oberhalb der Narbe mit hellgelber Seide beruhigt und unterhalb der Narbe mit violettfarbener Seide angeregt.

Gallenblasen-Meridian

physics eine Erforschung der Meridian- und Farbtherapie mit der Methode der Biophotonenmessung vor. Anfang des Jahres 2004 konnten dann unter der Leitung von Dr. Roel van Wijk zusammen mit Eduard van Wijk erste Biophotonenmessungen im Umfeld von Narben vor und nach der Behandlung mit pflanzengefärbter Seide vorgenommen werden. Wie schon aus der Neuraltherapie bekannt, zeigen auch unsere Erfahrungen, dass Narben erhebliche Störfelder sein können, besonders dann, wenn sie Meridianverläufe durchqueren. Obwohl Narben mitunter jahrelang unauffällig bleiben, können sie in Zeiten erhöhter körperlicher oder seelischer Belastungen eine Vielzahl von Beschwerden auslösen. Durch eine Prüfung mit kräftigen Massagestrichen, die als Irritationsreiz zur Narbe hin ausgeführt werden, lässt sich eine Narbenstörung über den Bindegewebstastbefund eindeutig ermitteln. Bei der Therapie können die Stau- und Unterversorgungszustände des Gewebes vor und hinter der Narbe mit entsprechend farbigen Seidenpflastern aufgelöst werden *(Bild 9, Seite 47)*.

Eine besondere Form des aktiven Bearbeitens seelischer Störfelder ist mit der Maltherapie möglich. Beim Malen vollzieht der Patient einen fließenden, dem Atmen vergleichbaren Wechsel zwischen Innen- und Außenwelt: Er taucht seelisch in den Malprozess ein und löst sich beim Betrachten des Bildes wieder.

Biophotonenemissionsmessung

Person A: Zirka zwei Jahre alte Narbe an der rechten Brust durch Brust-Amputation auf Grund eines Karzinoms. Es wurde eine komplette Meridian- und Farbtherapie mit zusätzlicher Narbenbehandlung durchgeführt.
Person B: 20 Jahre alte Narbe am linken Handgelenk nach Verletzung. Es wurde lediglich eine lokale Narbenbehandlung mit Farbpflastern durchgeführt.
Ergebnis: In beiden Fällen wurden die Biophotonenemissionswerte durch die Behandlung gesenkt, was auf einer besseren Fähigkeit beruht, Biophotonen festzuhalten und damit einem gesünderen System entspricht. Die Gesamtauswertung aller Messdaten zeigt, dass die Behandlung weniger Effekte im lokalen Bereich auslöst, sondern dass sich ihre Wirkung vielmehr auf den Gesamtorganismus erstreckt. Derzeit stehen wir in der Anfangsphase einer wissenschaftlichen Erforschung der Wirkweise pflanzengefärbter Seiden auf Akupunkturpunkten. Die ersten Ergebnisse sind jedoch ermutigend. Sie müssen nun noch durch weitere Versuche bestätigt werden. Zur Zeit diskutieren wir verschiedene Arbeitshypothesen, welche die besondere Beschaffenheit von Seide und Pflanzenfarbpigment als Lichtträger-Substanzen einbeziehen. Eine Weitergabe des spezifischen Impulses über die Akupunkturpunkte als Fenster zum Grundsystem und somit eine Ausbreitung der Informationen auf der Zellebene des gesamten Organismus über das System der Grundregulation, wodurch neue Ordnungsprozesse möglich werden, können wir schon heute als sicher annehmen. Dabei kommen Licht gesteuerten Prozessen in der Zelle und in dem die Zelle umgebenden Raum Informations- und Kommunikationsaufgaben zu, die den gesamten Organismus als vernetztes System erfassen. Licht wird sowohl über die Augen, als auch über die Haut und die Nahrung aufgenommen und wird in einem gesundheitlich bedeutsamen Prozess zu innerem Licht verwandelt. Die gemessene Biophotonenemission kann zwar nicht als physische Manifestation des Ätherleibs angesehen werden, aber sie zeigt dessen Wirksamkeit. So wie die ätherische Form erst durch den physischen Stoff sichtbar wird, so verdanken wir dem Licht, das dem Organismus innewohnt, das Sichtbarwerden von Lebenskräften.

Das Forschungsprojekt Meridiantherapie-Maltherapie

Eine der letzten Forschungsarbeiten, die Christel Heidemann kurz vor ihrem Tod im Jahr 1998 noch selbst beginnen konnte, wurde von Gerda Forster, der Begründerin der Pflanzenfarbenstudienstätte Bochum, inspiriert. Konkreten Anlass dazu gab eine Gruppe von etwa zwölf Kunsttherapeuten und Malern, die 1997 mit Frau Heidemann und mir zusammentrafen. Dabei stellten wir uns die Frage: »Wirken die Farbkompositionen, die bei einer Behandlung mit Meridian- und Farbtherapie auf den Akupunkturpunkten angewandt werden, ebenso harmonisierend auf den Menschen, wenn sie im Bild malerisch gestaltet werden?«
Zur Klärung behandelten wir jeweils eine Testperson aus unseren Reihen nach den Regeln der Meridian- und Farbtherapie. Die so ermittelte individuelle Farbkomposition diente als Farbvorlage, nach der alle Teilnehmer mit Pflanzenfarben

ein Bild malten. Anschließend überprüften wir mit dem Bindegewebstastbefund den Rücken der Testperson, während diese nacheinander die verschiedenen, in ihren individuellen Farben gemalten Bilder betrachtete. Wir bewerteten die Bilder mit Noten, je nachdem, ob sie eine vollständige, eine mittelprächtige oder keine Harmonisierung des Bindegewebes bewirken konnten. Wir verglichen dann die wirksamen Bilder mit denen, welche die Testperson selbst gemalt hatte. Diesen Versuch wiederholten wir bei mehreren Teilnehmern.

Das erste Ergebnis: In jeder Bildreihe gab es ein bis zwei Bilder, die bei der Testperson einen vollständigen Spannungsausgleich hervorriefen. Dieses Ergebnis war jedoch von verschiedenen Faktoren abhängig:
– Die Farbnuancen der Vorlage mussten genau getroffen sein.
– Licht und Finsternis im Bild mussten ihrem Wesen entsprechend behandelt worden sein.
– Die Verwendung von Formelementen musste dem Bedarf der Testperson entsprechen.

Im Rahmen einer Fortbildung an der Internationalen Akademie für Meridian- und Farbtherapie Christel Heidemann beteiligten sich dann im April 1998 holländische Physiotherapeuten an dieser Arbeit. In dieser Versuchsreihe ging es um die Frage, ob auch im Malen Ungeübte die gleichen positiven Ergebnisse erreichen konnten. Ergänzend dazu untersuchten wir den optimalen Betrachtungsabstand und zwar bei geöffneten wie bei geschlossenen Augen. Im Mai 1998 untersuchten wir die Frage, wie Bilder wirken, die exakt komplementär zu den Therapiefarben gestaltet wurden.

Ergebnisse:
– Die bisherigen Ergebnisse bestätigten sich auch bei im Malen ungeübteren Testpersonen.
– Die bei diesen Tests verwendeten Farben des Pflanzenfarbenlabors am Goetheanum zeigten eine herausragend harmonisierende Wirkung.
– Die Ergebnisse änderten sich nicht, unabhängig davon, ob der Behandler und die Testperson sehen konnten, welches Bild geprüft wurde.
– Die Bilder wirkten bei geöffneten Augen auch bei bei größeren Betrachtungsabständen spannungsausgleichend. Auch bei geschlossenen Augen wirkten sie spannungsausgleichend, jedoch nur bis zu einem Abstand von etwa einer Armlänge.
– Bilder, die in den Komplementärfarben zu der ermittelten Therapiefarbenkomposition gemalt wurden, konnten keinen Spannungsausgleich erzielen.

Bei der Auswertung allen Bildmaterials wurde deutlich, dass wir durch das gleichzeitige Auftreten von Farbe und Form bei unseren Ergebnissen nicht von einer reinen Farbwirkung ausgehen konnten. Um die reine Wirkung der Farbkompositionen prüfen zu können, arbeiteten wir daher in der Folgezeit Versuchsanordnungen aus, die es ermöglichen, die beim Malen aus der Farbe heraus entstehenden Formen, auf ein geringes Maß reduzieren zu können. Zur Zeit arbeiten wir auch an der Frage, wie sich unsere Ergebnisse in die Maltherapie integrieren lassen.

Betrachtet man typische Therapieverläufe über einen längeren Zeitraum, wird deutlich, dass besonders chronisch kranke Menschen auch auf der seelischen Ebene Unterstützung brauchen – denn bei ungelösten seelischen Prozessen besteht die Gefahr, dass der Mensch das durch die Meridian- und Farbtherapie neu errungene Spannungsgleichgewicht nach einiger Zeit nicht mehr aufrechterhalten kann und in ein krankmachendes Muster zurückfällt.

Eine besondere Form des aktiven Bearbeitens seelischer Störfelder ist mit der Maltherapie möglich. Beim Malen vollzieht der Patient einen fließenden, dem Atmen vergleichbaren Wechsel zwischen Innen- und Außenwelt: Er taucht seelisch in den Malprozess ein und löst sich beim Betrachten des Bildes wieder. Dabei können innere Hemmnisse auftauchen, die unter der Führung des Maltherapeuten in schöpferischer Weise bewältigt werden. Das Gespräch der Farben untereinander, das Suchen des Gleichgewichtes im Bild, die Erkenntnis, dass die Spuren eines Pinselstrichs durch andere Pinselstriche ausgeglichen werden können, das Gestalten und Überwinden von Grenzen: All diese Lernprozesse im Bild wirken sich

Dabei stellten wir uns die Frage: »Wirken die Farbkompositionen, die bei einer Behandlung mit Meridian- und Farbtherapie auf den Akupunkturpunkten angewandt werden, ebenso harmonisierend auf den Menschen, wenn sie im Bild malerisch gestaltet werden?«

Unser Ziel dabei ist die Erarbeitung einer therapeutischen Methode, die als Ergänzung zu der von der Lebenskräfteorganisation aus ordnenden Meridian- und Farbtherapie, einen Ordnungsprozess einleitet, der, durch das Aktivieren schöpferischer Kräfte, von der seelischen Seite aus auf die Lebenskräfte wirkt.

auch in den Fähigkeiten des Patienten aus, Innen- und Außenwelt in Beziehung zu setzen und zu ordnen.

Können diese übenden Schritte mit Farbkompositionen vollzogen werden, die aus Sicht der Meridian- und Farbtherapie dem tatsächlichen, individuellen Bedarf des Patienten entsprechen, steht ein sicherer Farbraum zur Bewältigung schwieriger Prozesse zur Verfügung. Dies könnte insbesondere bei schweren Erkrankungen eine große Hilfe in der Maltherapie sein. Wenn es gelingt, mit Hilfe der von Christel Heidemann entwickelten Diagnostik das im Zentrum der Erkrankung stehende seelische Grundmuster herauszuarbeiten, durch das der Patient in die Einseitigkeit geführt wurde, kann ein bewusster Erkenntnisprozess eingeleitet werden. Mit einer diesen Prozess begleitenden Maltherapie können Einseitigkeiten dann in künstlerisch-therapeutischer Weise verwandelt werden. Dann ließe sich mit einer solchen Form der Maltherapie eine Behandlung mit Meridian- und Farbtherapie auf einer Ebene fortsetzen, die eine aktiv kreative Bearbeitung der Erkrankungsursachen ermöglicht. Unser Ziel dabei ist die Erarbeitung einer therapeutischen Methode, die als Ergänzung zu der Meridian- und Farbtherapie, einen Ordnungsprozess einleitet, der, durch das Aktivieren schöpferischer Kräfte, von der seelischen Seite aus auf die Lebenskräfte wirkt.

Für Christel Heidemann waren die wissenschaftlichen Forschungsergebnisse, die ihr zu Lebzeiten bekannt wurden, neben aller Bestätigung auch ein Impuls, die Akupunkturpunkte auf ihre Weise neu zu definieren. Ihr Anliegen, das Kosmisch-Geistige als unumstößliche Realität in all ihre praktische Arbeit einzubeziehen, veranlasste sie dazu, 1998 in ihrer letzten Veröffentlichung[6] die Akupunkturpunkte als Tore im Ätherleib zu verstehen, über die der Mensch kosmische Kräfte als Nahrung aufnimmt und in sich verwandelt. Bei diesem Aufnahme- und Verwandlungsprozess kommt den Farben eine bedeutsame Aufgabe zu, die sich bei einer weiteren Entwicklung der Wissenschaft auf das Geistige zu, auch nachweisen lassen wird.

Die wesentliche Aufgabe ihrer Therapie sah Christel Heidemann darin, durch die Wiederherstellung der Ordnung lebendiger Prozesse mit den Pflanzenfarben, dem Menschen die Möglichkeit zu geben, sich wieder an das Kosmische anschließen zu können. Dieses Herzensanliegen kommt auch in den Worten zum Ausdruck, die sie drei Tage vor ihrem Tod an mich richtete: »Unsere Therapie muss noch viel kosmischer, viel spiritueller werden«.

---

[1] »Meridiantherapie« von Christel Heidemann. Udeis Verlag, Dortmund 1994 (Band 1), 1995 (Band 2), 1996 (Band 3)
[2] »Pflanzenfarben« von Günter Meier. Verlag am Goetheanum, Dornach 1994
[3] »Über Farbmischung« von Ingo Ross und Nora Löbe. Udeis Verlag, Dortmund 2003
[4] »Vortrag vom 14.02.1915« von Rudolf Steiner, Gesamtausgabe 174 b. Rudolf Steiner Verlag, Dornach 1974
[5] »Lehrbuch der biologischen Medizin« von Hartmut Heine. Hippokrates Verlag, Stuttgart 1997
[6] »Rundbrief für die Mitarbeiter der Medizinischen Sektion am Goetheanum«. Nummer 30 (Johanni 1998). Dornach

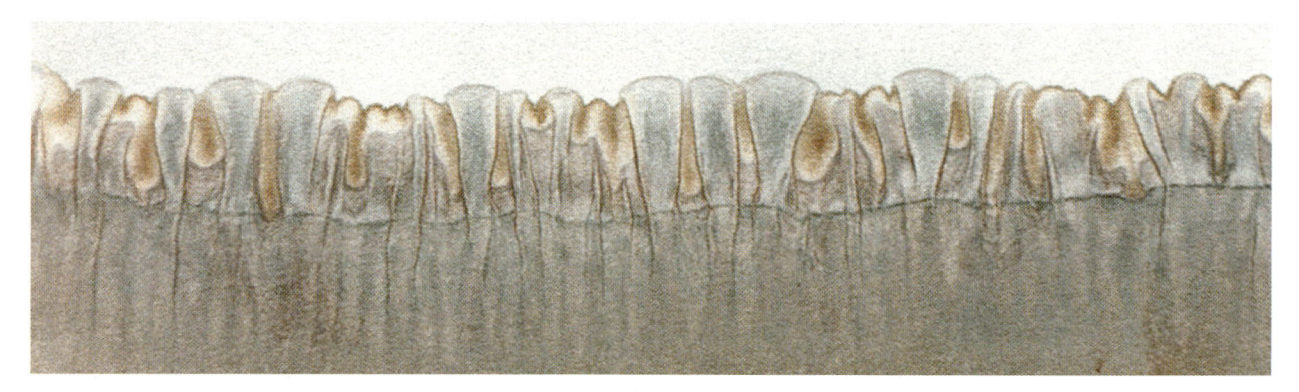

Der Farbextrakt von Choreopsis-Blüten steigt mit der so genannten Steigbild-Methode in saugfähigem Papier auf und es bildet sich eine charakteristische farbige Gestaltung ab.

Die Behandlung chronischer Krankheiten mit farbigem Licht

Alexander Wunsch

Einführung

In den westlichen Gesellschaften haben sich die Lebensbedingungen der Menschen in weniger als einhundert Jahren stärker verändert als in den Jahrtausenden zuvor. Wir haben verlernt, die Rhythmen der Natur und die Signale unseres Körpers in angemessener Weise zu beachten. Krankheit wird als Last empfunden, die die Erwerbstätigkeit stört, aber dass Krankheitssymptome auch etwas sagen wollen, wird unterdrückt. Akut auftretende Schmerzen sind stets Signale, die eine Veränderung des Verhaltens herbeiführen sollen. Wer sich verbrannt hat, wird im Umgang mit der heißen Herdplatte in Zukunft vorsichtiger sein. Viele Äußerungen des Körpers sind jedoch subtiler als Verbrennungsschmerzen. Wen verwundert es daher, dass vor allem gestresste Menschen selbst länger andauernde Signale übersehen (wollen)? Wie schnell sind hier die Gelegenheiten vertan, krankmachende Entwicklungen frühzeitig zu bemerken und das Verhalten rechtzeitig zu ändern. Aber nicht nur Unachtsamkeit und Gewöhnung behindern einen angemessenen Umgang mit Symptomen, auch die Einnahme von Medikamenten kann die Entwicklung chronischer Zustände fördern. Viele Medikamente beseitigen ja nicht die Ursache einer Störung, sondern unterdrücken lediglich die Symptome. Je weiter dieser Prozess unbemerkt fortschreitet, umso wahrscheinlicher werden eines Tages medizinische Maßnahmen notwendig sein: dann nämlich, wenn sich die chronischen Vorgänge im Körper nicht mehr unterdrücken lassen und plötzlich und massiv die Schwelle der Wahrnehmung durchbrechen.

Definitionsgemäß hat jede chronische Erkrankung ein akutes Stadium durchlaufen. Klammert man einmal die genetisch bedingten Ursachen aus, entstehen chronische Krankheiten meist durch einen falschen Umgang mit dem akuten Stadium einer Störung. Wer beispielsweise das Knie zu früh belastet und einen Bänderriss nicht richtig ausheilen lässt, nimmt aus der frühen Fehlbelastung der Gelenkflächen eine Arthrose in Kauf, die im weiteren Verlauf eine Kniegelenksprothese erforderlich machen kann. Ein einfacher Schnupfen kann sich in eine chronische Bronchitis verwandeln, die unter Umständen eine Herzkrankheit nach sich zieht. Der wiederholt falsche Umgang mit akutem Stress kann zu Bluthochdruck und damit zu einer chronischen Herz-Kreislauferkrankung führen, der Haupt-Todesursache in den Industrieländern.

Jede akute Infektionserkrankung verläuft in drei Phasen, deren zeitliches Muster weitgehend vorgegeben ist. Aktions-, Reaktions- und Rekonvaleszenzphase einer akuten Erkältung dauern jeweils etwa eine Woche. Wird hier versucht, die Symptome einer zunächst harmlosen Halsentzündung, beispielsweise durch Einnahme von Antibiotika, zum schnelleren Abklingen zu bringen, unterbricht dies den natürlichen Ablauf. Das Immunsystem hat diese Aufgabe nicht selbst gelöst und wird sich der Problematik in den nächsten drei bis sechs Monaten vermutlich erneut stellen müssen, da die eigentliche Störung durch den massiven Eingriff latent chronisch geworden sein kann. Doch je mehr unser Immunsystem im Umgang mit Infektionen aus der Übung gerät, desto weniger ist es in der Lage, das Problem selbst zu lösen. Da der behandelnde Arzt beim erneuten Auftreten einer Erkrankung sicher noch vorsichtiger ist, wird er weitere Antibiotikagaben verordnen. Als Mediziner hat er gelernt, dass beispielsweise eine eitrige Angina bei ungünstigem Verlauf zu Herz- und Nierenschädigungen führen kann. Das muss er im Interesse seines Patienten natürlich um jeden Preis vermeiden. Wenn also bei einer eitrigen Angina einmal ein Antibiotikum zur Anwendung kam, ist es schwer, diese Maßnahme bei einer Folgeerkrankung zu umgehen.

> **Viele Medikamente beseitigen ja nicht die Ursache einer Störung, sondern unterdrücken lediglich die Symptome. Je weiter dieser Prozess unbemerkt fortschreitet, umso wahrscheinlicher werden eines Tages medizinische Maßnahmen notwendig sein.**

Aus einer ganzheitlichen Betrachtung von Gesundheit und Krankheit ist es besser, den Organismus bei der Bewältigung von Störungen frühzeitig so zu unterstützen, dass die körpereigenen Abläufe durch Interventionen nicht allzu sehr gestört werden. Der richtige Umgang mit einer akuten Erkrankung soll ja zur Gesundheit führen, nicht zu einem chronischen Leiden. Fieber beispielsweise ist eine erwünschte physiologische Reaktion des Körpers und tritt meist mit einer akuten Erkrankung auf. Fieber unterstützt die Heilung und schützt sogar vor Krebs. Wird die Fieberreaktion durch ein fiebersenkendes Mittel zu stark unterdrückt, steigt damit das Risiko, dass die zu Grunde liegende Störung chronisch wird. Andererseits darf man Fieber auch nicht zu sehr ansteigen lassen, um die Energiereserven des Erkrankten zu schonen.

Die Therapie chronischer Erkrankungen sollte eigentlich schon mit der angemessenen Behandlung der akuten Störungen beginnen. Am einfachsten könnte dies in der Phase der Selbstbehandlung geschehen, also bevor die Menschen beim Arzt waren. Wenige gehen bei den ersten Anzeichen von Unwohlsein zum Therapeuten, sondern behandeln sich erst einmal selbst. Diese Tendenz wird aus heutiger Sicht in Zukunft sogar noch zunehmen. Hierbei macht sich allerdings bemerkbar, dass die heutige westliche Medizin sowohl auf der Ärzteseite, als auch bezüglich der Hausmittel zur Selbstbehandlung, im Wesentlichen auf der Biochemie fußt.

Die Therapie chronischer Erkrankungen sollte eigentlich schon mit der angemessenen Behandlung der akuten Störungen beginnen. Am einfachsten könnte dies in der Phase der Selbstbehandlung geschehen, also bevor die Menschen beim Arzt waren.

Diese biochemischen Heilmittel, die in der Apotheke erhältlich sind, eignen sich entweder für die Verschreibung durch einen Arzt, und sind damit rezeptpflichtig, die andere Gruppe von Produkten ist sozusagen für die Selbstbehandlung freigegeben und damit nur apothekenpflichtig. Eine Entsprechung für den großen Bereich der biophysikalischen Heilweisen sucht man vergeblich, denn die schulmedizinisch anerkannten biophysikalischen Verfahren (Laser, Nuklearmedizin und dergleichen) haben so ein großes Gefährdungspotenzial, dass sie nur direkt durch Ärzte angewendet werden dürfen. Dabei versucht die heutige westliche Medizin, die sanften biophysikalischen Verfahren, zu denen auch die Therapie mit farbigem Licht zählt, außen vor zu halten, indem sie ihnen die Anerkennung verweigert. Wenn aber ein Arzt darüber lächelt, wenn ein Patient ihm erzählt, dass er mit der Farblicht-Therapie gute Erfahrungen gemacht hat, so leidet darunter nicht nur die zukünftige Kommunikation. Es wird darüber hinaus auf den synergetischen Effekt verzichtet, der erreichbar ist, wenn Biochemie und Biophysik Hand in Hand arbeiten.

Die Kostensituation des Gesundheitswesens zeigt eindeutig, dass dieses System immer mehr Gelder verschlingt, ohne wirklich effektiv zu sein. Dies mag einerseits daran liegen, dass für präventive Maßnahmen immer weniger Mittel zur Verfügung stehen, kann aber auch darin mitbegründet sein, dass für den Bereich der Selbstbehandlung zu wenig Alternativen zur Biochemie existieren. Dadurch, dass die meisten Arztbesuche mit dem Empfang eines Rezeptes gipfeln, ist das Wissen aus den meisten Köpfen verdrängt worden, dass es auch noch andere Möglichkeiten außer dem Schlucken von Pillen gibt, um beispielsweise eine beginnende Erkältung zu behandeln. Viele sanfte biophysikalische Verfahren wie Wärme-, Magnetfeld- oder Farblicht-Therapie sind geradezu prädestiniert für den Bereich der Selbstbehandlung, weil sie kaum unerwünschte Wirkungen haben und relativ wenig Spezialwissen erforderlich ist, um sie wirkungsvoll einzusetzen. Eine große Bedeutung werden diese Therapieformen zukünftig auch im Bereich der Vorbeugung erlangen, da sie auch schon bei Funktionsstörungen eingesetzt werden können, die sich noch nicht körperlich manifestiert haben. Dabei brauchen die biophysikalischen Therapien einen Preisvergleich mit pharmazeutischen Erzeugnissen nicht zu scheuen, denn wenn ein Gerät erst einmal angeschafft ist, entstehen nur noch geringe Folgekosten, hingegen müssen die biochemischen Produkte ständig neu gekauft werden.

Dies alles ist jedoch nicht erst ein Problem unserer Zeit, denn solche Bedingungen fanden sich in ähnlicher Form schon vor über einem Jahrhundert, zumindest in den Vereinigten Staaten. In diesem Kontext sind die Bemühungen eines Pioniers der Systemischen Chromotherapie, Dinshah P. Ghadiali, zu sehen. Er entwickelte ein Farbtherapie-System, das auch von medizinischen Laien einfach anzuwenden, dabei kostengünstig und weitgehend frei von Nebenwirkungen ist.

Spektro-Chrom

Dinshah wurde am Freitag, den 28. November 1873 als Sohn orthodoxer parsischer Eltern in Bombay, Indien, geboren. Er war wohl so etwas wie ein Wunderkind, das schon mit zweieinhalb Jahren zur Schule ging. Die Oberschule besuchte er mit acht Jahren und im Alter von 13 absolvierte er ein Universitätsexamen in Bombay. Ein Jahr später begann er das Studium der Medizin. Er beschäftigte sich sehr früh mit der Elektrizität und elektrischem Licht. Bei seiner ersten Reise nach USA kam er mit Pionieren der Elektrizität wie Thomas Alva Edison und Nikola Tesla in Kontakt. 1897 machte er in Kenntnis einer Veröffentlichung von Edwin Dwight Babbitt die erste eigene Erfahrung mit der Wirkung von farbigem Licht, in dem er einer Patientin, die auf Grund einer schweren Colitis mucosa im Sterben lag, durch Bestrahlungen mit indigoblauem Licht das Leben rettete, nachdem alle zuvor ergriffenen Maßnahmen nicht gewirkt hatten. Das war die Geburtsstunde von Spektro-Chrom!

Im Jahre 1900 gründete Dinshah in Indien eine Gesellschaft für Elektromedizin. Elf Jahre später wanderte er in die USA aus, wo er 1917 als amerikanischer Staatsbürger anerkannt wurde. Ab 1920 begann er damit, das Wissen um die von ihm entwickelte Spektro-Chrom-Methode zu verbreiten und Ausbildungskurse zu veranstalten. Eine seiner Schülerinnen war Dr. Kate Baldwin, damals Oberärztin am Frauenhospital in Philadelphia. Von ihr stammt das Zitat: »Wenn ich Spektro-Chrom nicht benutzen könnte, würde ich meine Praxis noch heute schließen und sie nie wieder öffnen.«

Historie der Licht- und Farbtherapie

Die Therapie mit Licht gilt nach manchen Quellen als die älteste Therapie der Menschheit. Besonders die alten Hochkulturen verehrten die Sonne als göttliches Prinzip. Die Ägypter und Sumerer wussten schon um die Heilkräfte des Lichts und der Farben. In Ägypten soll es mit Kristallen ausgekleidete Farb-Heilräume gegeben haben, in die die Kranken gebracht wurden. In Griechenland war es bereits Hippokrates, der die Therapie mit Sonnenlicht beschrieb. Die Römer stellten ganze Indikationslisten für die Heliotherapie (griechisch »helios« = Sonne) auf, im späten Rom wurden bereits Solarien gebaut. Die Germanen hatten etwa zur gleichen Zeit ihre Sonnenberge und huldigten der Sonne nicht nur zur Sonnwendfeier, sondern nutzten ihr segensreiches Licht auch im Sinne von Heilung und Gesundheit. Fast durch alle Zeitalter hindurch lässt sich die Farbtherapie verfolgen. Selbst im Mittelalter, in dem die Nacktheit meist als »sündig« vermieden wurde, erkannte beispielsweise Hildegard von Bingen die wohltuende Wirkung von Farben und Licht. Die allgemeine Tendenz im Mittelalter, die Haut züchtig zu verstecken, brachte jedoch verstärkt Lichtmangelerkrankungen wie Rachitis (Weichknochigkeit durch Vitamin-D-Mangel) und Skrofulose (tuberkulöse Haut- und Lymphknotenerkrankung im Kindesalter) hervor.

Erst in der Renaissance und nach einigen Revolutionen wurde die Haut wieder befreit und »gesellschaftsfähig«, so dass auch die heilende Wirkung des Lichts verstärkt beobachtet werden konnte. Die Behandlung von Hautgeschwüren mit Sonnenlicht brachte zur Zeit der Französischen Revolution gute Erfolge, Hufeland erkannte den Zusammenhang zwischen Skrofulose und Lichtmangel. Im Jahre 1855 gründete der »Schweizer Sonnendoktor« Arnold Rickli die erste Heilstätte für Heliotherapie. Er hatte erkannt, dass Bewegung, richtiges Essen und Sonnenbestrahlung in der klaren Luft der Berge eine große Heilwirkung auf kranke Menschen hatte, die meist aus dunstigen Tälern oder Städten kamen. Seit dem 19. Jahrhundert erlebte auch die Farblichttherapie eine Renaissance, da sich einige Forscher mit wissenschaftlichem Ansatz diesem Teilgebiet der Medizin widmeten. Einer der ersten Ärzte, der mit farbigem Licht arbeitete, war Dr. Edwin Dwight Babbitt. Er veröffentlichte im Jahre 1878 sein Werk »The Principles Of Light and Colour«. Zur Zeit der Veröffentlichung steckte die Erforschung der Elektrizität noch in den Kinderschuhen, erst ein Jahr später wurde die Glühlampe bekannt. Babbitt arbeitete daher hauptsächlich mit Sonnenlicht, das er durch Filter leitete. Er entwickelte verschiedene Techniken, um das Farblicht anzuwenden: Chromo-Lens war eine linsenförmig ausgearbeitete Flasche aus eingefärbtem Glas, die es ihm erlaubte, Wasser mit den

Die Kostensituation des Gesundheitswesens zeigt eindeutig, dass dieses System immer mehr Gelder verschlingt, ohne wirklich effektiv zu sein. Dies mag einerseits daran liegen, dass für präventive Maßnahmen immer weniger Mittel zur Verfügung stehen, kann aber auch darin mitbegründet sein, dass für den Bereich der Selbstbehandlung zu wenig Alternativen zur Biochemie existieren.

Farbschwingungen aufzuladen und gleichzeitig den Patienten zu bestrahlen. Nach der Bestrahlung durch die Farbfilter-Flasche wurde das Wasser dann getrunken. Chromo-Disk war eine ähnliche Vorrichtung, allerdings ohne Wasser. Mit dem Chromolume konnte Babbitt seine Patienten gleichzeitig mit mehreren Farben behandeln, das Thermolume erlaubte die Anwendung von Wärme.

Während Babbitt bei seinen Arbeiten von den drei Grundfarben Rot, Gelb und Blau ausging, beschäftigte sich ein anderer Zeitgenosse, der Arzt Dr. Seth Pancoast, nur mit der Wirkung von rotem und blauem Licht in der Therapie. Er hatte bereits 1877 sein Buch »Blue and Red Light, or Light and it's Rays as Medicine« veröffentlicht.

Ein weiterer Pionier der Lichttherapie war der dänische Arzt Niels Ryberg Finsen, der sich zuerst mit der Heliotherapie beschäftigt hatte, dann aber um 1893 damit begann, Pockenerkrankungen mit rotem Licht zu behandeln, wodurch er die Narbenbildung reduzieren und teilweise sogar verhindern konnte. Er setzte eine elektrische Kohlebogenlampe ein, um seine Patienten damit zu bestrahlen. Später erkannte er, dass auch die Hauttuberkulose sehr gut auf die Farblichtbestrahlungen ansprach. Er verwendete nun auch blaues Licht. Er gründete verschiedene Therapieeinrichtungen, in denen seine Methode sehr erfolgreich eingesetzt wurde. Für seine bahnbrechenden Ergebnisse erhielt er 1903 sogar den Medizin-Nobelpreis.

In diesem historischen Kontext beschäftigte sich Dinshah, wie bereits beschrieben, seit 1897 mit der systematischen Erforschung von Farblichtwirkungen auf den Menschen. Während sich seine Vorläufer nur mit zwei Farben oder dem Newtonschen Farbspektrum zufrieden gaben, analysierte Dinshah nicht nur die physikalischen, sondern auch die physiologischen Erfordernisse für einen Farbkreis, der die medizinischen Ansprüche erfüllen konnte. Um dies zu bewerkstelligen, entwickelte er einerseits eine Reihe von Vorrichtungen und Geräten zur Messung und Objektivierung der Farbwirkungen, andererseits baute er, technisch entsprechend versiert, elektrische Projektoren für die Farberzeugung. Die wichtigsten Ergebnisse seiner Forschungen waren die Definition des Spektro-Chrom-Farbkreises und die Standardisierung von Farbfiltern und therapeutischer Vorgehensweise. Nachdem er 23 Jahre intensiv geforscht hatte, trat er schließlich 1920 mit seinem System an die Öffentlichkeit.

Spektro-Chrom-Farbdefinitionen

Das Spektro-Chrom-Farbsystem umfasst zwölf Farben, die den Farbkreis symmetrisch aufteilen wie die Stundeneinteilung auf dem Zifferblatt einer Uhr. Es gibt drei Primärfarben, drei Sekundärfarben und sechs Tertiärfarben. Aus entsprechender Mischung der drei Grundfarben, nämlich Rot (R), Grün (G) und Violett (V), lassen sich die Eigenschaften der restlichen neun Farben entwickeln.

Jede einzelne dieser zwölf Farben weist eine Reihe spezieller Eigenschaften auf. Grün (G) liegt genau in der neutralen Mitte zwischen wärmendem Rot und kühlendem Violett und stellt die zentrale Farbe körperlicher Gesundheit und Harmonie dar. Die Gruppe der Infragrün-Farben ist langwelliger als Grün und umfasst die Farben Gelbgrün (L), Gelb (Y), Orange (O) und Rot (R). Je weiter die jeweilige Farbe vom Grün entfernt liegt, desto stärker ist die wärmende Wirkung. Die Gruppe der Ultragrün-Farben besteht aus Türkis (T), Blau (B), Indigo (I) und Violett (V), wobei hier der kühlende Charakter mit der Entfernung vom Grün zunimmt. Eine weitere Gruppe beinhaltet die Extraspektralfarben Purpur (P), Magenta (M) und Scharlach (S). Diese werden Zirkulatorische Farben genannt, da sie in enger Verbindung mit der Durchblutung und dem Herz-Kreislaufsystem stehen.

Grün und Magenta bilden im Spektro-Chrom-Farbkreis eine zentrale Achse der Gesundheit für Körper, Seele und Geist. Es sind die Farben physischer und emotionaler Harmonie und Balance.

Alle anderen Farben haben jeweils einen Gegenspieler, die Gegenfarbe. Diese liegen sich Farbkreis jeweils gegenüber. Wenn eine Farbe ein bestimmtes Organ anregt, so dämpft die entsprechende Gegenfarbe die Organfunktion. Durch diese Beziehung ergeben sich die Farbachsen: Rot-Blau, Orange-Indigo, Gelb-Violett, Gelbgrün-Türkis, Scharlach-Purpur. Gelbgrün und Türkis bilden ein besonderes Paar, da sie das zentrale Grün zu beiden Seiten flankieren und den jeweils ersten Schritt in eine polare Farbwirkung bedeuten. Sie werden Alterans-Farben genannt. Das Wort leitet sich aus dem Lateinischen ab und bedeutet so viel wie Veränderung. Türkis ist das Farbprinzip, das als akutes Alterans wirkt: alle neu auftretenden Erkrankungen werden zuerst damit behandelt. Umgekehrt findet Gelbgrün als chronisches Alterans bei jeder länger anhaltenden Störung seinen Einsatz. Da im Spektro-Chrom-System Grün als die gesunde Mitte verstanden wird, führt jede Abweichung in die eine oder andere Richtung von der Gesundheit weg. Die Alterans-Farben erweitern das Newtonsche Farbenspektrum um zwei physiologisch sehr wichtige Abstufungen, die als Vermittler zwischen Krankheit und Gesundheit fungieren.

Der Körper schwingt im Zustand der Gesundheit in der Mitte zwischen Anregung und Beruhigung beim Grün. Das bedeutet nicht, dass jedes Organ bei Grün schwingt, was die nachfolgende Auflistung der Farbeigenschaften erkennen lässt, aber in ihrer Gesamtheit pendeln sich die einzelnen Farbdominanzen der Organe eben in der gesunden Mitte ein.

Bei akuten Krankheiten entfernt sich die Grundschwingung in Richtung Rot mit typischen Wärme-Folgen wie etwa Fieber. Die Überwärmung, die mit den meisten akuten Ereignissen einhergeht, wird durch Türkis leicht abgekühlt, ganz in dem Sinn, den Körper in seiner Reaktion nicht zu blockieren, sondern zu unterstützen. So beinhaltet Türkis einen Teil Grün und einen Teil Blau-Grün für die Gesundheit und Blau zum Kühlen.

Eine chronische Erkrankung hingegen kann als Überbleibsel einer nicht adäquat ausgeheilten akuten Störung verstanden werden. Während die akuten Ereignisse mit Erwärmung ablaufen, gehen die chronischen Zustände mit einer Herabsetzung von Stoffwechseltätigkeit und Durchblutung einher, was mit einer Abkühlung verbunden ist. Daher ist das Wirkungsprofil beim chronischen Alterans wie folgt zusammengesetzt: wiederum Grün für die Mitte, diesmal aber noch ein Teil mild wärmendes Gelb, um den herabgesetzten Stoffwechsel wieder langsam in Schwung zu bringen. Schließlich ist Eile hier nicht vonnöten, denn eine chronische Krankheit entwickelt sich über Monate und Jahre. Es ist daher sinnvoll, den Rückweg besonders bedächtig zu beschreiten, damit der Körper die Änderungen auch dauerhaft nachvollziehen kann.

Die Wirkungen der einzelnen Spektro-Chrom-Farben

Die zwölf Farben werden laut Vorgabe der Dinshah Health Society durch die Kombination verschiedener Filterfolien erzeugt. Die Folien werden dabei vor einem Projektor befestigt, der mit einer Glühlampe betrieben wird, andere Leuchtmittel (LEDs oder Entladungslampen) eignen sich nicht. Es ist günstig, wenn der Projektor mit Gleichstrom betrieben werden kann, damit während der Anwendung kein Elektrosmog entsteht. Die einzelnen Farben wirken wie folgt (zitiert nach »Es werde Licht« von Darius Dinshah):

Rot (R)

1. Regt das sensorische Nervensystem an, das die fünf Sinnesorgane aktiviert: Auge, Ohr, Tastsinn, Geschmackssinn und Geruchssinn.
2. Baut die Leber auf, regt diese an; Zonen # 7-8.
3. Bildet Blutplättchen und Blutfarbstoff (Hämoglobin).
4. Sorgt für rasche Austreibung der Debris (d.h. der Gewebstrümmer) durch die Haut; kann dadurch zu Hautrötungen führen oder zu Juckreiz oder Pickeln, bis der Reinigungsprozess abgeschlossen ist (Irritans/Reizmittel, Pustulans).
5. Gegenmittel bei Verbrennungen durch Röntgenstrahlen, Ultraviolettstrahlen etc.

Orange (O)

6. Baut die Lunge auf, regt die Atmung an; Zonen # 3-4-5-17.

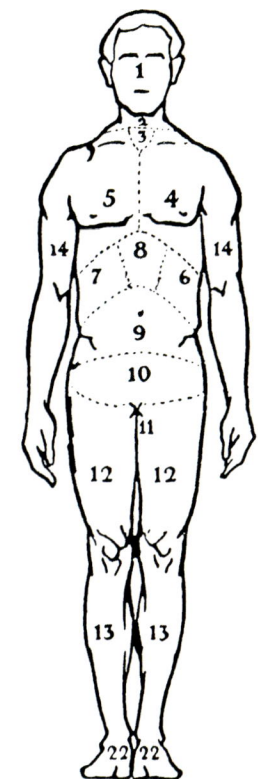

Wenn nicht anders angegeben, bedeutet »systemisch« die großflächige Bestrahlung des Oberkörpers von vorne auf die nackte Haut. Die Zonenangaben (#) beziehen sich auf die folgenden Abbildungen des menschlichen Körpers. Zu beachten ist, dass beispielsweise Zone # 1-18 nicht 1 bis 18, sondern 1 und 18 bedeutet!

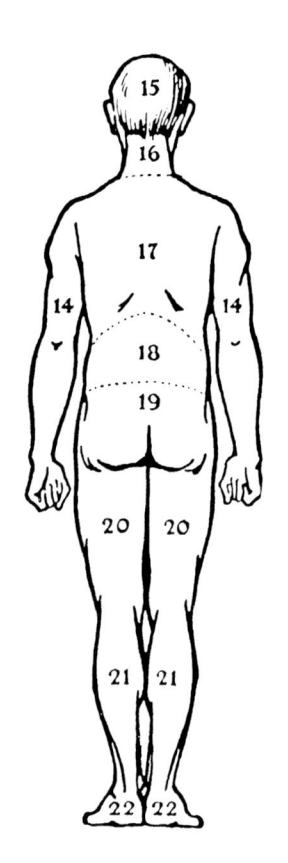

Die einzelnen Angaben für die zu bestrahlenden Zonen können sich auch auf die Körperrückseite beziehen.

7. Baut die Schilddrüse auf, regt diese an; Zone # 3.
8. Hemmt die Nebenschilddrüse; Zone # 3.
9. Löst Krämpfe und Muskelzuckungen (Spasmolytikum/krampflösend).
10. Regt die Brustdrüsen an; milchbildend; Zonen # 4-5 (Galaktagogum).
11. Regt den Magen an; Zonen # 6-8.
12. Fördert den Brechreiz, wenn der Mageninhalt unzuträglich ist (Emetikum/brechreizfördernd); Zonen # 6-8.
13. Hilft gegen Blähungen und Gasbildung im Verdauungstrakt; Zonen # 6-7-8-9-10-18-19 (Karminativum/wider Blähungen).
14. Bildet Knochensubstanz, korrigiert Weichknochigkeit und Rachitis durch Kalziumeffekt. Auch bei kalziumbedingter Arrhythmie.
15. Regt die Gewebebildung an (Dekongestivum/wider Blutstau).

Gelb (Y)

16. Regt das motorische Nervensystem an, das die Muskeln aktiviert. Baut die Nerven des sensorischen und motorischen Nervensystems auf.
17. Regt das lymphatische System an. Mildes Gewebestimulans.
18. Regt den Darmtrakt, die Bauchspeicheldrüse und die Produktion von Verdauungssäften an – Galle, Salzsäure usw.; Zonen # 6-7-8-9-10-18-19 (Digestivum/verdauungsfördernd; Cholagogum/galletreibend).
19. Erhöht Stuhlgangshäufigkeit; Zonen # 9-10-18-19 (Kathartikum/abführend).
20. Hemmt/beruhigt die Milz; gemütsaufhellend bei Depression und Melancholie; schafft über den Pfortaderkreislauf Gleichgewicht in den Zonen #6-7.
21. Treibt Würmer und Parasiten aus (Anthelminthikum/wurmtötend).

Gelbgrün (L)

22. Löst Blutgerinnsel auf; erzeugt eine günstige Veränderung im Hinblick auf die Stoffwechselprozesse (Ernährung und Wiederherstellung) bei länger anhaltenden (d.h. chronischen) Krankheiten (chronisches Alterans/den Stoffwechsel umstimmend).
23. Fördert das Aushusten von Schleim und Flüssigkeit aus der Lunge und den Luftwegen; Zonen # 2-3-4-5-17 (Expektorans/Abhustung fördernd).
24. Baut durch Phosphoreffekt die Knochen auf.
25. Regt das Gehirn an; Zonen # 1-15.
26. Baut die innere Brustdrüse (Thymusdrüse) auf, regt diese an; Zonen # 4-5.
27. Regt das Verdauungssystem leicht an; Zonen # 6-7-8-9-10-18-19 (Laxativum/abführend).
28. Schafft wieder Gleichgewicht nach ausgedehnter Bestrahlung mit Ultragrünfarben.

Grün (G)

29. Schafft zerebrales Gleichgewicht; Zonen # 1-15.; für körperliches Gleichgewicht: systemisch vorne.
30. Regt die Hirnanhangdrüse an, ausgleichschaffend; Zone # 1.
31. Regt die Muskel- und Gewebeneubildung an.
32. Zerstört Mikro-Organismen, Krankheitskeime, Bakterien; reinigend und zerfallshindernd (Germizid, Bakterizid, Antiseptikum/desinfizierend).

Türkis (T)

33. Erzeugt eine günstige Veränderung im Hinblick auf die Stoffwechselvorgänge (Ernährung und Wiederherstellung bei neu auftretenden (das heißt akuten) Krankheiten (akutes Alterans/den Stoffwechsel umstimmend).
34. Dämpft die Gehirntätigkeit; Zonen # 1-15.
35. Hautkräftigend (Hauttonikum); Neubildung verbrannter Haut (Antipyrotikum).
36. Zum Ausgleich nach ausgedehnter Bestrahlung mit Infragrünfarben.

Blau (B)

37. Hilft gegen Juckreiz und bei Reizung abgeschürfter Oberflächen (Antipruritikum/reiz- bzw. juckreizlindernd).
38. Fördert Schwitzen (Diaphoretikum/schweißtreibend).
39. Leichtes Sedativum (beruhigend); mäßigt oder beseitigt Fieber und Entzündungen (Antipyretikum/fiebersenkend; Antiphlogistikum/entzündungshemmend).

40. Regt die Zirbeldrüse an; Zone # 1; macht vital, stärkt die Lebenskraft.

Indigo (I)

41. Baut die Nebenschilddrüse auf, regt diese an; Zone # 3.
42. Hemmt/beruhigt die Schilddrüse, Zone # 3.
43. Beruhigt die Atmung; Zonen # 3-4-5-17.
44. Bewirkt Zusammenziehung (Adstringens); bekämpft Abszesse; verringert Ausscheidungen/Sekrete (wirkt eiterhemmend); stoppt Flüssigkeitsabsonderungen und Blutungen.
45. Fördert die Bildung von Phagozyten bzw. Fresszellen, die schädliche Mikro-Organismen beseitigen.
46. Hemmt die Brustdrüsen, verringert den Milchfluss; Zonen # 4-5 (Antigalaktagogum).
47. Schmerzlindernd; verringert Erregtheit und Überaktivität; dämpfend und beruhigend (Sedativum).

Indigo (I)

48. Baut die Nebenschilddrüse auf, regt diese an; Zone # 3.
49. Hemmt/beruhigt die Schilddrüse, Zone # 3.
50. Beruhigt die Atmung; Zonen # 3-4-5-17.
51. Bewirkt Zusammenziehung (Adstringens); bekämpft Abszesse; verringert Ausscheidungen/Sekrete (eiterhemmend); stoppt Absonderungen und Blutungen.
52. Fördert die Bildung von Phagozyten bzw. Fresszellen, die schädliche Mikro-Organismen beseitigen.
53. Hemmt die Brustdrüsen, verringert den Milchfluss; Zonen # 4-5 (Antigalaktagogum).
54. Schmerzlindernd; verringert Erregtheit und Überaktivität; dämpfend und beruhigend (Sedativum).

Violett (V)

55. Baut die Milz auf, regt diese an; Zone # 6.
56. Verringert die Muskelaktivität, Herz eingeschlossen.
57. Zur Hemmung der Lymphdrüsen: systemisch vorne; zur Hemmung der Bauchspeicheldrüse; Zonen # 8-18.
58. Verringert die Aktivität des Nervensystems (Tranquilizer/beruhigend).
59. Fördert die Bildung von Leukozyten bzw. weißen Blutkörperchen.

Purpur (P)

60. Hemmt die Nieren und Nebennieren; Zone # 18.
61. Verringert die Schmerzempfindlichkeit; entspannt und fördert den Schlaf (Hypnotikum/schlaffördernd).
62. Kräftigt die Venenfunktion.
63. Verringert den Blutdruck durch dreifache Wirkung.
64. Erweitert die Blutgefässe (Vasodilatator).
65. Senkt die Herzfrequenz; Zonen # 4-5.
66. Verringert die Nieren- und Nebennierentätigkeit; Zone # 18; ferner diejenige des chromaffinen Systems (hormonliefernde Zellen); systemisch vorne und hinten.
67. Verringert die Körpertemperatur (Antipyretikum/fiebersenkend).
68. Dämmt bei Malaria und Wechselfieber/Rückfallfieber das Fieber und den Bluthochdruck ein (malariabekämpfend).
69. Hemmt das Affekt- und Fortpflanzungssystem, dämpft den Gefühlsbereich; stabilisiert den Geschlechtstrieb und die Geschlechtskraft durch Verringerung von Reizempfänglichkeit und Verlangen, wenn diese überstark ausgeprägt sind (Anaphrodisiakum/den Geschlechtstrieb dämpfend).
70. Mäßigt den Blutdruck zwischen Herz und Lungen; Zonen # 4-5. Dämmt Lungenblutungen ein; allerdings sprechen manche Fälle auf Magenta oder Scharlach besser an (als Richtlinie ist das Verhältnis zwischen Herz-/Atemfrequenz heranzuziehen). Bestehen dennoch Zweifel, ist Purpur der Vorzug zu geben. Die vorstehende Verfahrensweise gilt auch für gewisse Fälle von Trockenhusten.

Magenta (M)

71. Wirkt ausgleichend im Affekt und Gefühlsbereich; aurastärkend: systemisch vorne. Stärkend und harmonisierend in Bezug auf die Funktionalitäten folgender Organe:
72. Herz: Zonen # 4-5 (Kardiotonikum/herzkraftsteigernd).
73. Blutkreislaufsystem.
74. Nieren und Nebennieren: Zone # 18; chromaffines System: systemisch vorne und hinten.

75. Fortpflanzungssystem; Zonen # 10-11.
76. Nieren: Zone # 18.

Scharlach (S)

77. Regt Nieren und Nebennieren an; Zone # 18.
78. Stärkt die Funktionstätigkeit der Arterien; allgemeines Stimulans.
79. Erhöht den Blutdruck infolge dreifacher Wirkung.
80. Verengt die Blutgefäße (Vasokonstriktivum).
81. Beschleunigt die Herzfrequenz; Zonen # 4-5.
82. Regt die Nieren- und Nebennierentätigkeit an; Zone # 18; ferner zur Anregung des chromaffinen Systems: systemisch vorne und hinten.
83. Beschleunigt die Fötusauspressung bei der Niederkunft (abortauslösend, geburtsbeschleunigend).
84. Regt die Affekte und den Gefühlsbereich an. Baut die Geschlechtskraft auf durch Vermehrung von Reizempfänglichkeit und Verlangen, falls unterentwickelt (Aphrodisiakum).
85. Regt das Fortpflanzungssystem an, ferner die Menstruation (Emenagogum/menstruationsfördernd).

Wie werden die Anwendungen durchgeführt?

Als Ort für Bestrahlungen eignet sich am besten ein kleiner Raum, beispielsweise auch das Badezimmer. Er sollte leicht auf eine angenehme Temperatur aufheizbar sein, damit man sich ohne zu frieren für 30 bis 60 Minuten unbekleidet darin aufhalten kann. Die Bestrahlung kann im Liegen oder im Sitzen durchgeführt werden.

Ursprünglich sieht die Methode eine einstündige Bestrahlung am Tag und eine sechzigminütige Anwendung in der Nacht vor. Zwei Stunden täglich sind jedoch eine lange Zeit, so dass sich diese Anwendungsdauer oft nur realisieren lässt, wenn jemand bettlägerig krank ist: wer sowieso das Bett hüten muss, kann sich dabei auch bestrahlen. In allen anderen Fällen sind auch kürzere Anwendungszeiten möglich, mindestens jedoch 20 Minuten täglich. Allzu viele Abstriche sollten hierbei aber nicht gemacht werden, denn die tägliche Behandlungszeit von zwei Mal einer Stunde kann auch als chronohygienische Maßnahme angesehen werden, bei der sich ein merklicher Einschnitt im Tagesablauf vollzieht. Die Bestrahlungen erzeugen eine neue Periodik, in deren Takt sich der Körper der Harmonisierung und Normalisierung widmen kann. Gerade bei chronischen Störungen ist es wichtig, vorhandene pathologische Rhythmen aufzubrechen, in denen (oder durch die) eine Erkrankung entstanden ist. In diesem Zusammenhang sind auch die von der Dinshah-Gesellschaft angegebenen Atemvariationsprognose-Zeiten zu sehen. Dabei handelt es sich um optimale Zeitpunkte für eine Bestrahlung, die sich von Tag zu Tag leicht verschieben und die im Voraus berechnet werden können.

Bei einer systemischen Bestrahlung werden große Hautoberflächen belichtet, bei der Zonenbestrahlung hingegen gezielt kleinere Bereiche, die beispielsweise einzelne Organe repräsentieren. Wichtig ist es, das Farblicht direkt auf die nackte Haut aufzustrahlen, denn ein Gewebe dazwischen würde die Eigenschaften der Lichtstrahlung zu sehr verändern und dämpfen.

Während der Anwendung müssen alle Lichtquellen außer dem Farblichtprojektor im Raum gelöscht werden, da Fremdlicht die Wirkung stark beeinträchtigen kann. Dies ist von größerer Bedeutung als die Intensität der Farblichtquelle. Sowohl der Körper als auch die Netzhaut des Auges können schon einzelne Photonen verarbeiten und nutzen. Wenn die Augen während der Anwendung geöffnet sind, wird die Wirkung verstärkt. Es wirkt unterstützend, wenn man sich auf die Bestrahlung konzentriert und nicht abgelenkt wird, z. B. durch Lesen oder Fernsehen.

Gerade bei der Behandlung chronischer Krankheiten sind manche Farben über längere Zeit hinweg täglich anzuwenden, besonders Gelbgrün. Da sich der Organismus an stets wiederkehrende Reize schnell gewöhnt, sollte man einmal wöchentlich mit einer Gegenfarbe bestrahlen. Im Übrigen kann man die Farbanwendungen mit den meisten gängigen Therapien kombinieren. Im Prinzip ist die Anwendung der Farblicht-Therapie also ganz einfach.

»Es werde Licht« von Darius Dinshah. Dinshah Health Society. Malaga, New Jersey (USA) 1989

Mentale Heilweisen mit Licht und Farbe

Rosina Sonnenschmidt

Licht und Farbe bestimmen das Leben auf unserer Erde. Farbe entsteht durch Licht und beides bedarf der Wahrnehmung. Wir sind uns sicher alle einig, dass das vorrangige Organ zur Licht- und Farbwahrnehmung das Auge ist, und dass alles, was wir mit Farbe machen – Raumgestaltung mit Anstrichfarben, Kleidermode, therapeutische Farblichtbestrahlung – dem Einfluss der visuellen Wahrnehmung unterliegt. Und wenn jemand diese fest geglaubte Tatsache in Zweifel zieht und von einer anderen Art der Wahrnehmung spricht, wird sofort eine inquisitorische Waffe hervorgeholt. Es kann nicht sein, was nicht sein darf. Daher kann sensitive Farbwahrnehmung und deren Anwendung in der professionellen Therapie unmöglich sein: »Das ist Scharlatanerie, Humbug und billiges Resultat einer seichten Esoterikszene. Besser, wir schauen uns das nicht an, damit uns diese unbewiesenen Aussagen nicht auch noch negativ beeinflussen.«

Aber, meine verehrten Damen und Herren, trotz Ihres Unmuts bitte ich Sie für die nächste Stunde, neue Gehirnareale zu benutzen und den Glaubenssatz: »Es kann nicht sein, was nicht sein darf« einmal vor die Tür zu schicken. Lassen Sie einfach etwas zu, was viel älter ist als all die technischen Raffinessen und so genannten naturwissenschaftlichen Erkenntnisse über Farben, etwas nämlich, das so alt wie der Mensch selbst ist. Was wir dank Elektrizität und technischem Fortschritt in den letzten 150 Jahren auch immer entwickelt haben, es ist ein Staubkorn im Vergleich zu dem, was das menschliche Bewusstsein erschaffen und bewirken kann – vorausgesetzt, man benutzt nicht nur das uralte Reptilienhirn, sondern die hoch entwickelten Gehirnareale und denkt sowohl mit dem linken, digitalen, als auch mit dem rechten, analog-bildhaften Gehirn. Der mittelalterliche Glaubenssatz, der seit dem 15. Jahrhundert eine leidvolle Blutspur hinter sich her zieht, ist ein Produkt des Reptilienhirns, das für die Unlust, Neues zu erlernen, zuständig ist. Lassen wir das einmal beiseite und öffnen uns für die Tatsache, dass wir von der Natur sowohl die fünf physischen Sinne als auch fünf Hellsinne frei Haus geschenkt bekommen haben. Alles, wirklich alles, was das menschliche Bewusstsein dank seiner schöpferischen Energie auf der rechten Hirnseite an Geräten und Apparaten erfunden hat, sind schwache Abbilder dessen, was die Hellsinne vermögen. Der einzige Hinkefuß daran ist, dass man dafür üben muss, und das ist natürlich unbequem. Da schütten wir lieber Stresshormone aus, weil da was dem kleinen Reptilienweltbild widerspricht und sagt »Das kann nicht sein, das ist Spökenkiekerei«. Ob nun durch die Forschungen von Professor Fritz Albert Popp, Dr. Masuro Emoto und andere unbequeme Forscher – oder die vielen professionellen Therapeuten, die bei uns die Medial- und Heilerschulung durchlaufen – es scheinen sich immer mehr Menschen den höheren Fähigkeiten des menschlichen Geistes zu öffnen und willens zu sein, ihre Hellsinne einzusetzen und zu erkennen: Ja, der Mensch ist ein Lichtwesen, ja, die Hellsinne sind viel präziser als die physischen, ja, die Medizin der Zukunft liegt in den mentalen Heilweisen. Ich weiß, das ist jetzt viel auf einmal und ich kann Ihre Gedanken unschwer lesen. Die kleine Bastion, die Sie krampfhaft gegen diese Entwicklung aufbauen, die Schüsse aus der zweiten Reihe gegen diese Fortschritte werden jedoch einsam verhallen, einfach deshalb, weil – auch das eine moderne Erkenntnis – die höhere Schwingung heilt und auch im Denken siegt.

Allen Pionieren auf diesem Gebiet kann ich nur raten, nicht frustriert zu sein ob der ablehnenden Haltung, sondern den Fokus auf das ständig wachsende morphogenetische Feld zu richten, das in der ganzheitlich denkenden und handelnden Wissenschaft und Heilkunst heranwächst. Dazu braucht man keine Stresshormone, sondern Eustress, also Humor! Wer andere angreift, hat Angst, wer Angst hat, kann gern zu mir in Therapie kommen …

Ich sagte gerade, dass der Mensch ein Lichtwesen ist und Hellsinne besitzt. Damit wird gewiss auch viel Seichtes verbunden. Unsere Esoterikszene ist voll von Leuten, die angeblich die Aura sehen oder vermeintlich in die Zukunft gucken und sich dabei als Guru verkaufen – was auch immer. Aber

Was wir dank Elektrizität und technischem Fortschritt in den letzten 150 Jahren auch immer entwickelt haben, es ist ein Staubkorn im Vergleich zu dem, was das menschliche Bewusstsein erschaffen und bewirken kann – vorausgesetzt, man benutzt nicht nur das uralte Reptilienhirn, sondern die hoch entwickelten Gehirnareale und denkt sowohl mit dem linken, digitalen, als auch mit dem rechten, analog-bildhaften Gehirn.

das Esoterische ist auch der Humus, aus dem sich Gutes und Professionelles entwickeln kann. Ebenso viel Humbug, Seichtes und Unglaubwürdiges können wir auch in den etablierten Wissenschaften und medizinischen Kreisen finden, die überdies ständig neue Wundermittel und Wunderwaffen kreieren.

Tatsache ist: Alle Materie strahlt, sie hat einen Lichtkörper, eine Lichtabstrahlung in einer hohen Schwingung. Die Materie selbst ist ebenfalls reine Energie, aber in einer tieferen Schwingung. Weil alles schwingt, gibt es keine feste, tote Materie. Entscheidend ist, was ich wahrnehme oder auf was ich meine Wahrnehmung lenke. Dazu brauche ich ein höchst effizient arbeitendes und integrativ wahrnehmendes Gehirn, sowohl für digitale als auch für analoge Botschaften. Lassen Sie mich das kurz erklären: Das linke Gehirn arbeitet linear und analytisch, es sammelt einzelne Fakten in einem begrenzten Raum und in begrenzter Zeit. Das rechte Gehirn verarbeitet analog, es muss sich zu allem ein Bild machen, damit im Vorderhirn der Schluss kommen kann: Ja, das kenne ich, das sagt mir was. Dank der Intelligenz unserer Hirnleistung, kann ich bei einer momentan noch unbekannten Tatsache, wie zum Beispiel: Der Mensch hat Hellsinne, also intuitive Sinne, mein rechtes Hirn anstrengen und mir sagen: Gut, kenne ich nicht, aber ich will neue Erfahrungen machen. Das nennt man Kreativität. Die rechte Hirnhemisphäre arbeitet ohne Raum- und Zeitbegrenzung. Lassen Sie das mal durch Ihr intelligentes Hirn streichen. Das bedeutet dann: Ich habe eine Instanz, in der Alles möglich ist. Was für eine Dimension tut sich da jetzt auf?! Die meisten Menschen sind davon allerdings überfordert. Deshalb nutzen sie vom rechten Hirn nur fünf Prozent. Also, wir machen weiter mit der Erschließung neuer Wahrnehmungsareale in unserem fantastischen Gehirn und gehen davon aus, dass alle Materie, jede Körperzelle und jedes Organ, kurzum alles schwingt und strahlt. Jetzt kann ich den Fokus darauf lenken und mich darin üben, diese Schwingungen wahrzunehmen. Der wichtigste Hellsinn dafür ist das Hellfühlen. Was ich intuitiv fühle, kann ich in Klänge oder Farben umsetzen, das Wahrgenommene kann man dann hören oder sehen. Die sensitive Wahrnehmung ist nicht vom äußeren Sehsinn abhängig, sondern von den Sinnen, die wir nach der Geburt als erste entwickeln: Tasten und Fühlen. Das ist ein ausgesprochen körperlicher Vorgang. Ich bin sicher: mehr als die Hälfte der Zuhörer in diesem Raum haben schon erlebt, dass sie in ihrem eigenen Köper spüren, wie es jemand anderem geht. Darin zeigen sich gleich zwei Begabungen: Die des Hellfühlens und ein Potenzial von Heilenergie. Wenn eine solche Gabe ungeschult, undiszipliniert bleibt, taucht das Burn-out-Syndrom am Horizont auf. Meine Praxis ist voll von begabten, sensitiven Menschen, die von ihrer eigenen Begabung krank werden, weil sie meinen, sich vor der Flut an Informationen nicht erden und schützen zu müssen. Gerade hierin besteht eine Notwendigkeit der Schulung.

Es ist also überhaupt nicht wichtig, hellsichtig zu sein, sondern hellfühlig. Wer hellsichtig ist und den verstorbenen Opa am hellichten Tag – oder das Energiefeld seines Hundes oder eines fremden Menschen – sieht, muss lernen, das zu erspüren, was er und warum er das sieht. Denn die sensitive Wahrnehmung dient einem heilerischen Zweck. Man geht nicht als Medium einfach durch die Welt und schaut sich dauernd irgendwelche Energiefelder an. Wer das tut, landet im Größenwahn und somit in der Psychiatrie. Für den Einsatz der Hellsinne gibt es einen Zeitpunkt, einen Grund und einen Ort, auf den ich mich als Medium lernen muss einzustellen. Da wir gerade beim Thema Medium sind, will ich noch vorausschicken: In Europa gibt es seit 150 Jahren nur eine einzige seriöse Medial- und Heilerschulung, und zwar in England. Die Spiritual Research Society widmete sich jahrzehntelang den Phänomenen des menschlichen Bewusstseins, um die Hellsinne einzusetzen und mentale Heilweisen anzuwenden. Das A und O dieser Schulung waren und sind Übungen zur Wahrnehmung von Farben, durch Fühlen, Hören, Sehen, Schmecken und Riechen. Der Geistheiler ist in dieser Tradition ein spezielles Medium und das Medium ein spezieller Heiler. Die englische Medial- und Heilerschulung ist alt und chaotisch. Es gibt zwar abertausende von Protokollen von medial arbeitenden Menschen, aber kein Lehr-

Die sensitive Wahrnehmung ist nicht vom äußeren Sehsinn abhängig, sondern von den Sinnen, die wir nach der Geburt als erste entwickeln: Tasten und Fühlen. Das ist ein ausgesprochen körperlicher Vorgang.

werk. Als Harald Knauss und ich diese Schulung seit 1985 bei fünf Tutoren begannen (die übrigens bis heute andauert), sah man in uns offenbar das Potenzial, aus diesem kreativen Wirrwarr von Übungen ein Konzept zur Schulung der Hellsinne zu entwickeln. Aber nicht nur das, auch die Berücksichtigung der Tatsache, dass wir hier auf dem Kontinent intellektueller an die Sache herangehen und mehr Erklärungsbedarf haben, hat uns motiviert, auf der Basis der alten englischen Schulung ein modernes Konzept zu entwickeln. Die Tatsache, dass 90% der Teilnehmer aus der Therapieszene, der Kunst- und Naturwissenschaft und dem Management kommen, spricht für sich. Die Esohopper kommen nicht, weil bei uns richtige Arbeit und regelmäßiges Üben ansteht. Weshalb? Weil auch die sensitive Wahrnehmung des Handwerklichen bedarf, eines verlässlichen Könnens unter allen Umständen. Seine Hellsinne zu entwickeln ist wie das Erlernen eines Instruments. Wenn ich mal hervorragend Geige spielen will wie David Oistrach, muss ich – leider – jahrelang technische Übungen machen: Tonleitern rauf und runter, oder Lagenwechsel – um nur die harmlosesten zu nennen. Natürlich braucht man dazu auch ein Potenzial, ein Talent, klar, aber da alle Menschen Hellsinne haben, geht es erst einmal darum, sie überhaupt zu benutzen und dadurch sein Bewusstsein zu bereichern.

Damit Sie verstehen, was ich Ihnen gleich in Bildern zeige und erkläre, sei zur Sensitivitätsschulung noch gesagt: Sie basiert auf Übungen, die man im 19. Jahrhundert Psychometrie nannte, was übersetzt so viel wie »mit der Seele messen« heißt. Diese Übungen sind für alle Hellsinne gedacht, damit diese Sinne miteinander vernetzt werden und andererseits durch Farben und Bilder besonders die rechte Gehirnhälfte aktiviert wird. Diese psychometrischen Übungen dienen ferner dazu, eine individuelle Art der Wahrnehmung zu entdecken und diese Wahrnehmung dann verstehen zu lernen. Dann kommt das Wichtigste: Die Übungen werden zwecks Überprüfung immer zu zweit vorgenommen. Ich will das an einem Beispiel illustrieren: Wenn ich Ihnen da in der dritten Reihe sage: Ich sehe um Ihren Kopf herum ein frisches Grün und vom Hals ausgehend eine violette Farbe plus das Symbol eines Autos … Wenn ich dann so weitermache, werden Sie irgendwann fragen: Was soll das bedeuten? Es stimmt: Sie haben ein Recht zu fragen. In der seichten Esoterikszene würde man Ihnen sagen: »Tja, ich weiß nicht, ich seh's halt. Ich bin das Medium, Sie müssen mir das einfach glauben«. Wenn Sie sich leicht beeindrucken lassen und womöglich von einem solchen Pseudomedium auch noch die Hiobsbotschaft bekommen: »Sie stehen momentan unter einem okkulten Angriff«, oder: »Sie sind fremdbesetzt«, oder: »am 27. November sind Sie gefährdet« wird es Ihnen schlecht ergehen und Angst und Frustrationen auftauchen. Sie können die Aussagen glauben oder nicht, weil Sie keine Erlaubnis zur Überprüfung bekommen. Anders in der traditionellen Medialschulung. Gut, ich nehme etwas an Ihnen wahr. Nun frage ich mich als Medium: Was sagt mir das Grün um Ihren Kopf herum. Mir vermittelt es die Botschaft, dass Sie momentan im Begriff sind, neue Wege zu gehen und gegen Ostern 2004 einen Anlass zur Freude, zur Veränderung haben. Können Sie das verstehen, sagt Ihnen das etwas? (Zuschauerin lacht und nickt heftig). Danke!

Kommen wir zum Violett. Das ist etwas Privates, ich möchte es hier vor dem Auditorium nur andeuten: Kann es sein, dass Sie eine Krisenzeit mit Leiden jetzt abgeschlossen haben? Ich höre »Gottseidank, das ist jetzt vorbei!« Das Violett sagt mir, dass Sie leidensfähig sind und sehr mitfühlend mit anderen. Stimmt das? (Die Dame wird nachdenklich und bestätigt meine Aussagen). Danke für Ihre Mitarbeit.

Sie sehen, dass wir hier bei der Wahrnehmung, die bei mir über Farben läuft, einen ebenbürtigen Dialog führen. Mein Gegenüber, meine Klientin, mein Patient hat das Recht, meine Wahrnehmung anzunehmen, oder auch nicht. Sie ahnen, dass das weder mit Recht-haben-wollen noch mit Programmierung zu tun hat. Was ich Ihnen demonstrierte, dient auch dem Verständnis, dass im sensitiven Bereich keine Farbnomenklatur besteht. Das Violett bei der Dame ist ganz individuell und von der Nuance abhängig, und wie sich diese Farbe in mir anfühlt – ob sie frisch und lebendig schwingt oder eher langsam oder fest wirkt. Als Medium muss ich also genau zu spüren, zu hören oder zu sehen lernen, damit der Klient et-

Die Esohopper kommen nicht, weil bei uns richtige Arbeit und regelmäßiges Üben ansteht. Weshalb? Weil auch die sensitive Wahrnehmung des Handwerklichen bedarf, eines verlässlichen Könnens unter allen Umständen. Seine Hellsinne zu entwickeln ist wie das Erlernen eines Instruments.

was mit meiner Wahrnehmung anfangen kann. Ich kann mich irren, eigene Gedanken und Gefühle können sich einmischen, denn der Mensch ist kein Automat. Ich kann ja auch in Resonanz mit dem Menschen vor mir kommen und deshalb momentan nicht entscheiden: Was ist meins, was gehört zum Klienten? Die Wahrnehmung muss daher sinnvollerweise geübt werden. Und das mache ich seit 18 Jahren immer Dienstag abends in unserem Medial- und Heilerzirkel. Man übt also nicht alleine vor sich hin um die Einbildung zu fördern, man lernt von Anfang an zusammen mit einem Partner, damit man ein Feedback bekommt und Schritt für Schritt seinen Wahrnehmungen vertraut. Eine Sensitivitätsschulung basiert auf der simplen Aufgabe, sich selbst und seinem ersten Eindruck zu vertrauen, Zugang zu den eigenen Fähigkeiten zu bekommen und diese Gaben in den Dienst der Menschen zu stellen. Das Ziel einer sensitiven Beratung ist daher, dem Rat Suchenden, Leidenden, Verzweifelten Besserung zu verschaffen. Das alles ist einfach, aber es ist wirklich nicht leicht – denn es ist in keiner Weise spektakulär. Von außen betrachtet sieht es ganz schlicht aus. Ich kann mir damit keine goldene Kloschüssel oder einen Guru-Namen verdienen – aber Lebensfreude. Und viel freie Energie, ja, eine geistige Freiheit – denn ein Medium hebt den Schleier zwischen der materiell-sichtbaren Welt und den Seinsformen der immateriellen Welt. In der englischen Tradition ist das noch strenger formuliert: Die höchste und vornehmste Aufgabe eines Mediums und Heilers ist, dem Menschen die Angst vor Krankheit und Tod zu nehmen. Zu nehmen, und nicht zu machen! Wer mit sensitiven Wahrnehmungen anderen Angst macht, füttert damit sein machthungriges Ego, das andere beeindrucken will. Das echte Medium lässt sich dagegen vom Klienten beeindrucken und schaut auf die Potenziale des Menschen – und nicht auf den Mangel, die Schwäche. Medial zu arbeiten bedeutet, sich mit den Stärken, Potenzialen und Selbstheilungskräften eines Menschen oder Tieres zu verbinden. Und das ist eben schulungsbedürftig, weil wir ja so gern kritisieren und das Haar in der Suppe des anderen suchen und finden. »Sie haben noch zwei Monate zu leben«, »Sie sind fremdbesetzt«, »Sie sind unheilbar krank«. Solchen Woodoozauber der negativsten Art erleben wir täglich und regen uns darüber nicht auf. Die Therapeuten unter uns wissen, wie mühevoll es ist, einen Menschen aus dieser negativen Programmierung herauszuführen. Das ist die ignorante Arroganz, der wir begegnen und die mir immer sehr leid tut, weil ich ja weiß, dass dieser Mensch, wenn nicht in der Krankheit, so doch eines Tages auf dem Sterbebett seinen Irrtum und Hochmut erkennen wird, weil er im Sterben seine Lichtwerdung erlebt. In der Sterbebegleitung habe ich oft erlebt, dass ein Mensch meint, keine Zeit mehr zu haben, seinen Irrtum zu korrigieren. Aber er hat alle Zeit, denn er kann auch vom Jenseits in diese Welt schicken: »Jetzt verstehe ich mehr. Danke, dass du an meiner Seite warst, als ich meinen Körper ablegte und zur Lichtgestalt wurde«. Unsere Ahnen beamen den Hinterbliebenen oft solche schönen Botschaften. Aber wir üben uns weiter in Taubheit und programmieren Menschen weiter mit negativen Informationen. Ich habe diesbezüglich einen langen Atem entwickelt und warten gelernt. Ohne Lichtwerdung geht keiner von uns, auch nicht ohne eine Ahnung von arroganten Irrtümern im Leben. Da macht es doch Sinn, in der jetzigen Inkarnation schon mal an seiner sensitiven Wahrnehmung zu arbeiten, oder?

Ich denke, Sie haben durch den kleinen Überblick ein wenig die geistige Türe geöffnet, um meinem Thema folgen zu können. Und jetzt möchte ich den Bogen von der Anstrichfarbe bis zur sensitiven Wahrnehmung von Farben, von den therapeutischen zu den mentalen Heilweisen spannen.

Anstrich- und Lichtfarben in der Tiertherapie

Hinsichtlich der Farbtherapie unterscheide ich zwischen der direkten und indirekten Anwendung von Farben. Eine indirekte Anwendung entsteht durch die so genannten Anstrichfarben (Wände, Möbel, Flächengestaltung oder Kleidung) und folgt weitgehend den Regeln der Farbpsychologie, etwa in der Mode, dem Raumdesign und der Werbung. Die direkte Farbtherapie ist die Anwendung von farbigem Licht, sei es Sonnenlicht, das durch farbige Filter fällt oder elektrisches

Das Ziel einer sensitiven Beratung ist daher, dem Rat Suchenden, Leidenden, Verzweifelten Besserung zu verschaffen. Das alles ist einfach, aber es ist wirklich nicht leicht – denn es ist in keiner Weise spektakulär. Von außen betrachtet sieht es ganz schlicht aus.

Licht (niemals Leuchtstoffröhren oder Energiesparlampen!). Es gibt einen sanften Übergang zur direkten Farbtherapie, wenn beispielsweise sanfte, beruhigende und anregende Farben in der Praxisausstattung sehr positiv auf ein Tier (und seinen Halter!) wirken, während eine kalte, steril-weiße oder metallische Umgebung nicht nur das Immunsystem des Klienten lähmt, sondern auch die des Therapeuten – was gerne übersehen wird!

Im Gegensatz zur Farblichttherapie beim Menschen verwende ich bei Kleintieren grundsätzlich die Ganzkörperbestrahlung, allerdings mit der Option, dass sich das Tier im Lichtschein frei bewegen und sich davon nach Belieben auch entfernen kann. Bei Großtieren kommt sowohl eine farbige Raumausleuchtung in Frage als auch die Installation einer farbigen Lichtquelle, auf die sich das Tier hin- oder wegbewegen kann. Die Erfahrung, dass Tiere die Farbtherapie am besten in Bewegung genießen, stammt von den so genannten colour healing sanctuaries in Großbritannien, die stets farbige Glasscheiben enthielten, durch die das Tageslicht einfiel und in denen sich ein Tier seine Heilungsfarbe selbst aussuchen konnte.

Über Jahre hinweg habe ich beobachtet, dass sich die Farbtherapie für einige Heilbereiche besonders eignet:

1. Als Komplement zu anderen Therapiemaßnahmen stimuliert sie die Heilungsbereitschaft jedes Tiers.

2. In einem austherapierten oder angeblich therapieresistenten Tier herrscht energetisch gesehen ein Chaos. Eine gezielt dosierte Farbtherapie klärt das Terrain, so dass sich danach sowohl das Symptombild als auch der notwendige Heilungsimpuls deutlicher abzeichnen.

3. Notwendige Maßnahmen wie Operation und Kastration oder Sterilisation verlaufen für das Tier um eine Vielfaches stressfreier, wenn es mit Farben und Musik nachbehandelt wird. Wenn ein separater Raum zur Verfügung steht, in dem das Tier aus der Narkose aufwacht, kann der Tiertherapeut die positive Wirkung selbst erleben. Wird das Tier mit nach Hause gegeben, so kann man den Tierhalter anweisen, wie er die postoperative Phase mit Farben und Musik begleitet.

4. Die Farb- und Musiktherapie sind die stärksten Alternativen zur Euthanasie. Durch die Fähigkeit des Thalamus im Gehirn, visuelle wie akustische Impulse von außen für das Bewusstsein eines Lebewesens optimal umzuwandeln, spielen diese Alternativen besonders dann eine Rolle, wenn die Physis schwächer und der Energiekörper stärker wird.

5. Lichtfarben und Musik sind die wichtigsten Therapien, wenn der Besitzer in die Behandlung einbezogen werden muss. Bei vielen psychosomatischen und chronischen Erkrankungen des Tiers ist es wichtig zu prüfen, ob und wie der Mensch auf einer unterbewussten Ebene Anteil an der Krankheit hat. Tiere werden hauptsächlich durch Menschen krank, sei es durch falsche Haltung oder negative Projektionen. Das ist eine nüchterne Tatsache und das weiß auch jeder Tiertherapeut. Eigentlich müsste man den Besitzer therapieren. In diesen Fällen empfehle ich dem Halter grundsätzlich an der Farb- und Musiktherapie teilzunehmen. Wie schon gesagt sind Farben Schwingungen, die man entweder visuell oder als Töne und Klänge auditiv wahrnehmen kann. Ich persönlich hörte die Farben ursprünglich – kein Wunder nach 20 Jahren Berufsmusikertum. Heute kann ich sie sehen, hören und fühlen. Aber was bewirken Farben in der Tiertherapie konkret? Hier eine kurze Auflistung:

– Farben regen die natürlichen Organfunktionen an
– Sie haben eine ernährende Wirkung auf die Zellgewebe
– Sie vermehren die Quantität und Qualität der roten Blutkörperchen
– Sie fördern die Gewebebildung
– Sie regeln die Zirkulation der Flüssigkeiten (Blut, Lymphe, Harn)
– Sie fördern die Absorption von Nahrung und die Ausscheidung der Abfallstoffe
– Sie weiten die kleinen Blutgefäße und Kapillarien und dehnen die Muskelgewebe aus, wodurch die freie Zirkulation wieder hergestellt wird
– Sie lindern sofort Entzündungen, Kongestionen (Aufwallungen) und statische Zustände (Gefühl von Erstarrung) infolge einer Entzündung

> **Die Erfahrung, dass Tiere die Farbtherapie am besten in Bewegung genießen, stammt von den so genannten colour healing sanctuaries in Großbritannien, die stets farbige Glasscheiben enthielten, durch die das Tageslicht einfiel und in denen sich ein Tier seine Heilungsfarbe selbst aussuchen konnte.**

- Die Farbstrahlen dringen tief in Gewebe und Organe ein. Sie haben daher eine bakterientötende Wirkung
- Sie lösen Eiterkeime in oberflächlichen eitrigen Prozessen und beschleunigen die Abheilung von Verletzungen
- Sie helfen bei Hautkrankheiten
- Sie wirken sofort bei Gehirnerschütterung
- Sie helfen bei psychischen Störungen und nervösen Erscheinungen
- Sie wirken belebend bei Apathie, ausgleichend bei Aggression
- Sie stärken die Immunkräfte

Was allein schon Anstrichfarben bewirken kann hierzu ein Beispiel aus meiner Praxis belegen: Ein Züchter von Großpapageien klagte darüber, dass eines seiner Paare von Hyazintharas nicht brütet. Als ich den Raum sah, fragte ich ihn, ob er sich vorstellen könne, in einem solchen trostlosen, kahlen Raum ein Schäferstündchen mit seiner Freundin zu verbringen. Ich erklärte dem erstaunten Mann, dass ich nicht willens sei, die Vögel zu therapieren, wenn er nicht bereit sei, die Lebensverhältnisse der Vögel zu ändern. So verordnete ich ihm: drei Farbtöpfe in Blau, Gelb und Grün, einen großen Pinsel und die Anweisung: Bitte die Volierenwände bemalen. Obgleich der Mann alles erwartet hatte, nur nicht eine solche Aufgabe, entschied er sich notgedrungen, meiner Anleitung zu folgen, weil er ja seine Aras behandelt haben wollte. Nun schauen Sie, was der Züchter tat *(Bild 1, 2)*. Der Raum fing an zu leben, die Vögel waren begeistert, der Züchter ebenfalls, denn er sah ein, dass jetzt wenigstens ein kleines Stückchen Natur in die Voliere einzog. Die Vögel bekamen zusätzlich ein homöopathisches Mittel, wurden gesund und brüten seither regelmäßig jedes Jahr. Wenn ich in der Tiertherapie im deutschsprachigen Raum etwas bewegt habe, sind es die farbiger gewordenen Vogelzimmer, denn die Hersteller von Vogelkäfigen haben die Idee aufgegriffen. Aus diesem Grund können Sie heute bunte Käfige kaufen. Meine Beobachtungen haben außerdem gezeigt, dass schon Jungvögel viel besser gedeihen, wenn sie früh in ein farbiges Umfeld kommen. Hier sehen Sie eine meiner Nachzuchten, ein Papageienbaby, das man kaum in dem bunten Tuch ausmachen kann.

Ein weiteres Beispiel bei der Behandlung tropischer Vögel demonstriert, wie einfach die Farblichttherapie gehandhabt werden kann. Eine simple Farblichttherapie war schon deshalb wichtig, da ich es mit einer Klientel zu tun hatte, die zwar ein Vermögen bei der Anschaffung der Vögel auszugeben bereit war, aber so gut wie nichts für eine aufwendig oder überflüssig erscheinende ganzheitliche Therapie übrig hatte. Wollte ich Papageienhalter gewinnen, musste ich auf diese Umstände eingehen. Hier also das Beispiel eines Papageis in Privathand, der jedes Jahr regelmäßig an Aspergillose erkrankte und dadurch heftige Atemnot bekam. Zu einer Isopathischen Therapie mit Nigersan, Quentakehl und Notakehl, das sind potenzierte Bakterien und Pilze, verordnete ich eine je einstündige Lichtbestrahlung mit Blau und Gelb. Der Halter kaufte sich dazu zwei farbige 60-Watt-Glühbirnen, schraubte sie in eine einfache Stehleuchte und konnte beobachten, wie begeistert der Vogel den Lichtschein aufsuchte *(Bild 3)*. Seither war der Vogel nie wieder krank. Aber er bestand interessanterweise darauf, abends sein Licht zu bekommen.

Farbe und Licht wirken sich unmittelbar auf das Verhalten von Tieren aus. Nachdem die Voliere eines Papageienzüchters von diesem eigenhändig bunt bemalt war, brüteten seine Vögel wieder regelmäßig – was sie vorher nicht taten.

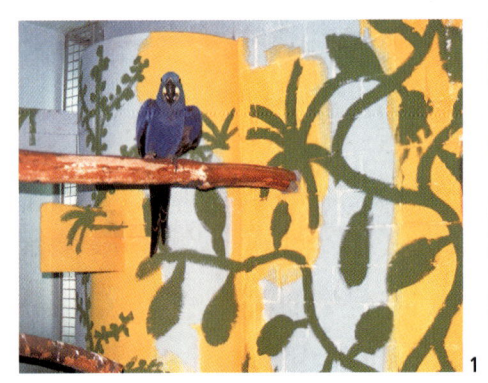

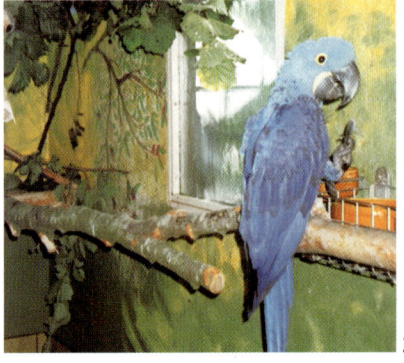

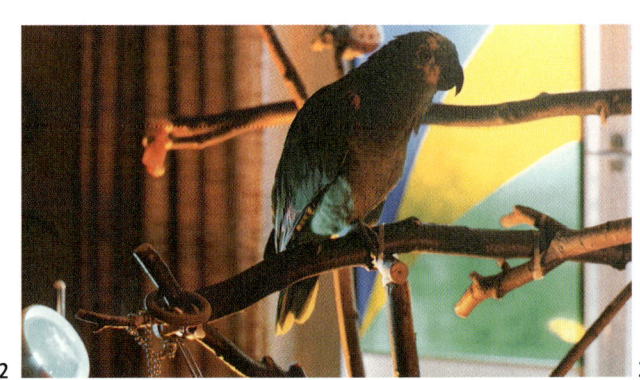

Diesem Papagei wurde ergänzend zu einer Isopathischen Therapie eine Farblichtbehandlung mit Blau und Gelb verordnet. Seither war der Vogel nie wieder krank.

Obgleich ich heute keine fremden Vögel mehr behandle, sondern nur noch meiner eigenen Vogelschar die wohltuende Wirkung von Anstrich- und Lichtfarben zugute kommen lasse, ist die Lichttherapie aus meiner Praxis nicht mehr wegzudenken. Ob in der Sterbegleitung oder in der Therapie von Menschen – farbiges Licht ist immer dabei. Da auf diesem Symposium noch eingehender über die therapeutische Wirkung von Farben gesprochen wird, möchte ich dies jetzt nicht weiter vertiefen.

Sensitive Farbwahrnehmung

Sobald wir den optischen Bereich der Farbwahrnehmung verlassen, spielt die therapeutische Bedeutung und Wirkung von Farben keine Rolle mehr. Zwar ist es sinnvoll, darüber Bescheid zu wissen, aber für das Verständnis von Wahrnehmung spielt es nur eine untergeordnete Rolle. Wie ich Ihnen schon demonstriert habe, nehme ich – gleich ob visuell, auditiv oder fühlend – Schwingungen wahr, orte sie und versuche, sie in Bezug auf einen Klienten zu verstehen. Ich teile ihm dies auch mit und frage, ob er oder sie mit meiner Wahrnehmung etwas anfangen kann. Das Energiefeld eines Menschen ist ein kleines Universum, in dem es nicht nur bunt, sondern auch höchst dynamisch zugeht. Wenn Sie zum Beispiel denken: »Was erzählt die da vorne denn für einen Schmarrn«, geht es in Ihrem Energiefeld hoch her. Sie spüren das vielleicht an Ihrem erhöhten Herzschlag, an einem kleinen Schweißausbruch, aber Sie können Ihre eigene energetische Emanation (Aus- und Abstrahlung) nicht hören und sehen – nur fühlen. Ihre Befindlichkeit wechselt ja des öfteren, wenn Sie sich zum Beispiel beruhigen und Ihre Stresshormone wieder abbauen. Wir haben also hier eine schnell wechselnde Energielage, die man mit den teuren Aurakameras auch fotografieren kann. Sie strahlen Wärme und durch Ihre Nerventätigkeit elektromagnetische Energie ab. Diese Energien kann 20 cm von der Haut entfernt jeder spüren und jeder kann sehen, wenn sich eine Person vor eine grauweiße Wand stellt, einen guten Witz erzählt oder singt. Dadurch fängt die so genannte Körperaura heftig zu pulsieren an und Sie können das als weißliche, manchmal auch grünlich-weiße, stark pulsierende Abstrahlung wahrnehmen. Würde man hier hinter uns Redner solch eine Wand stellen, könnte das jeder von Ihnen sehen. Dazu muss man nicht hellsichtig sein oder sich jahrelang schulen. Diese Abstrahlung ist jedoch für die sensitive Wahrnehmung uninteressant. Wenn ein Klient zum Medium kommt, will er nichts von seiner momentanen Befindlichkeit wissen. Er kommt, weil er ein Problem hat, meistens ein schweres Problem, das weder er selbst noch irgendein Therapeut bisher zu lösen vermochte. Eine mediale Sitzung ist eine Heilungssitzung. Das Heilende besteht darin, die Potenziale des Klienten wahrzunehmen, die helfen, wieder ins Lot zu kommen. Wie ich eingangs sagte, das Medium ist ein spezieller Heiler.

Was heißt das jetzt für die Wahrnehmung von Farben? Seit Jahrtausenden haben sensitive Menschen die energetische Abstrahlung in verschiedene Ebenen oder Schichten eingeteilt. Man spricht von Auraebenen. Jedes Medium muss seiner Wahrnehmung vertrauen lernen und seinen Weg in dem Universum Mensch finden. Die sensitive Wahrnehmung basiert auf dem Resonanzphänomen und meiner individuellen Art und Weise, solche Energien aus dem Chaos der menschlichen Aura heraus zu filtern, die von Interesse sind.

Schauen wir uns ein so genanntes Auragraph einmal an *(Bild 4, Seite 67)*. Es ist, wie schon gesagt, nicht wichtig, hellsichtig zu sein, sondern alle Sinne einzusetzen und sie im Falle eines Auragraphs in sichtbare Bilder umzusetzen. Ich habe dazu eine sehr einfache Nomenklatur entwickelt, die mir erlaubt, mich schnell in einem Energiesystem zurecht zu finden. Zum Verständnis, wie ein Auragraph aufgebaut ist, muss ich vorausschicken, dass die Auraebenen zwar wie abstrahlende Schichten gemalt werden, aber von innen nach außen wahrgenommen werden. Daher spielt es keine Rolle, ob ich als Konterfei den gesamten Körper zu Grunde lege oder ob ich mich in ein bestimmtes Organ oder Organsystem einschwinge. In der Schulung lernt man, dem ersten Eindruck zu vertrauen, und das erfordert die längste Zeit, weil wir gelernt haben, allem und jedem zu vertrauen, nur nicht uns selbst. Der erste Eindruck, der immer in einem Augenblick geschieht, ist der Schlüssel zum Verständnis eines Menschen. Im ersten Augenblicke nimmt man immer das Wesentlichste wahr, er führt immer zum Zentrum, zu einer Ursache, zum größten Defizit, aber auch zum größten Potenzial. Für die Erstellung eines Auragraphs heißt das farblich et-

Das Oval um den Körper kennzeichnet die emotionale Aura oder den Astralkörper. In ihm sind, wie bei jedem gesunden Menschen, viele Farben in lebhafter Bewegung anzutreffen. In der Wahrnehmung pulsieren die Farbschwingungen dreidimensional in alle Richtungen.

was umzusetzen, was beispielsweise zur Ursache einer Erkrankung oder eines Problems und zu dessen Lösung führt. Jeder Mensch bringt sein Problem und seine Lösung mit. Man muss sie nur wahrnehmen lernen.

Die Einteilung in verschiedene Energiekörper dient dann nur der Veranschaulichung, aber im Grunde wiederholen sich die energetischen Emanationen in jeder Zelle. In eine Aura eintauchen heißt für mich, in den verschieden dichten Feldern zu reisen und zu lesen. Die ätherische, astrale und mentale Energie strahlt nach außen ab. Jede Auraebene ist wiederum höchst differenziert und das Medium muss entscheiden, was für den Anlass der Wahrnehmung wichtig ist. Schauen wir uns dazu das Bild eines gesunden Menschen an: Das menschliche Konterfei dient zur Orientierung, wo und wie die Informationen des Energiefeldes schwingen. Es ist zugleich das Abbild des Etherkörpers, in dem alle physischen Erfahrungen eines Menschen gespeichert sind. Dort trage ich ein, was ich körperlich wahrnehme, welcher Organbereich von besonderer Bedeutung ist und an welchen Organen ich eine miasmatische Dynamik, Schwäche oder Blockade feststelle. Innerhalb des Etherkörpers gehe ich von verschiedenen Energiezentren aus, die etwas über den Gesamtzustand eines Menschen aussagen. Dem Beckenraum entsprechen dabei das Basis- und Sakralzentrum der Leibesmitte der Solarplexus, dem Brustbereich das Herz- und Kehlzentrum und dem Kopf das Stirn- und Scheitelzentrum.

Das Oval um den Körper kennzeichnet die emotionale Aura oder den Astralkörper. In ihm sind, wie bei jedem gesunden Menschen, viele Farben in lebhafter Bewegung anzutreffen. In der Wahrnehmung pulsieren die Farbschwingungen dreidimensional in alle Richtungen. Hier ist es am schwierigsten, eine Ordnung in die Wahrnehmungen zu bringen. Ich beschränke mich auf fünf bis sechs Energiefelder:

E1: Das Basis- und Sakralzentrum. Es sagt etwas über die physisch-psychische Verfassung und die Nutzung des schöpferischen Potenzials aus – wie setzt jemand etwas in die Tat um, wie gestaltet dieser Mensch das Verhältnis von Aktion und Ruhe?

E2: Der Solarplexus. Er sagt etwas über die Art und Weise der Kommunikation nach außen und darüber, ob und wie jemand geerdet und in seiner Mitte ist. Hier sehe ich auch, wie tief sich jemand auf den anderen einlässt.

E3: Das Herz- und Kehlzentrum. Diese Ebene zeigt an, mit welcher Energie und welcher Intention sich jemand im Leben verwirklicht, wie es um dessen Selbstausdruck steht. Hier sehe ich, ob und wie jemand sein Leben annimmt, wie und ob Gefühle ausgedrückt werden, wie es um den Rhythmus im Leben bestellt ist. Schließlich schwingt hier auch die Information über das kreative, künstlerische Potenzial.

E4: Das Stirn- und Scheitelzentrum. Diese Ebene zeigt mir die größte Grundbegabung eines Menschen und auf welche Weise kreative Potenziale in die Tat umgesetzt werden. Ich sehe auch, wie sich das Verhältnis Öffnung nach oben und gesunder Menschenverstand darstellt. Wenn jemand dem Tod sehr nahe ist, zeigt sich dies durch besonders helle Farben und Strahlungsrichtungen.

Um das Oval herum ordne ich drei Schichten des Mentalkörpers, der ganz allgemein anzeigt, welche permanenten Gedankenformen ausgesendet werden, welche Zukunftsvisionen und -perspektiven jemand hat, zulässt, nutzt – und was jemand aus seinen Gaben macht. In der Mentalaura sehe ich auch Anlagen, die noch nicht gelebt werden und zukünftige Ereignisse, die zur spirituellen Entwicklung des Menschen beitragen können.

M1: Diese Ebene zeigt an, ob und wie jemand emotionale Themen bearbeitet hat und welche Gabe sich im Beruf manifestiert. Sie ist die wichtigste Instanz für die Verbindung von innen und außen, für Flexibilität und Toleranz.

M2: Diese Ebene sagt aus, welche Ziele, Gedanken und Talente einen Menschen zum Handeln bewegen, wie er mit seinem Umfeld umgeht und wie er die Informationen verarbeitet. Ich sehe hier auch, in welchem Grad sich jemand von außen abkapselt, kontaktfreudig oder kontaktarm ist.

M3: Diese Ebene zeigt, welche Gabe(n) sich im Kontakt mit der Außenwelt manifestieren und erlaubt einen Blick in die Zukunft. Ich sehe hier auch, welche Visionen sich ein Mensch erlaubt, was ihn im Leben voran bringt, welche Potenziale ausgeschöpft werden können, wenn die emotionale Ebene in Balance ist. Diese feinstoffliche Mentalebene zeigt auch, ob und wie eine Synergie zwischen Körper, Emotion und Gedanken gelebt wird, so dass sich eine spirituelle Emanation bilden kann, die ich am Rand des Feldes als flimmernde Lichtpunkte wahrnehme. Diese Lichtpunkte können so dicht werden, dass sie eine Farbnuance erkennen lassen.

M4: Diese Ebene hat zwei Aspekte. Sie zeigt sich einerseits als Aureole um den Kopf, wie jemand seinen Verstand und seine Gehirnleistung (rechts-links, vorne-hinten) nutzt. Andererseits zeigt sie, welche geistige Ausrichtung jemand hat und welcher Art die geistige Energie ist, ob kreativ, beweglich, langsam, phlegmatisch oder chaotisch. Diagnostisch nehme ich hier wahr, ob und welche Blockaden im Alltagsdenken vorliegen, ob eine Gedächtnisschwäche vorliegt oder jemand dazu neigt, den Kopf voll zu haben mit alltäglichen Gedanken. Die äußeren mentalen Schichten und die Kopfaura stehen in ständigem Austausch und können deshalb nur behelfsmäßig malerisch wiedergegeben werden.

Innerhalb der Auraschichten gibt es dann noch sechs weitere Energiezentren:

H1 und H2: Sie zeigen die Abstrahlung der Hände, das heilerische Potenzial, die manuelle Geschicklichkeit und die Art der Tatkraft an.

K1 und K2: Die Abstrahlung der Knie ist für meine Arbeit von zentraler Bedeutung, denn sie zeigt an, ob und wie jemand im Leben vorangeht, ob und wie jemand motiviert ist, wie krank jemand ist, ob ein Miasma akut oder latent ist. Meistens liegt die Knieenergie dort, wo die Mentalschichten M1 und M2 ineinander schwingen und erzeugen dadurch ein besonderes Spannungsfeld. Energetisch beginnen viele Krankheiten in den Knien, deren Symptome zunächst eher unspektakulär sind und vom Patienten nicht als Vorboten der Krankheit verstanden oder bewertet werden. Die Knie sind aber die Instanz oder das ausführende Organ unserer Planungen und Entscheidungen. Wenn also die Knie schmerzen und eine Tendenz zur Steifigkeit zeigen, hat das Bewusstsein des Patienten längst entschieden, in irgendeiner Sache nicht mehr voran zu gehen und einen Konflikt nicht mehr lösen zu wollen. Im Gespräch ist dies dem Patienten nicht bewusst, aber seine Knie sprechen für mich eine beredte Sprache, so dass ich auf Grund meiner Wahrnehmung gezielte Fragen stellen kann.

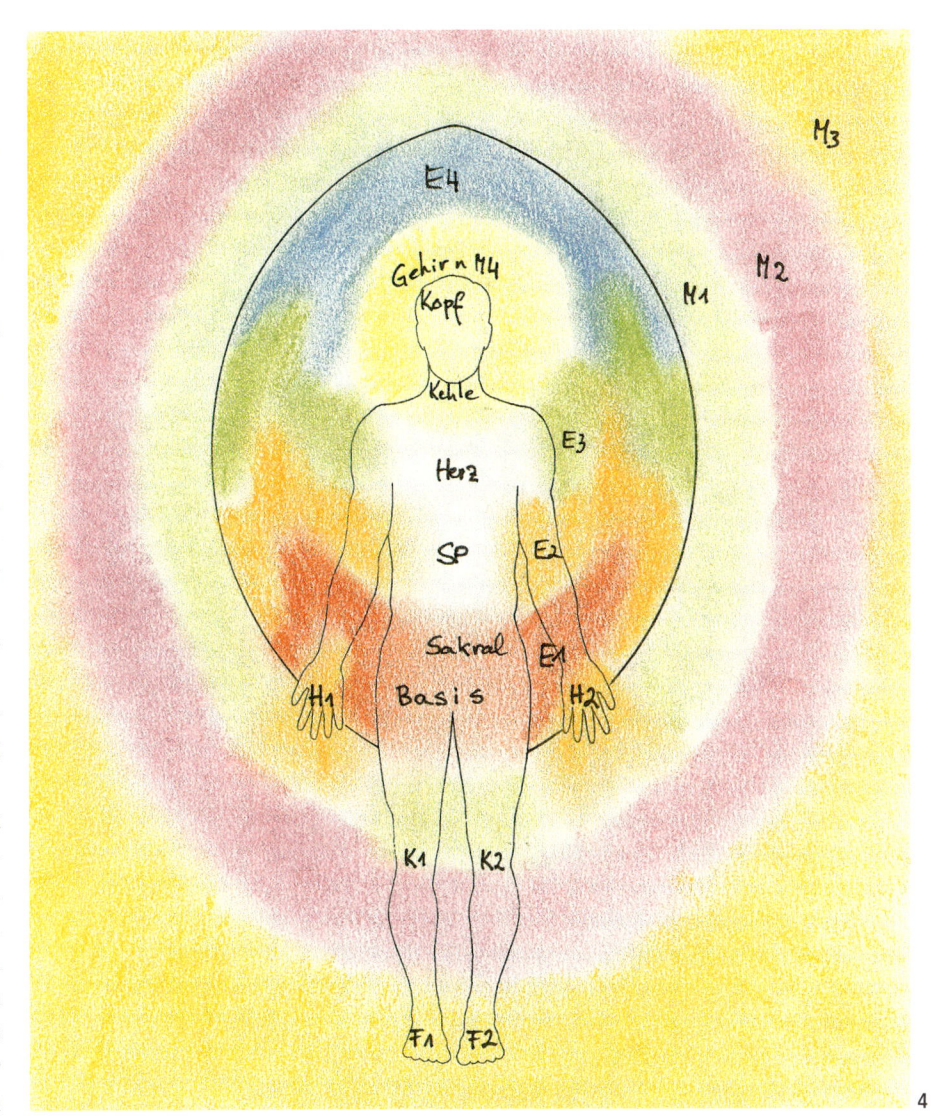

F1 und F2: Die Abstrahlung der Füße ist für mich ebenfalls von großer Bedeutung, denn ich erkenne in ihrer Energie die tatsächlichen Ziele, die einen Menschen bewegen, ferner die Art des Nährbodens, den sich jemand im Leben erschaffen hat. Meistens liegt die Fußenergie in der äußeren mentalen Auraschicht und sagt daher viel über die Qualität zukunftsorientierter Lebensaspekte eines Menschen aus. Auf was baut jemand? Interessant ist auch, dass bei kranken Menschen nur ein Fuß wirklich auf dem Boden steht oder be-

Bei der Erstellung eines Auragraphs werden die ätherischen, astralen und mentalen Abstrahlungen der verschiedenen Energiekörper farbig aufgezeichnet. Diese Schichten werden wie Zwiebelschalen von innen nach außen wahrgenommen.

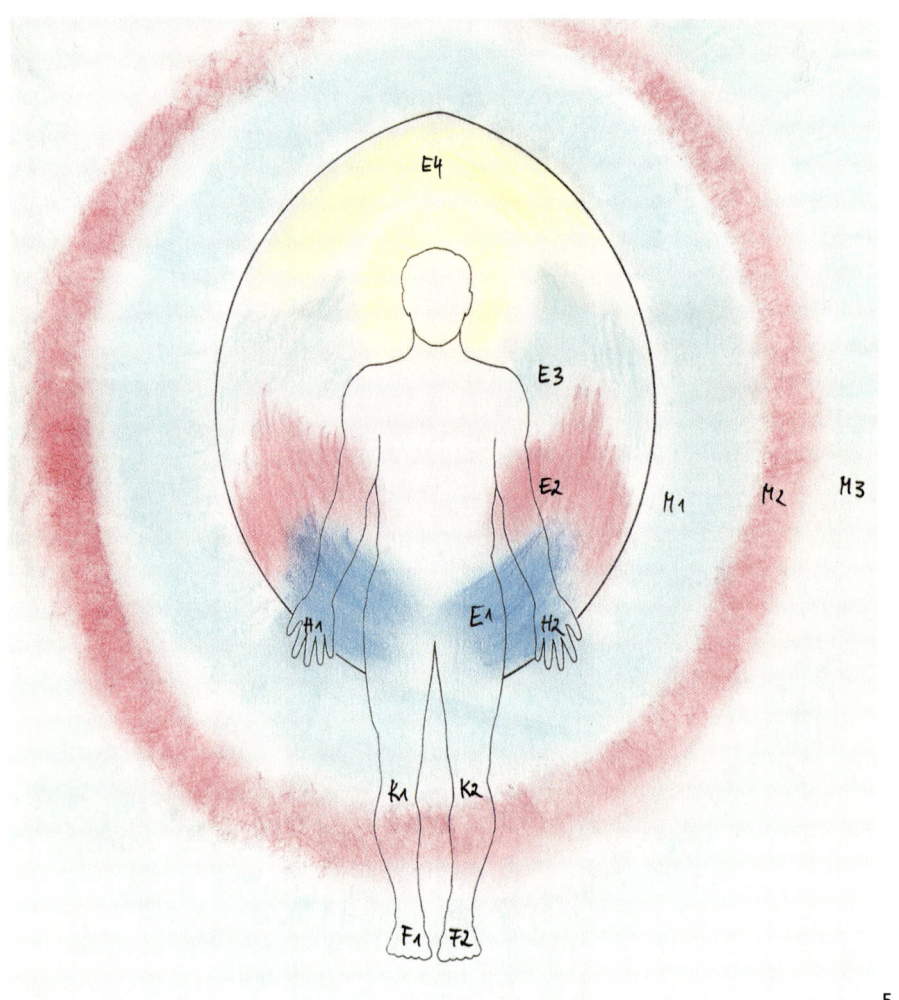

Auragraph einer Patientin, die sich im großen und ganzen gesund fühlte, die jedoch beim Sprechen vor einer Gruppe ängstlich war. Die Pastelltöne sind ein Zeichen für die Zartheit ihrer Persönlichkeit.

rührt, während der jeweils andere desorientiert wirkt. Andererseits kann ich den Heilungsfortschritt am gleichmäßigen Energiefluss in beiden Füßen erkennen. Es gibt also viele spannende Details in einem Energiefeld, die sich sowohl diagnostisch als auch heilerisch zu einem Ganzen fügen.

Das Auragraph

Wenn wir ganzheitlich denken und wahrnehmen, spielt es keine Rolle, ob wir den ganzen Menschen und seine energetischen Emanationen betrachten oder nur einen Teil oder Ausschnitt – denn in jedem Detail spiegelt sich das Ganze. Deshalb male ich manchmal nicht das komplette Konterfei, sondern nur einen bestimmten Teil des Körpers, der von besonderem Interesse ist, beispielsweise Kopf, Lunge, Wirbel,

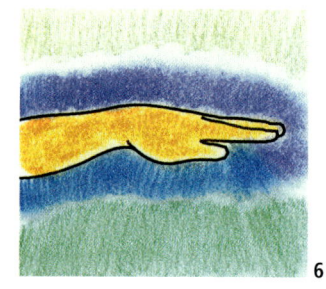

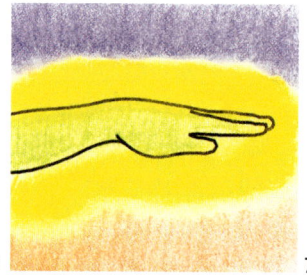

Die gleiche Person litt an einem Karpaltunnelsyndrom in der Hand, was ihre künstlerische Schaffenskraft einschränkte und sie deprimierte. Das zweite Auragraph entstand nach der Behandlung.

Leber, Darm oder Gelenke. Der Grund dafür kann eine spezielle Blockade sein, die das aktuelle Thema des Kranken ist, oder eine Krankheit, die sich an einem Organsystem abspielt. Diese Vorgehensweise ist nicht symptomorientiert gedacht, da ich analog der chinesischen Elementenlehre Organe und Psyche zuordne und dadurch sofort das Thema erkennen kann. Auch dazu ein Beispiel. Die Darstellung *(Bild 5)* ist das Auragraph einer Patientin, die sich im großen und ganzen gesund fühlt, nur ab und zu sehr ängstlich ist, vor allem dann, wenn sie vor einer Gruppe steht und etwas sagen muss. Die Pastelltöne lassen die Zartheit ihrer Persönlichkeit unschwer erkennen. Das Violett im Mentalfeld M2 weist auf ihre Leidensfähigkeit hin, was nichts anderes bedeutet, als dass viel passieren muss, ehe sie jammert. Weil die Dame unter einem Karpaltunnelsyndrom litt habe ich aus dem großen Auragraphen die beiden Detaildarstellungen *(Bild 6, 7)* heraus gegriffen, die das gut veranschaulichen. Gleichzeitig ist die Patientin auch künstlerisch. Da sich die Frau durch diese Erkrankung in ihrer Schaffenskraft sehr eingeschränkt sieht, fühlt sie sich deprimiert. Auf dem Bild 6 sehen wir denn auch die Farben, welche die Stagnation und Steifheit der Hand ausdrücken. Nachdem die Patientin mit dem homöopathischen Mittel Agaricus behandelt wurde, schwanden die Symptome, und das Energiefeld *(Bild 7)* bewies, was die Patientin jetzt fühlen konnte: Bewegungsfreiheit und neue Schaffenskraft.

Farben

Für die sensitive und mediale Wahrnehmung hat eine spezielle Farbenlehre keine Bedeutung. Da zu meiner heilerischen Arbeit auch die Farblichttherapie gehört, interessiert mich natürlich auch die therapeutische Wirkung von Farben, aber in der Auragrafie muss die Farbwahl und Farbnuance dem sensitiven Eindruck so nahe wie möglich kommen, um die energetische Botschaft auszudrücken. Ich muss also begründen können, warum ich an dieser Stelle diese Farbnuance gewählt habe und das muss wiederum die Ursache dieser speziellen sensitiven Wahrnehmung aufdecken. Dem sensitiven Malen geht eine ganzkörperliche und mit allen Sinnen erfasste Wahrnehmung voraus, deshalb kann es keine plakative oder schablonenhafte Farbdeutung geben. Diese kann immer nur subjektiv und individuell sein. Das heißt: Ein und dieselbe Farbe kann völlig verschieden gedeutet werden, je nachdem, in welchem der Energiefelder und an welcher Auraposition sie wahrgenommen wird. Entscheidend ist die ganzheitliche Wahrnehmung, die konkrete Farbwahl ist nur das Vehikel, diese Wahrnehmung auszudrücken und sichtbar zu machen.

Aus Erfahrung kann ich aber sagen, dass bestimmte Farben in bestimmten Energiezentren und -ebenen des öfteren auftauchen. Als Zeichen für eine gesunde Vitalkraft im Becken oder Basis- und Sakralzentrum taucht beispielsweise die Farbe Rot am häufigsten auf. Unterdrückte Aggression zeigt sich durch Rot zumeist im E3 und E4-Bereich. M4, die Aureole um den Kopf, strahlt meistens in Gelb oder Goldgelb. Liegt eine hochgradige Verschlackung oder gar eine Vergiftung des Organismus vor, schimmert die Kopfaura in Grüngelb oder sogar Giftgrün. Ansonsten können alle Farben in allen Ebenen erscheinen.

Die Klientin *(Bild 4, Seite 67)* ist ausgesprochen dynamisch, kreativ und gesund. Solch ein Zustand drückt sich jedoch nicht immer durch klare, kräftige Farben aus. Es gibt extrovertierte und introvertierte Persönlichkeiten, starke und schwache, dynamische und zurückhaltende, mutige und ängstliche. Diese grundsätzliche Dynamik braucht nicht krank zu sein. Für den Sensitiven ist es von Bedeutung, krank von gesund zu unterscheiden. Deshalb legt man in der Schulung den Schwerpunkt auf die Entwicklung der Hellfühligkeit, denn nur durch das Hineinfühlen in eine Schwingung erschließt sich einem dieser Unterschied. Hellsichtige Menschen, die ihre Hellfühligkeit nicht aktivieren können, haben es hier schwerer, weil sie etwas sehen, was sie falsch deuten könnten. Es reicht eben nicht, eine Farbe nur zu sehen. Um sie zu verstehen und ins Wort zu bringen muss man im Lauf der Zeit erst lernen, ihre Botschaft mittels aller Hellsinne zu erschließen.

Zusammenfassend hierzu ist zu sagen: Eine zarte oder kräftige Farbe kann völlig verschiedene Bedeutungen haben. So wie jedes Rot nicht unbedingt ein Zeichen für Vitalität sein muss, so wenig ist auch jedes Violett ein Hinweis auf eine spirituelle Ausrichtung. Plakative Auradeutungen gibt es in der seichten Esoterikszene, für einen professionellen Standard in der Heilkunst braucht man eine profunde Schulung der differenzierten Wahrnehmung über alle fünf Hellsinne.

Farbintensität

Für die Deutung der Wahrnehmung spielt es eine große Rolle, wie intensiv Farben schwingen und leuchten, ob sie transparent oder fest wirken, hell oder dunkel. Die beiden Aurabilder *(Bild 8, 9)* wurden im Abstand von knapp einem Jahr erstellt. Es ist leicht zu erkennen, dass sowohl die Farbkompositionen als auch die Position im wesentlichen gleich ist. Aber auf dem zweiten Bild wirken die Farben fest

Für den Sensitiven ist es von Bedeutung, krank von gesund zu unterscheiden. Deshalb legt man in der Schulung den Schwerpunkt auf die Entwicklung der Hellfühligkeit, denn nur durch das Hineinfühlen in eine Schwingung erschließt sich einem dieser Unterschied.

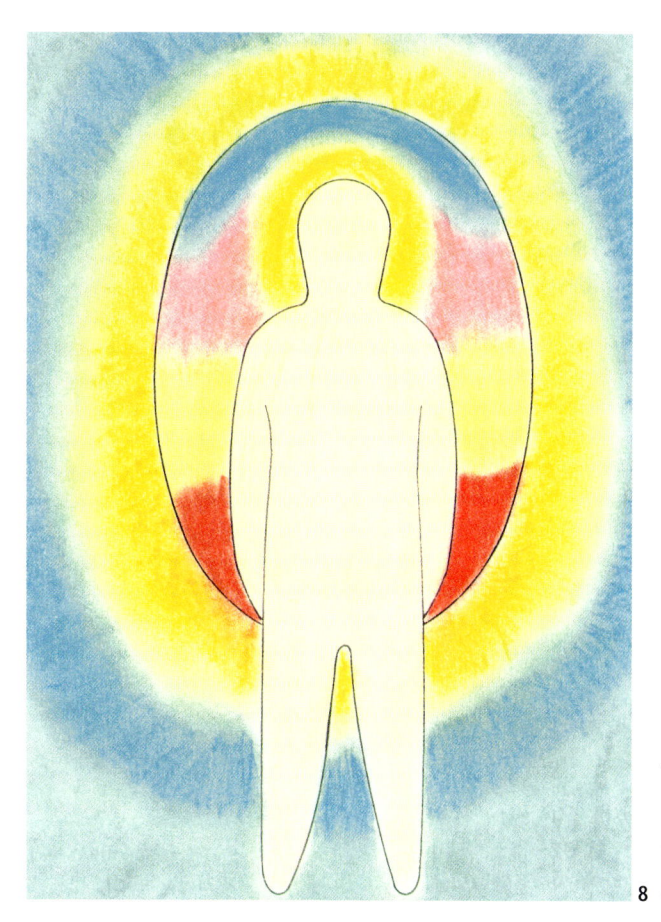

Für die Deutung der Wahrnehmungen spielt die Intensität der Farbschwingungen eine große Rolle. Es kommt darauf an, ob die Farben leuchten, transparent oder fest, hell oder dunkel wirken.

8

Wenn auf einem Instrument, einem Cello zum Beispiel, ein Ton erzeugt wird, hört man bei einem guten Spieler nicht nur den direkt erzeugten Ton, sondern auch dessen Obertöne. Dadurch klingt der Ton nicht nur lauter, sondern auch voller. Wir haben also eine Tonverstärkung und das ästhetisch wunderbare Phänomen der Obertöne. So müssen sie sich auch die Wirkung homöopathischer Mittel vorstellen. Wenn dieses mit Ihnen in Resonanz kommt, geschieht ein Heilungsprozess.

und unbeweglich. Die Bilder sind Aurabilder einer vierzigjährigen Patientin mit Depressionen und starken Gelenkproblemen. Zu Beginn der Therapie lag ein Grauschleier über dem gesamten Energiefeld. Die Schwingungen waren langsam, träge und sie fühlten sich schwer an. Die Patientin befand sich gerade in einer beruflichen Umbruchphase, hatte eine Scheidung hinter sich und spürte keine Energie, die neuen Lebensaufgaben anzunehmen. Ihr sonst lebhaftes Temperament war gedämpft. Die Aufhellung des gesamten Aurasystems geschah, wie das unschwer auf der Abbildung 9 zu sehen ist, durch das homöopathische Mittel Causticum C 30, zum anderen durch die konsequente Konfliktlösung mittels mentaler Übungen. Alle Maßnahmen zusammen halfen der Patientin, neuen Lebensmut zu finden und die Vergangenheit loszulassen.

Der Vergleich von Auragraphen macht deutlich, dass Heilung etwas mit Licht und Hellwerden zu tun hat.

Die beiden Auragraphen veranschaulichen darüber hinaus, dass Heilung etwas mit Licht und Hellwerden zu tun hat. Im Energiefeld der Patientin standen keine spezielle körperlichen Symptome im Vordergrund – obgleich sie über solche klagte –, sondern psychosomatische Störungen, die sozusagen alle Schwingungen dämpften. Nach der Behandlung verschwanden die Symptome rasch, dennoch dauerte es noch ein halbes Jahr, bis sich auf der mentalen Ebene die düsteren, fatalistischen Gedanken durch positive und lebensbejahende ablösten.

Die Farbintensität, die ich mit der Intensität der Lebensdynamik gleich setze, versuche ich durch eine kleine zeichnerische Hilfe deutlich zu machen. Auf den Auragraphen der Bilder 4 bis 9 sehen wir nach oben gezogene Farbspitzen im Emotionalfeld, die ich wie einen Tidenhub von Wasserwellen wahrnehme. Das soll die intensiv nach oben und vorne pulsierende Schwingung wiedergeben. Im Bild 8 sehen wir solch eine Schwingungsintensität nur im Pinkbereich von E3, in E1 und E2 wirken die Schwingungen gedämpft, es gibt keine Tide, die Wellen fühlen sich flach an.

Der farbliche Unterschied zwischen den Bildern 8 und 9 liegt im Feld M3. Nachdem die Patientin wachsende Kräfte in sich spürt und Mut zu neuen Ideen und Taten hat, ändert sich auch die Schwingung: vom stillen, stagnativen Graublau hin zu Grün. Die Farbe Grün steht hier für Wachstum, neue schöpferische Fülle und für Dinge in Bewegung bringen. Vor ihrer Erkrankung gab die Patientin Seminare für innovative Ideen – und nach ihrer Behandlung hatte sie dazu wieder Lust.

Mit diesen Beispielen wollte ich Ihnen näher bringen, dass die sensitive Wahrnehmung des menschlichen Energiefeldes für die Diagnostik und Behandlung eingesetzt werden kann.

Das ist eine sehr anregende und aufbauende Art, mit einem kranken Menschen umzugehen. Wie oft höre ich die Worte: »Was, so schön sehe ich aus?!« Ja, der Mensch ist ein lebendiger Regenbogen. Wenn ich zum Beispiel mit einem Menschen therapeutisch zu tun habe, der sich nicht verbal mitteilen kann – ein autistischer Patient beispielsweise, oder jemand im Wach- oder Tiefkoma, oder ein Sterbender –, kommt mir die Fähigkeit der sensitiven Wahrnehmung sehr entgegen. Ich kann dann über das Energiefeld sehen, wo der Patient gerade steht, welcher Art die Regulationsstarre, also die Stagnation im Energiesystem ist. Dementsprechend lässt sich eine Therapie ermitteln, bei der natürlich auch die Farblichtbestrahlung zum Einsatz kommt.

Kommen wir zum Schluss meines Vortrags noch zu einer weiteren Möglichkeit der sensitiven Wahrnehmung. Ich bin ja auch als Homöopathin tätig – und homöopathische Mittel sind ein wunderbares Beispiel für Schwingungen, Informationen ohne Materie. Durch Verdünnung und Rhythmisierung eines Ursprungsstoffes wird sein inneres Wesen frei. Wenn nun ein solches geistiges Heilwesen mit einem lebendigen Energiesystem in Kontakt kommt – dazu muss man gar nicht die Zuckerkügelchen einnehmen –, gibt es Resonanzen. Was heißt das? Sie kennen das von der Musik oder aus der Akustik. Wenn auf einem Instrument, einem Cello zum Beispiel, ein Ton erzeugt wird, hört man bei einem guten Spieler nicht nur den direkt erzeugten Ton, sondern auch dessen Obertöne. Dadurch klingt der Ton nicht nur lauter, sondern auch voller. Wir haben also eine Tonverstärkung und das ästhetisch wunderbare Phänomen der Obertöne. So müssen sie sich auch die Wirkung homöopathischer Mittel vorstellen. Wenn dieses mit Ihnen in Resonanz kommt, geschieht ein Heilungsprozess. Nehmen wir ein Beispiel: Sie haben's an den Nieren und während der Behandlung tauchen Symptome auf, die lange unterdrückt wurden. Diese Erstverschlimmerung freut zwar den Homöopathen, aber Sie haben wieder wie früher ihre Pickel im Gesicht, denn die Resonanz bewirkt eine Heilung von innen nach außen. Die unterdrückte Akne geht ja nicht verloren, das Universum verliert ja nichts. Also geht die Krankheit nach innen – und wenn man sie lange genug unterdrückt, greift sie lebenswichtige Organe an. Nun haben Sie Nierenstechen, Sie sind aber so einsichtig und lassen sich die Niere nicht wegoperieren. Die passenden Mittel des Homöopathen beseitigen das Nierenstechen, dafür kommt die Akne wieder. Als Patient sind Sie zwar sauer, weil Sie wieder wie damals aussehen, aber es geht Ihnen besser. Die Angst ist weg, der Schmerz ist weg. Nur die Pickel sind da. Jetzt kommt der zweite, der wesentliche Teil des homöopathischen Heilungsprozesses, die Entsprechung zu den Obertönen. Die höhere Schwingung heilt, das ist ein Naturgesetz. Heilung heißt Wandlung. Indem Sie sich wandeln, ändert sich auch Ihr Bewusstsein. Allmählich sehen Sie sich und die Welt mit anderen Augen. Das ist sichtbar und hörbar. Es werden mit einem Mal andere Töne hörbar, andere Farben sichtbar. Vorher waren Sie käsig im Gesicht, jetzt schauen Sie frisch und rosig aus. Vorher war Ihre Stimme jammernd, leise, verschüchtert, jetzt klingt sie wieder melodisch. Diese Wandlung findet auf allen Energieebenen statt, und das kann man natürlich im Energiefeld wahrneh-

Homöopathische Mittel sind ein wunderbares Beispiel für Schwingungen, Informationen ohne Materie. Durch Verdünnung und Rhythmisierung eines Ursprungsstoffes wird sein inneres Wesen frei.

Auch homöopathische Mittel (wie beispielsweise Thuja C30) lassen sich an Hand eines Auragraphen darstellen. Dabei hat jedes Mittel und jede Potenz ihr eigenes Thema und ihr eigenes Energiemuster.

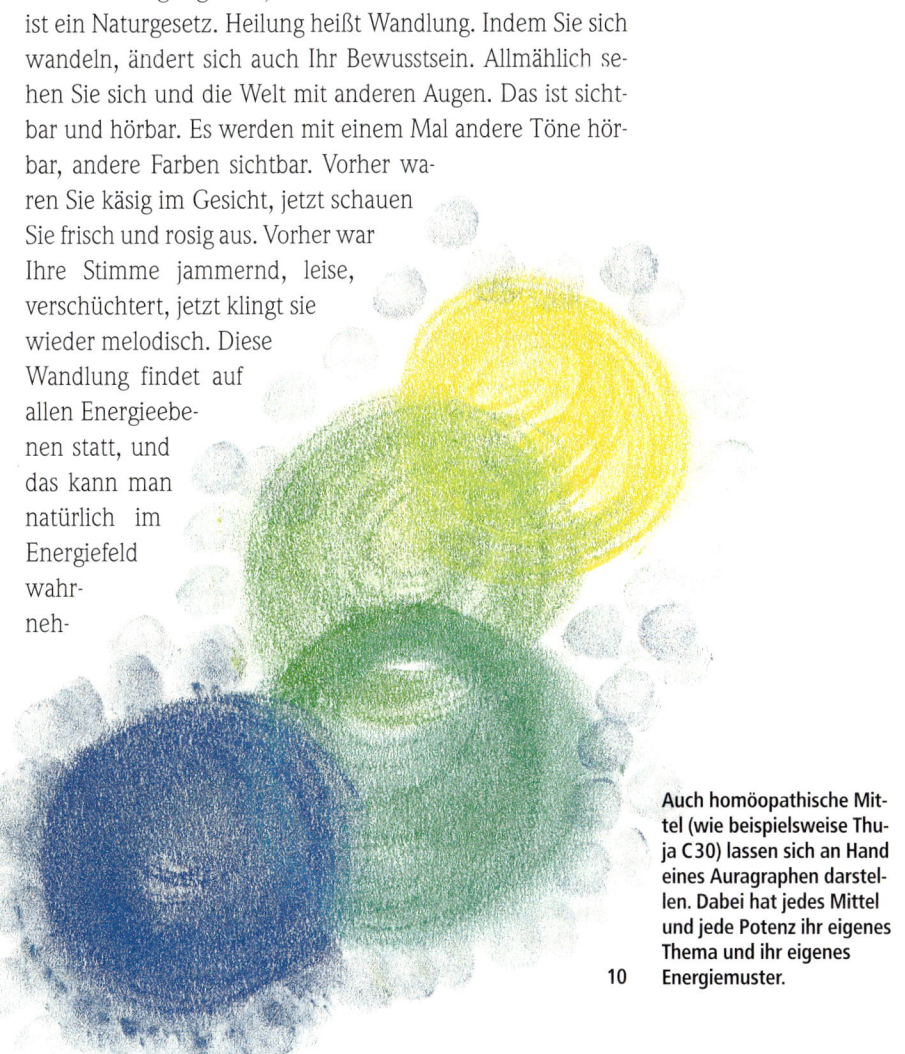

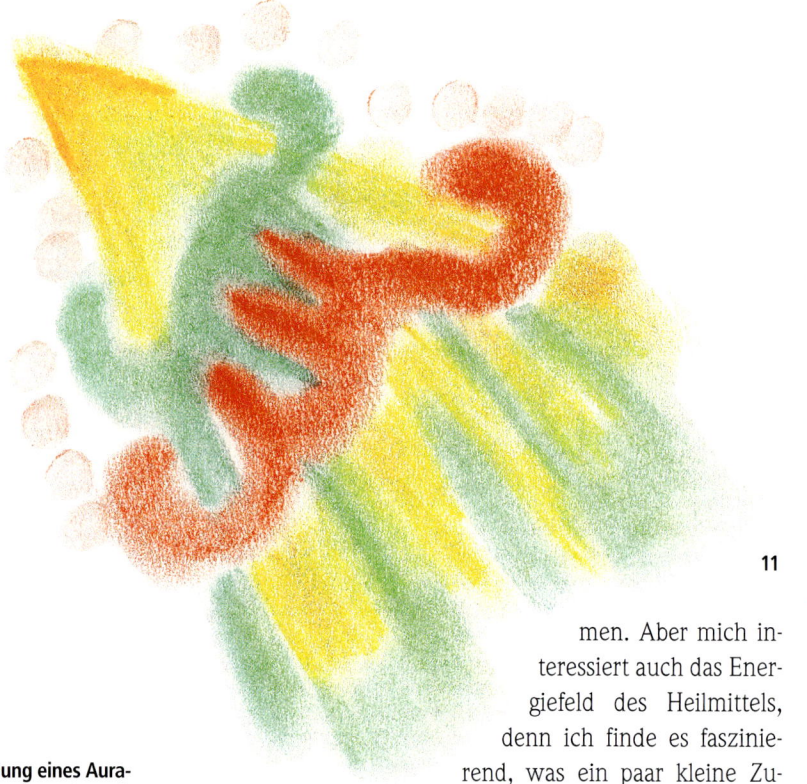

Die Erstellung eines Auragraphen ist dann sinnvoll, wenn es in Bezug auf einen Menschen angefertigt und genutzt wird.

men. Aber mich interessiert auch das Energiefeld des Heilmittels, denn ich finde es faszinierend, was ein paar kleine Zuckerkügelchen mit einer aufgesprühten Information bewirken können. So habe ich denn auch Auragraphe von homöopathischen Mitteln erstellt, um mir die Dynamik besser vor Augen zu führen und auch besser zu verstehen, warum ein Mittel wirkt und welches Mittel energetisch zur Dynamik eines Menschen passt. Die Dynamik nennen wir in der Homöopathie Potenz, womit der Grad der Dynamisierung gemeint ist.

Hier drei Beispiele des gleichen Mittels in verschiedenen Potenzen: Wir sehen auf den Bildern 10 bis 12 (Bild 10: Thuja C 30, Bild 11: Thuja C 1 000, Bild 12: Thuja XM) drei völlig verschiedene Auragraphe als sichtbare Abbilder essenzieller Energien, die Thuja (der Lebensbaum) in einer bestimmten Potenzierung bereit hält. Würde ich Auragraphe von jeder erdenklichen Potenz malen, so kämen wir nur zu dem Schluss: Das alles ist Thuja, und doch hat jede Potenz ihr eigenes Thema und ihr eigenes Energiemuster. Die Erstellung eines Thuja-Auragraphs macht aber nur dann Sinn, wenn es in Bezug auf einen Menschen angefertigt und genutzt wird. Die drei Bilder sind von häufig verwendeten Potenzen gemalt, deren Wirkung ich in Heilungsverläufen oft genug beobachten konnte, um Schlüsse daraus ziehen zu können. Thuja C 30 *(Bild 10, Seite 71)* hat in meiner Wahrnehmung das Hauptthema kreisende Energien, die sich wie in einem gewinkelten Spiegel unendlich wiederholen. Es dreht sich etwas um einen Kern und es kommt das Gefühl auf, dass etwas im Verborgenen ist. Thuja bewirkt in dieser Potenz das Heraustreten aus bekannten Gewohnheiten, Denkmustern und Stereotypien. Die zum Hintergrund hin heller werdenden Kugeln auf dem Auragraph stehen für den Prozess, sich aus der Dunkelheit des Momentanzustandes Schritt für Schritt herauszulösen. Die Farbe Indigo steht für die wertfreie Gabe von Thuja, auf sich allein gestellt zu sein, sich ins Dickicht zurück zu ziehen und unsichtbar zu werden. Die Farbe Grün steht für die Bereitschaft zu Wachstum, Bewegung und Entwicklung. Ich sehe im Vordergrund nichts Deutliches, ich ahne und fühle mehr als dass ich sehe.

Bild 11 zeigt Thuja in der Hochpotenz C 1 000 und in einer Dynamik, die ich wie eine raketenartige Bewegung heraus aus gewohnten Pfaden wahrnehme. Das Gefühl von pulsierender Geschwindigkeit durchdringt einen Gürtel dichter brauner Materie und ist wie das Sprengen von Fesseln. Aus dem festen Gürtel bildet sich ein energetisches Grün, das vorantreibt. Die gelbe Farbe steht für die plötzliche Fähigkeit der Kommunikation.

Bild 12 zeigt Thuja in einer noch höheren Potenz, C 10 000 oder XM. Diese Energie sehe ich wie eine sich drehende Turbine oder wie ein Spiralnebel, aus dem sich etwas Le-

11

12 Thuja in seiner Hochpotenz C 1000 zeigt sich als pulsierende Geschwindigkeit, die einen Gürtel von brauner Materie durchdringt und ist wie das Sprengen von Fesseln erscheint.

bendiges, Organisches, herauslöst. Es wird etwas sichtbar, was vorher scheinbar nicht da war. Das entspricht auch meiner Wahrnehmung beim Patienten. Wenn Thuja das richtige Mittel ist, tritt der Patient förmlich aus dem Dickicht, es wird ein anderer, echter Teil seiner Persönlichkeit offenbar. Heilung ist ja auch Befreiung von alten Mustern, und die Kraft, das zu bewirken, empfinde ich zum Beispiel bei Thuja XM. Damit komme ich nun endgültig zum Ende meines Vortrags und freue mich, dass Sie im Saal geblieben sind – trotz der sicher ungewohnten Bilder und Worte. Wenn ich es erreicht habe, Sie nachdenklich zu stimmen, rechne ich das schon als einen Erfolg. Noch mehr würde ich mich freuen, wenn Sie nachher Lust haben, selber erste Schritte zu tun, Ihre eigene Sensitivität zu entdecken und durch einfache Übungen zu erleben, dass tatsächlich jeder von uns diese Fähigkeiten hat. Da Sie beruflich mit Farben umgehen, ist die Überschreitung der Grenze zur sensitiven Wahrnehmung von Energien und Umsetzung in Farben gar nicht so abwegig. Dazu braucht man bloß Experimentierfreude, ein paar Buntstifte, Humor – und die Erlösung des inneren Kindes!

»Neues Heilen – Vögel-Akupunktur, Homöopathie, Farbtherapie, Bach-Blütentherapie, Kinesiologie« von Rosina Sonnenschmidt und Marion Wagner. Ulmer Verlag, Stuttgart 1995

»Die Sinne verfeinern – über den verantwortungsvollen Umgang mit erweiterten Wahrnehmungen« von Rosina Sonnenschmidt und Harald Knauss. VAK Verlag, Freiburg 1996

»Musik-Kinesiologie – Kreativität ohne Stress im Musikerberuf« von Rosina Sonnenschmidt und Harald Knauss. VAK Verlag, Freiburg 1995. 2. Auflage 1996

»Kraulschule für zahme Vögel« von Rosina Sonnenschmidt. Ulmer Verlag, Stuttgart 1996

»Kreativität nach Noten« von Rosina Sonnenschmidt. VAK Verlag, Freiburg 1998

»Das große Praxisbuch der Englischen Psychometrie« von Rosina Sonnenschmidt. Ehlers Verlag, Wolfratshausen 1999

»Heilende Hände für Tiere« von Rosina Sonnenschmidt. Kosmos Verlag, Stuttgart 1999

»Ich mach was draus – Alltagsorakel für Therapeuten und Patienten« von Rosina Sonnenschmidt. VAK Verlag, Freiburg 1999

»Sensitive Radionik« von Rosina Sonnenschmidt. Ehlers Verlag, Sauerlach 1999

»Farb- und Musiktherapie für Tiere« von Rosina Sonnenschmidt. Sonntag Verlag, Stuttgart 2000

»Ganzheitliche Vogeltherapie mit Homöopathie und TCM« von Rosina Sonnenschmidt. Sonntag Verlag, Stuttgart 2000

»Das Praxisbuch der solaren und lunaren Atemenergetik« von Rosina Sonnenschmidt. Ehlers Verlag, Wolfratshausen 2001

»Die Heilkunst bei Mensch und Tier« von Rosina Sonnenschmidt. Spezial-Ausgabe der Zeitschrift raum&zeit. Wolfratshausen 2001

»Duffy und ihre Freunde – Heilungsrituale der Vögel« von Rosina Sonnenschmidt. Wings Verlag 2002. books on demand (BOD) ✆ (040) 53 43 35

»Mediale Mittel in der Homöopathie« von Rosina Sonnenschmidt. Sonntag Verlag, Stuttgart 2002

»Pfauenlieder – Begegnung mit dem verborgenen Indien« von Rosina Sonnenschmidt. Wings Verlag 2002. books on demand (BOD) ✆ (040) 53 43 35

»Exkarnation – der große Wandel« von Rosina Sonnenschmidt. Verlag Homöopathie&Symbol, Berlin 2002

»Das Tier im Familiensystem – Psychologischer Ratgeber für Tierarzt und Tierhalter« von Rosina Sonnenschmidt. Sonntag Verlag, Stuttgart 2003

»Der Papagei – eine homöopathische Arzneierfahrung« von Rosina Sonnenschmidt. Verlag Homöopathie&Symbol. Berlin 2003

»Prozessorientierte Krebstherapie, mit Homöopathie, Orthomlekulartherapie und Mentalen Heilweisen« von Rosina Sonnenschmidt und Christa Uricher. Verlag Homöopathie&Symbol, Berlin 2003

»Die Kunst zu heilen« von Rosina Sonnenschmidt, Harald Knauss und Andreas Krüger. Verlag Homöopathie&Symbol, Berlin 2003

»Die Heilkraft des Humors – Heiteres und Denkwürdiges aus der homöopathischen Naturheilpraxis« von Rosina Sonnenschmidt. Verlag Homöopathie&Symbol, Berlin 2004

»Gartenwege – Heilungswege. Gespräche zwischen Gärtner und Homöopath« von Rosina Sonnenschmidt und Harald Knauss. Haug Verlag, Stuttgart 2004

Farben sind Ausdruck von Identität

Roland Aull

Farben sind beliebt und vielen Menschen ist die persönliche Beschäftigung mit Farben ein echtes Bedürfnis. Der professionelle Umgang mit Farbe erfordert jedoch Distanz, will man beispielsweise in der Kundenberatung auf die Wünsche des Klienten eingehen. Wer mit Farbe beruflich zu tun hat, sollte sich eher früher als später darüber Klarheit verschaffen, wie die eigene Farbidentität aussehen mag. Bestes Beispiel für eine solche konkrete Fragestellung sind die so genannten CI-Farben. Wie sind Sie also bei der Festlegung Ihrer Firmenfarben vorgegangen? Sind Ihre Corporate-Identity-Farben tatsächlich Ausdruck Ihrer Identität – oder geht es Ihnen ähnlich wie Aral, Haniel, Ikea oder Viessmann, wo man die Firmenfarben mehr oder weniger nach Gefühl definierte?

Heute weiß kaum noch jemand, dass die Farbkombination von Aral weder das Ergebnis großartiger tiefenpsychologischer Untersuchungen war und ebenso wenig von langer Hand geplant wurde. Die bis 1927 verwendete Kombination Schwarz-Gelb musste man aufgeben, weil sie mit den neu eingeführten Straßenverkehrsschildern verwechselt wurde. Als Ersatz wählte man das scheinbar Naheliegendste: die Stadtfarben am Firmensitz Bochum. Beim Speditionsunternehmen Haniel waren die Bedingungen ähnlich: Weil es schon zwei Flaggen für Haniel-Schiffslinien gab (Grün-Weiß für das Rheinland, Weiß-Schwarz für Preußen), bot sich bei der Neuausrichtung des Unternehmens offensichtlich gar nichts anderes an, als die bisherigen Farben zu einem Schwarz-Weiß-Grün zu kombinieren. Auch der Möbelriese Ikea wählte den traditionellen Weg: Im Heimatland Schweden benutzt man nach wie vor das eingeführte rote Logo aus der Frühzeit des Unternehmens und streicht die Möbelhäuser in Weiß und Grau. Außerhalb der Landesgrenzen verwendet man jedoch aus Marketinggründen ausschließlich die schwedischen Landesfarben Blau und Gelb. Selbst die Farbe eines Produkts kann, wie beim Heizkesselhersteller Viessmann geschehen, zur Firmenfarbe werden, wenn es erfolgreich genug ist.

Licht ins Dunkel der richtigen Zuordnung von Ich-Funktionen und Farbe brachten erst die Farbforschungen von Hans Peter Maier in den 50er Jahren.

Auch wenn in der Vergangenheit Corporate-Identity-Farben im Einzelfall mehr oder weniger zufällig zustande gekommen sind, ist das Bedürfnis nach Firmenfarben bei den meisten Unternehmungen tief verankert. Dass sich Unternehmen stets mit eigenen Hausfarben präsentieren wollen, ist mehr als nur ein Marketing-Gag oder eine Modeerscheinung unserer Zeit, es ist ein tief verwurzeltes Bedürfnis und ein Jahrhunderte alter Brauch. Hausfarben lassen sich bereits für das erste Drittel des 12. Jahrhunderts nachweisen, als Ritter zu Beginn der Kreuzzüge darangingen, sich mit farbenprächtigen Wappen kenntlich zu machen. Noch viele Jahre später waren die darin enthaltenen Farbcodes sehr geschätzt, wie 1654 Emanuele Tesauro notierte: »Die einfachste, sehr scharfsinnige und geistvolle Manier, Symbole zu malen, besteht darin, nur Farben zu nehmen, also keine menschliche Figur«. Auch wenn Farbsymbole heute nicht mehr von Herolden gemalt, sondern nur auf Visitenkarten gedruckt werden – in ihrer Funktion verfolgen sie nach wie vor die gleiche Absicht: Das Unternehmen nach außen hin zu kennzeichnen und nach innen mit Hausfarben die Belegschaft zu integrieren.

Farben repräsentieren Persönlichkeitsmerkmale

Vor allem bei großen Unternehmen werden CI-Farben nach abstrakten Gesichtspunkten festgelegt. Dies ist bei einem kleinen Betrieb zwar auch möglich, doch sobald die handelnden Personen über längere Zeit gleich sind, sollte die Farbidentität der natürlichen wie der juristischen Person deckungsgleich sein. Dabei kommt es entscheidend darauf an, die farbige Ausstrahlung des Firmeninhabers oder Geschäftsführers zu kennen, denn die eigene Identität ist genetisch bedingt und auch über lange Zeiträume nicht beeinflussbar. Ganz besonders von den Inhabern geführte Firmen, wie es die meisten im Handwerksbetriebe und freiberufliche Tätigkeiten sind, sollten diese Tatsache berücksichtigen.

Doch so einfach die Forderung nach einem authentischen Selbstbild auch klingt: Die tägliche Erfahrung zeigt, dass Selbsterkenntnis schwer fällt, auch wenn man sich ein Leben lang darum bemüht. Die menschlichsten aller Fragen: »Wer bin ich?«, »Was macht mich einzigartig?«, »Was will ich sein?«, »Wo will ich hin?«, »Was sind meine Prioritäten?« beschäftigten auch Carl Gustav Jung. Als Psychologe und Psychotherapeut befasste er sich weniger mit dem äußeren Bild eines Menschen oder seinem gesellschaftlichen Dasein, sondern vor allem mit dessen Seele. Dabei stieß er auf vier grundlegende Merkmale, die dem Einzelnen wie ein Kompass als Orientierungshilfe dienen.

Die erste Funktion, so nannte C.G.Jung die Eigenschaften des Bewusstseins, ist das Empfinden. Es stellt fest, was in der materiellen Realität tatsächlich vorhanden ist. Das Denken ermöglicht uns zu erkennen, was das Vorhandene bedeutet. Die dritte Funktion, das Gefühl, sagt uns, welchen Wert etwas für uns hat. Die Intuition schließlich deutet die Möglichkeiten, die im gegenwärtig Vorhandenen liegen.

Jung setzte sich auch sehr intensiv mit Farben auseinander, die in den Träumen und gemalten Bildern seiner Patienten zum Vorschein kamen. Die fundamentale Bedeutung, die Jung in der Farbe als Ausdrucksmittel der Seele erkannte, beschrieb seine Schülerin Jolande Jakobi: »In den Bildern ist es die Farbe, die vor allem die Gefühle anspricht und sie unter Umgehung des Denkens zum Erklingen bringt. Die Schattierungen der Farbe, ihre Tiefe und Klarheit, ihre Harmonie und Dissonanz, ihre Tönung und Kraft geben die ganze Skala der seelischen Regungen wieder – von der dunkelsten Trauer bis zum hellsten Glück. Auf Grund ihrer Symbolik erlaubt jede Farbe eine diagnostische Schlussfolgerung, und ihr Zusammenspiel mit anderen Farben hat einen diagnostisch verwertbaren Aspekt. In diesem Sinn ist sie auch ein Weg zur Selbsterkenntnis. Denn ein jedes Wesen besitzt eine eigene Seelenstruktur und damit einen spezifischen, subjektiven Farbcharakter. Dieser äußert sich nicht nur darin, dass sein Träger bestimmten Farben den Vorzug gibt, seine Kleidung oder seinen Wohnraum nach diesen richtet, sondern auch darin, dass er bei seinen Mitmenschen einen Eindruck erweckt, der sich am besten durch eine Farbe oder eine Schattierung umschreiben lässt. Die Farben haben nämlich eine tief greifende Wirkung auf die Seele, ob man sich dessen bewusst ist oder nicht.« Vor diesem Hintergrund machte C.G.Jung später die Zuordnung: Denken drückt sich im Blau aus, Fühlen im Rot, Empfinden im Grün und Intuieren im Gelb. Doch so ganz sicher scheinen sich Jung und seine Schüler bis heute nicht zu sein. Auch der in der Tradition C.G.Jungs stehende Psychotherapeut Klaus-Uwe Adam vertritt die selbe Farbzuordnung wie Jung, gleichzeitig schränkt er jedoch ein: »Die Anwendung der Mischfarben auf das Funktionsmodell erfordert viel Vorsicht und Erfahrung, weil es sich hier nicht um ein komplettes System handelt, das schablonenhaft angewandt werden könnte.« Und weiter: »Immer ist auf Mehrdeutigkeit selbst innerhalb des Funktionsmodells zu achten …«.

Licht ins Dunkel der richtigen Zuordnung von Ich-Funktionen und Farbe brachten erst die Farbforschungen von Hans Peter Maier in den 50er Jahren. Als junger Mitinhaber und Verleger des Ravensburger Buchverlags hatte er bereits zahlreiche Bücher zum Thema Farbe publiziert, als er sich mit der Idee eines objektiven Farbtests beschäftigte. Mit seinen Überlegungen stieß er bei den damals bekannten Farbexperten wie Johannes Itten, Heinrich Frieling, Max Lüscher oder Kurt Görsdorf allerdings auf wenig Resonanz. Er machte sich selbst an die Arbeit. Schon 1952 hatte er auch C.G.Jung in dessen Schweizer Domizil besucht und noch heute erinnert sich Hans Peter Maier genau, dass Jung auf seine Frage nach der richtigen Zuordnung von Farbe und Psyche ausweichend antwortete: »In Bezug auf meine psychologischen Typen müsste man von vier Farben ausgehen. In unserer Kultur gilt Grün für alles Natürliche, so wie unser Empfinden, Rot für die Gefühle, Blau für das klare Denken. So bliebe noch Gelb für die Funktion der Intuition. Eine Festlegung möchte ich aber nicht treffen«, zitiert Maier den prominenten Psychoanalytiker.

Dass sich wesentliche Identitätsmerkmale eines Menschen an Hand der von C.G.Jung formulierten Ich-Funktionen farblich anschaulich darstellen lassen, war für die Entwicklung des Maier'schen Farbtests grundlegend. Zum Aufzeichnen der Ergebnisse brauchte man jedoch zusätzlich ein objektives Farbsystem, das die psychische, physische und physikalische Wirklichkeit der Farbe in Einklang bringt. Nur mit Hilfe eines solchen objektiven Bezugssystems – das frei von jeglicher psychologischer Interpretation ist – war es prinzipiell denkbar, die individuelle Farbverarbeitung eines Menschen zu dokumentieren. Für dieses Bezugssystem hatte Johann Wolfgang von Goethe die entscheidenden Grundlagen gelie-

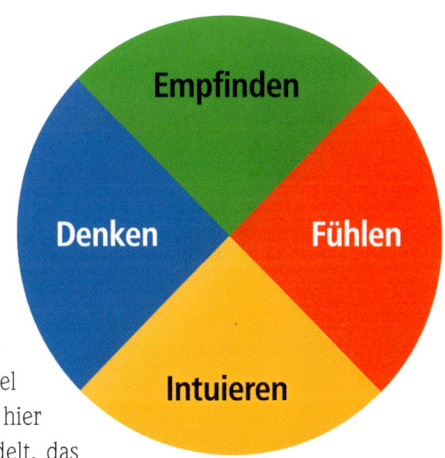

Farbzuordnung der Ich-Funktionen nach C.G.Jung.

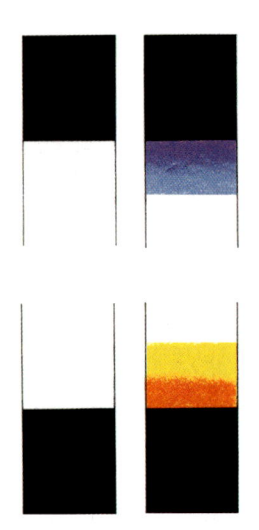

Betrachtet man ein Bild aus einem weißen und schwarzen Quadrat durch ein Prisma, wird das weiße und das schwarze Feld nach oben verschoben. Zwischen beiden Feldern entsteht ein Farbsaum aus den kalten Farben Blau-Violett. Wird das Bild umgedreht, entstehen die warmen Farben Orange-Gelb.

fert. Sie blieben jedoch weitgehend unverstanden und konnten erst mit Hilfe des Goethe-Forschers Rupprecht Matthaei in der ersten Hälfte des letzten Jahrhunderts vollends aufgedeckt und geklärt werden. Matthaei, eigentlich Professor für Physiologie und somit farbwissenschaftlicher Laie, konnte die auf 2000 Textseiten und annähernd 400 Skizzen und Zeichnungen angewachsene Farbenlehre Goethes mit den von ihm selbst beschriebenen Hilfsmitteln, vor allem Glasprismen und rechteckig zugeschnittenen Schwarzweiß-Vorlagen, experimentell nachvollziehen und durch eigene Versuche weiter aufklären.

Prismatische Farben

Matthaeis prismatischen Experimente zeigten eindeutig: Werden die von Goethe benutzten Schwarzweiß-Vorlagen durch ein Prisma betrachtet, erscheinen die prägnanten Hell-Dunkel-Kontraste verwischt, da an den Kanten Farbsäume entstehen. Jeder Blick durch ein Glasprisma zeigt das Licht an den hellen bzw. dunklen Kanten der Vorlagen in Spektralfarben aufgefächert. In Abhängigkeit von der Position der schwarzen bzw. weissen Fläche zeigen sich zunächst einmal die Farben Orange und Gelb bzw. Violett und Blau. Verwendet man eine Vorlage mit weißem Mittelstreifen und vergrößert die Distanz von Prisma und Auge zum Schwarz-Weiß-Bild, wird nicht nur der weiße Streifen kleiner, auch das Gelb rückt unmittelbar an das Blau heran. Gleiches ist bei einem weißen Karton mit dunklem Mittelstreifen zu sehen: Hier erscheinen jetzt Violett und Orange. Bei weiter zunehmendem Betrachtungsabstand tritt in den Kantenspektren die Farbe Grün auf. Auf diese Art und Weise erhält man fünf Farben, jeweils für helle oder dunkle Mittelstreifen:

Schwarz	Weiß
Orange	Blau
Gelb	Violett
Grün	Rot
Blau	Orange
Violett	Gelb
Schwarz	Weiß

Vergrößert man darauf hin den Abstand des Prismas von der Vorlage noch weiter, kommen folgende Farbspektren zustande:

Schwarz	Weiß
Orange	Blau
Grün	Rot
Violett	Gelb
Schwarz	Weiß

Betrachtet man durchs Prisma die Abbildung aus einer noch größerer Entfernung, verlieren beide Spektren deutlich an Leuchtkraft: Die linke Farbgruppe verdunkelt sich, die rechten Farben erscheinen aufgehellt.

Die prinzipiell identischen Farbphänomene kann man auch bewirken, wenn man die Mittelstreifen der Vorlagen systematisch vergrößert oder verkleinert. Bei den geschilderten prismatischen Versuchen gibt es also eine bestimmte Entfernung (bzw. eine bestimmte Breite der hellen oder dunklen Streifen), bei denen jeweils nur drei bzw. sechs Farben in höchster Leuchtkraft zu sehen sind. Analog zu den Dunkelraumexperimenten des Engländers Isaac Newton bezeichnete Rupprecht Matthaei die Kantenspektren im dunklen Umfeld als Newton-Farben, die Prismenfarben auf hellem Untergrund als die Farben Goethes.

Drittel-Spektren

Um diese auffallende Sonderstellung der zwei Mal drei Farben näher zu untersuchen benutzte Matthaei ein weiteres Prisma, das er mit dem ersten über Kreuz hielt. Auf diese Weise konnte er den aus dem ersten Glaskörper austretenden Lichtstrahl im zweiten Prisma ein weiteres Mal auffächern. Bei diesen Experimenten konnte Matthaei beobachten, dass sich sowohl die Spektrogramme der Newton- als auch die der Goethe-Farben durch eine auffallende Drittelteilung auszeichneten: Das Spektrum der Farbe Orange umfasst, vom langwelligen Ende her gerechnet, ein Drittel-Bereich des gesamten Lichtspektrums, Grün nimmt das mittlere und Violett das kurzwellige Drittel ein. Analoges gilt auch für das Umkehrspektrum der Goethe-Farben: Vom kurzwelligen Spektralende aus gesehen überstreicht Blau einen Zweidrittel-Anteil während Gelb durch zwei Drittel langwelliges Licht und das Goethe-Rot durch ein Drittel langwelliges und ein Drittel kurzwelliges Licht zustande kommt.

Eine weitere Besonderheit dieser von Rupprecht Matthaei analysierten Spektrogramme besteht darin, dass die Über-

Schwarz
Orange
Grün
Violett
Schwarz

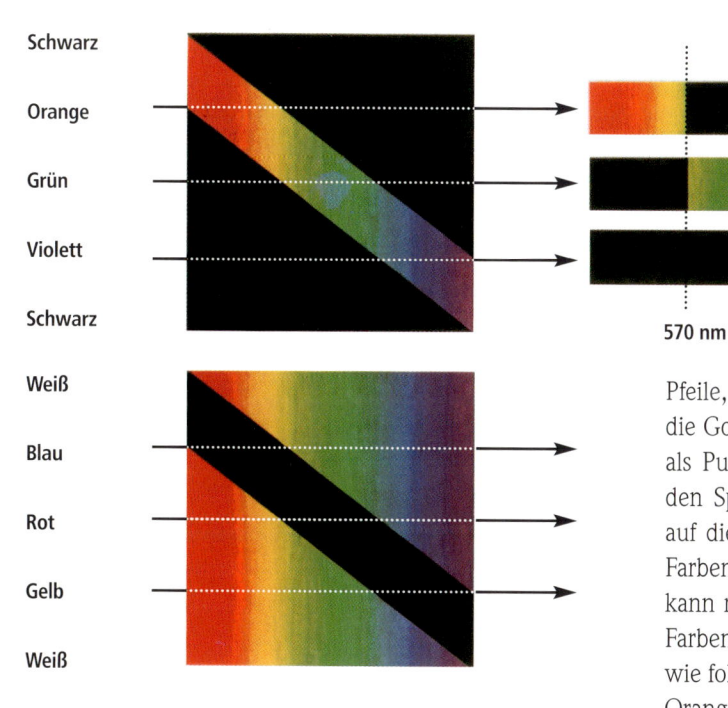

570 nm 491 nm

Weiß
Blau
Rot
Gelb
Weiß

gänge von einem zum anderen Farbbereich relativ abrupt erfolgen. Dies ist umso merkwürdiger, da das von Goethe und Matthaei untersuchte Lichtspektrum natürliches Tageslicht war, das sich in allen Farbbereichen aus einer Vielzahl kontinuierlicher Lichtwellen zusammensetzt. An diesen Sprungstellen – sie liegen bei 570 und 491 Nanometer (millionstel Millimeter) – steigt bzw. fällt die maximaler Leuchtkraft abrupt auf Null oder umgekehrt. Mit seinen Experimenten konnte Matthaei nachweisen, dass Goethe im Prisma die so genannten Optimalfarben entdeckt hatte, die noch heute als die theoretisch besten Farben gelten, auch wenn man sie mit den verfügbaren Pigmenten nur annäherungsweise erreichen kann

Echte Komplementärfarben

Im Rahmen seiner Forschungen konnte Matthaei auch die exakte Wechselbeziehung der beiden Dreier-Farbgruppen aufdecken und so die richtige Zuordnung im Farbkreis festlegen. Da diese sechs prismatisch gewonnenen Farben alles andere als beliebig sind, muss auch ihre Anordnung im Farbkreis überzeugen.

Eine einfache Illustration macht diese Beziehung der einzelnen Farben mit ihrer jeweiligen spektralen Zusammensetzung deutlich: Die Rechtecke repräsentieren das jeweils komplette Spektrum des sichtbaren Lichts. In den schwarz angelegten Teilen fehlen die Strahlungsbereiche für die jeweiligen Farben in ermittelten Drittelverhältnis. Betrachtet man die gegenüberliegenden Farben, kann man gut ablesen, dass sich die einzelnen Bereiche zum kompletten Spektrum ergänzen. Mit dieser Anordnung entsteht der Goethesche Farbkreis, der alle sechs prismatischen Farben integriert. Die Pfeile, die vom zentralen weißen Dreieck ausgehen, zeigen die Goethe-Farben: links Gelb, rechts Cyan, oben Rot (auch als Purpur oder Magenta bezeichnet). Die Pfeile, die von den Spitzen des schwarzen Dreiecks ausgehen verweisen auf die Newton-Farben. Da diese An- und Zuordnung der Farben nicht nach malerischen Gesichtspunkten entsteht, kann man die Richtigkeit in der Praxis auch durch eigenes Farbenmischen nachvollziehen. Dabei sollte man die Farben wie folgt bezeichnen: Cyan (G1), Magenta (G2), Gelb (G3), Orange (N1), Grün (N2), Violett (N3).

– Mischt man mit Körperfarben im Sinn einer subtraktiven Mischung zwei Goethe-Farben, so entsteht eine Newton-Farbe (mit der fehlenden Ziffer): G1+G3=N2. Diese Mischregel gilt für Pigmentmischungen ganz allgemein, beispielsweise G1+G2=N3 oder G1+G3=N2. Die Umkehrung ist allerdings nicht möglich: im Rahmen einer subtraktiven Mischung ergeben zwei Newton-Farben niemals eine Goethe-Farbe. Sinngemäß gilt auch, dass eine Goethe-Farbe und eine Newton-Farbe mit gleicher Ziffer schwarz ergeben (G2+N2=Schwarz).

– Berücksichtigt man die spektralen Werte zweier Newton-Farben, so ergeben diese additiv gemischt jeweils eine Goethe-Farbe. Bespielsweise entsteht die Farbe Gelb durch Mischen von Orange und Grün (N1+N2=G3). Für die additive Mischung kann man ganz allgemein feststellen: Eine Goethe-Farbe mischt man aus additiv aus jeweils zwei Newton-Farben, wobei auch hier die Ziffern der Farben unterschiedlich sein müssen: N1+N2=G3 oder N1+N3=G2 oder N2+N3=G1. Sinngemäß gilt auch für Farben gleicher Ziffern: G2+N2=Weiß

– Betrachtet man diese Farbmischgesetze unter Berücksichtigung der einzelnen spektralen Anteile kann man festhalten: Was der einen Farbe im Spektrum fehlt, wird durch die jeweils andere ergänzt – oder umgekehrt. Diese Beziehungen lassen sich auch auf andere Weise formulieren: Goethe- und Newton-Farben schließen sich gegenseitig entweder aus – oder sie ergänzen sich. Unter praktischen Gesichtspunkten ergeben sich damit nur zwei Möglichkeiten: Bei subtraktiver Farbmischung (und Strahlungslöschung) erhält man Schwarz, bei additiver Mischung (und damit Strahlungshäufung) Weiß. Damit erfüllen die Farben des Goetheschen

Durch exakte Analyse der prismatischen Spektren gelang es Matthaei, die Drittelung der Spektralanteile, ihre exakte Position und ihre besondere Bedeutung herauszuarbeiten.

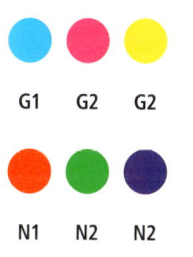

G1 G2 G2

N1 N2 N2

Die drei Goethe-Farben G1, G2, G3 und die drei Newton-Farben N1, N2, N3.

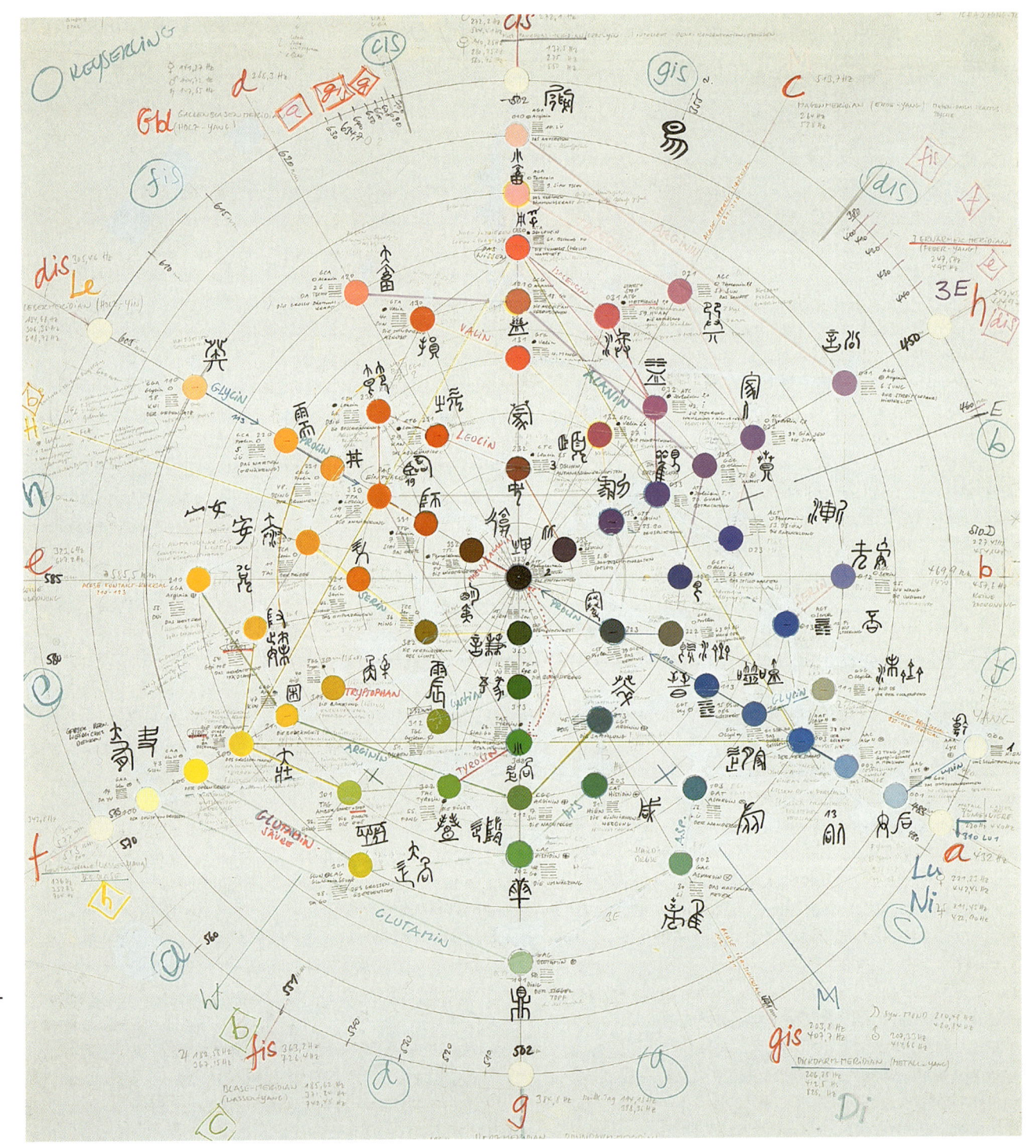

Definition des Farbtest-Farbraums und Verzeichnis aller dazugehörigen Analogien und Beziehungen – etwa akustische Töne, I-Ging-Zeichen, Genetischer Code oder homöopathische Wirkstoffe.

Farbkreises auch die Bedingung nach echter Komplementarität. Diese ist dadurch gekennzeichnet, dass sich die Spektren der im Farbkreis gegenüberliegende Farben zum vollen Lichtspektrum ergänzen, so dass sämtliche Lichtintensitäten komplementärer Farben im gleichen Verhältnis wie die Lichtquelle der Beleuchtung stehen. Mischt man diese Spektren jedoch, resultiert daraus eine unbunte Farbe. Eine unbunte Farbe entsteht allerdings auch dann, wenn man Farben miteinder mischt, deren Intensitäten sich gegenseitig zu einer unbunten Farbe kompensieren, selbst wenn dabei kein vollständiges Spektrum entstanden ist. In diesen Fällen stehen die physikalischen, physiologischen und psychischen Gegebenheiten nicht im Einklang.

Auf Grund der intensiven verlegerischen Zusammenarbeit mit Rupprecht Matthaei konnte Hans Peter Maier für seinen Farbtest eine Fülle grundlegender Forschungsergebnisse verwenden, wie dies anschaulich in der Übereinstimmung der komplementären Kantenspektren mit dem Funktionsdiagramm des Farbtest deutlich wird.

Ich-Funktionen von C.G. Jung und Farb-Funktionen von Hans Peter Maier

Nachdem Hans Peter Maier einen kalibrierten Farbraum und eine Testtafel mit 64 exakt justierten Tagesleuchtpigmenten hergestellt hatte, konnte er die von Jung erarbeiteten Grundlagen ausbauen. Dennoch konnte auch er sich nicht den Schwierigkeiten entziehen, die schon Jung feststellte, dass nämlich unsere vom Verstand dominierte Sprache nicht alle Ich-Funktionen angemessene benennen kann.

In unserer Umgangssprache reden wir gern von Kopf- und Bauch-Entscheidungen. Dem Kopf wird dabei das Intellektuelle oder Verstandesmäßige zugesprochen (Denken), dem Bauch hingegen alles andere, was eher irrational erscheint (Fühlen, Empfinden, Intuition). In anderen Kulturen dominiert eine völlig andere Wertigkeit. Im asiatischen Kulturraum stehen beispielsweise vor allem die Funktion des Fühlens und der Intuition im Vordergrund. Hinter dem freundlichen Lächeln Asiens kommt ein lebendiges Fühlen zum Ausdruck und die weit verbreiteten Meditations- oder Versenkungstechniken schöpfen – anders als im Westen – aus der Intuition, dem Wissen ohne Denken.

Funktion	Farbcode	Ich-Funktion
Ein-Denken	● (blau)	Aktiv, logisch, linear, analytisch Denken: der Verstand
Er-Denken	● (gelb)	Passiv, alinear, kreisförmig, im Zusammenhang Denken: die Vernunft
Ein-Fühlen	● (rot)	Aktiv, eindringend Fühlen
Er-Fühlen	● (dunkelblau)	Passiv, gemeinschaftlich Fühlen
Empfinden	● (grün)	Sinnlich Empfangen – ohne Denken und Fühlen
Intuition	● (magenta)	Geistig Empfangen – ohne Denken und Fühlen

Im Farbtest von Hans Peter Maier ist diese Denk-Funktion mit den Begriffen »aktiv Denken«, »logisch Denken«, »linear Denken«, »analytisch Denken« oder »der Verstand« und der Farbe Blau charakterisiert. Ist diese Orientierung des Bewusstseins bei einem Menschen dominant, bringt er Dinge und Ereignisse gern in einen sachlich-logischen Zusammenhang. Unterscheidungen, Systematisierungen und das Ordnen nach Gesetzmäßigkeiten fallen Personen mit einer solchen Ausrichtung leicht. Es waren vor allem diese intellektuellen Fähigkeiten der Menschen, die unsere modernen Naturwissenschaften mit all ihren technischen Errungenschaften nach vorn brachten.

Neben diesem verstandesmäßigen Denken unterscheiden C.G. Jung und Hans Peter Maier weiter ein passives Denken, das im deutschen Sprachraum am dichtesten mit dem Begriff der Vernunft charakterisiert ist. Während das aktive Denken einer Willenshandlung gleichkommt, bleibt passives Denken ein Geschehnis. »Im ersten Fall«, schreibt Jung, »unterwerfe ich die Vorstellungsinhalte einem gewollten Urteilsakt, im letzteren Fall ordnen sich begriffliche Zusammenhänge an, es formen sich Urteile…«. Im Farbtest wird passives Denken mit dem Wort »Erdenken« benannt und mit den Begriffen »alineares Denken«, »kreisförmiges Denken«, »Vernehmen« und »im Zusammenhang Denken« umschrieben. Die dazugehörige Farbe ist Gelb.

Zuordnung von Farben und Ich-Funktionen nach Hans Peter Maier.

Wie das Denken ist auch das Fühlen eine urteilende Funktion, was auf den ersten Blick überraschen mag. So kann man etwa durch abstraktes logisches Denken zum Schluss kommen, dass man sich bei einem Gespräch falsch verhalten hat und unangenehme Konsequenzen in Kauf nehmen muss. Es kann aber auch sein, dass man sich nach einer solchen Begegnung mies fühlt und die erlebte Situation auch im Nachhinein unangenehm zurückbleibt. Menschen mit dominanter Fühlfunktion beurteilen Ereignisse wie diese nicht intellektuell sondern eher gefühlsbetont und ganz besonders nach dem Wert, den sie haben. Eine ausgeprägte Fühlfunktion versetzt uns schnell und umfassend in die Lage, eine Situation oder einen Vorgang angemessen zu würdigen und entweder positiv zu werten oder entschieden abzulehnen.

C.G.Jung wie Hans Peter Maier machen einen weiteren Unterschied zwischen konkretem und abstraktem Fühlen. Konkretes Fühlen braucht immer die Auseinandersetzung mit einer Situation, die sich tatsächlich ereignet. Eine solche Gegebenheit wäre beispielsweise eine Kundenberatung oder ein Verkaufsgespräch. Hier kommt es darauf an, dass man sich den individuellen Erwartungen einer Person annimmt, sich genau nach den Vorstellungen und Bedürfnissen eines Kunden erkundigt und aktiv herausarbeitet, wie man ihn am besten mit den eigenen Produkten oder Dienstleistungen unterstützen kann.

Im Kontrast dazu steht das abstrakte Fühlen, das sich weniger aktiv-eindringend äußert und eher in einem allgemeineren Zusammenhang steht. Loyalität zu einem Betrieb oder ein viele Jahre lang selbstlos ausgeübtes Ehrenamt wären Beispiele für Menschen mit ausgeprägter abstrakter Fühlqualität. Diese Bewusstseinseinstellung führt schließlich auch dazu, dass man einem Unternehmen auch in schwierigen Zeiten die Treue hält oder dem eigenen materiellen Wohlergehen den Dienst an der Gemeinschaft vorzieht. Im Farbtest wird das konkrete Fühlen mit dem Begriff »Einfühlen« und der Farbe Rot bezeichnet, das abstrakte Fühlen mit dem Wort »Erfühlen« und der Farbe Violett.

Neben diesen urteilenden bzw. wertenden Funktionen wird das menschliche Bewusstsein von einem weiteren Funktionspaar gesteuert, das die wahrnehmende Eigenschaften des Ichs abbildet. Da ist zunächst einmal die Empfindungsfunktion, die am leichtesten mit der Tätigkeit der fünf Sinne beschrieben werden kann. Die Sinnesempfindungen vermitteln uns die optische, akustische, haptische, olfaktorische und gustatorische Wahrnehmung der Welt. Mit ihrer Ausrichtung auf die dingliche Realität zeigt sie uns über die körperliche Erfahrung, wie sich die Welt materiell darstellt.

Auch die Intuition orientiert sich an der Realität, sie bezieht sich aber auf eine Wirklichkeit, die nicht an Gegenstände gebunden ist. Mit Intuition werden Einfälle, Eingebungen und Ideen bezeichnet, die sich unvermittelt – sozusagen ohne unser eigenes aktives Zutun einstellen. Solche spontanen Gedanken, die uns plötzlich wie aus heiterem Himmel in den Sinn kommen, kennen wir alle, doch nur wenn jemand diese Ich-Funktion dominant ausgeprägt hat, wird er sich auf diese Fähigkeit verlassen und zu nutzen wissen.

Im Farbtest wird das Empfinden mit den Begriffen »körperlich Wahrnehmen – ohne Fühlen und Denken« und Grün definiert. »Geistig Empfangen – ohne Denken und Fühlen« bezeichnet im Farbtest die Intuition mit der Farbe Purpur.

Neben den genannten Ausrichtungen des Bewusstseins muss man im Funktionsmodell noch die introvertierten, verschlossenen, scheinbar schwer zu durchschauenden und nicht selten auch scheu wirkenden Menschen integrieren, die sich von jovial-offenen, umgänglich und häufig auch freundlich-heiteren Extrovertierten abheben. Intro- oder extrovertiertes Verhalten lässt sich auch im Alltag relativ leicht unterscheiden, beispielsweise dann, wenn sich extrovertierte Typen streiten. Sie tun dies in einer aktiven Auseinandersetzung mit ihrer Umwelt, und dies scheint ihnen auch besonders wichtig zu sein. Ein introvertierter Mensch geht einem Streit dagegen lieber aus dem Weg. Sein Bestreben liegt darin, Ansprüchen aus der Umgebung auszuweichen und sich bestmöglich auf sich selbst und sein Inneres zurückzuziehen. Introvertierte wollen in Ruhe gelassen werden und gerade dadurch sichern sie sich eine starke Position. Extrovertierte Menschen lassen sich dagegen gern von Personen und Dingen der Welt fesseln. Ihr lebhaftes Interesse liegt gerade nicht im eigenen Inneren, sondern an den Menschen und Dinge in der Umgebung. Dadurch können sich Extrovertierte den wechselnden Gegebenheiten des Lebens viel leichter und schneller anpassen.

Obwohl die Intro- bzw. die Extroversion in der Analytischen Psychologie als eigenständige Funktion des Bewusstseins gilt, wird sie im Farbtest nicht durch spezielle Farben gekennzeichnet, denn genau genommen gibt es nicht den extrovertierten oder den introvertierten Menschen. Vielmehr sind es die einzelnen Funktionen selbst, die mehr nach außen oder mehr nach innen gerichtet sind.

Das Funktionsdiagramm – ein farbiger Fingerabdruck

Im Farbtest von Hans Peter Maier lassen sich die komplexen Beziehungen der einzelnen Ich-Funktionen besonders gut ablesen. Die Auswertung dazu geschieht im sogenannten Funktionsdiagramm, dessen Linien und Kreise auch die Abhängigkeiten der 64 kalibrierten Farben deutlich machen. Dabei liegen die Farben Blau (Cyanblau), Purpur (Magenta) und Gelb an den Ecken des größeren Dreiecks, Grün, Rot und Violett an den Spitzen eines kleineren Dreiecks innerhalb des Größeren. Drei Kreise machen die symmetrische Anordnung der Grundform des Diagramms deutlich. Vom gemeinsamen Mittelpunkt aller drei Kreise ausgehend, liegen weitere zwölf Linien (sogenannte Farbstrahlen), die durch die sechs Eckfarben und die dazwischen liegenden Farben Purpurviolett (Kardinalspurpur), Blauviolett (Ultramarin), Blaugrün (Türkis), Gelbgrün, Orange und Purpurrot bestimmt sind. Fasst man gegenüberliegende Farbstrahlen zu Achsen zusammen, ergeben sich die drei wesentlichen Achsen Rot-Blau (Aktivachse), Grün-Purpur (Neutralachse) und Violett-Gelb (Passivachse).

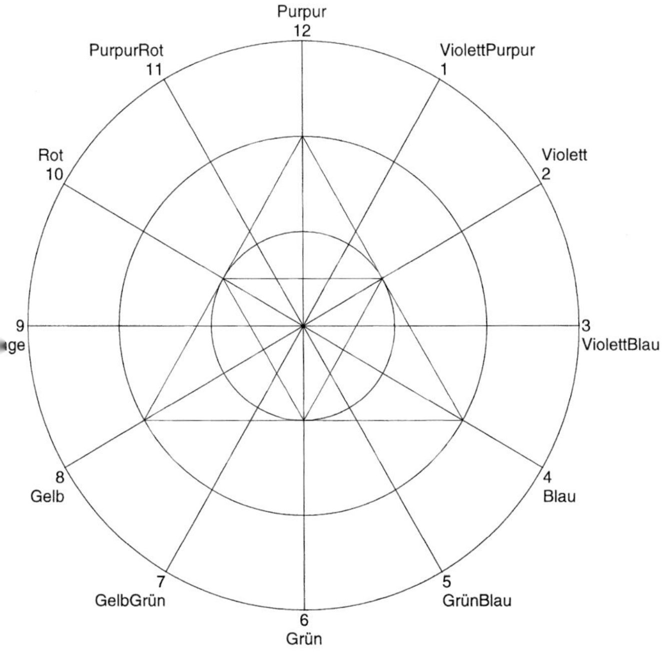

An Hand dieses Norm-Diagramms werden nun alle individuellen Angaben eingezeichnet. Wie an Hand der drei Beispiele zu sehen ist, befinden sich die individuellen Werte eines Menschen nicht exakt an den Norm-Positionen, sondern abweichend dazu im zentralen, mittleren oder äußeren Kreisring. Außerdem können diese Farben auch in Richtung der einen oder anderen Nachbarfarben verschoben sein. Durch diese Tendenz nach innen oder außen, bzw. links oder rechts entstehen im Funktionsdiagramm neue individuelle Dreiecke, die mit einer durchgezogenen Linie gekennzeichnet werden. Zur besseren Einschätzung werden diese Abweichungen zusätzlich mit (gerundeten) Prozentzahlen angegeben. Im Rahmen dieser Anordnung sind sowohl die introvertierten wie die extrovertierten Qualitäten jeder einzelnen Ich-Funktion ablesbar, je nachdem, ob sie im Verhältnis zur Normposition weiter innen oder weiter außen liegen.

Ein weitere Möglichkeit der Auswertung besteht durch individuelle Schwankungen, die sich im Verlauf der natürlichen biologischen Rhythmen von 23, 28 und 32 Tagen ergeben. Sowohl die maximalen als auch die minimalen Schwankungswerte können (zur Zeit noch per Hand) im Funktionsdiagramm eingetragen und anschließend farbig markiert werden. Überträgt man diese Werte zusätzlich an den äußersten Farbkreis, kann man optisch deutlich ablesen, zu welchen Farbtonverschiebungen die Schwankungen (der Spielraum) eines Menschen führen.

Die Flash-Test-Auswertung – der schnelle Überblick

Während das Funktionsdiagramm eine differenzierte Darstellung der Farb-Identität eines Menschen zeigt, bringt eine andere Anordnung den schnellen Überblick für die Fragen der Praxis. Der Flash-Test gibt Hinweise, mit welchen Farben man sich umgeben sollte und welche Farben man für das eigene Wohlbefinden braucht, aber vor allem: Welche Farben in der Summe die eigene Identität ausmachen und wie man sie im menschlichen Miteinander gezielt und wirkungsvoll einsetzen kann. In der Test-Auswertung werden dazu die jeweiligen Gelb-, Purpur- und Blauanteile der getesteten Farben herangezogen und miteinander verrechnet. Die individuell ermittelten Farbenergien stellen sich dann in einer Reihenfolge von unten nach oben so dar:

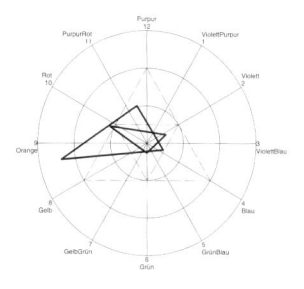

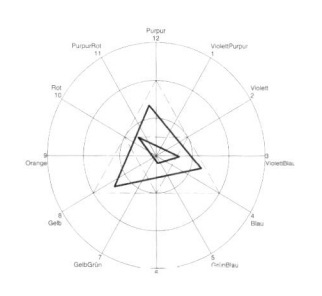

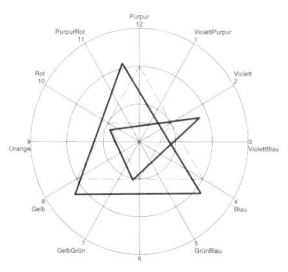

Die Auswertungen von drei verschiedenen Farbtests zeigen zwei jeweils unterschiedliche Dreiecke. Die Form der Dreiecke entsteht dadurch, dass die Lage der Eckpunkte auf Grund der Farbwahl individuell positioniert ist.

Drei konzentrische Kreise und zwei ineinander gestellte Dreiecke bilden zusammen mit sechs Farbpolaritäten die Grundform des Funktionsdiagramms im Farbtest von Hans Peter Maier.

81

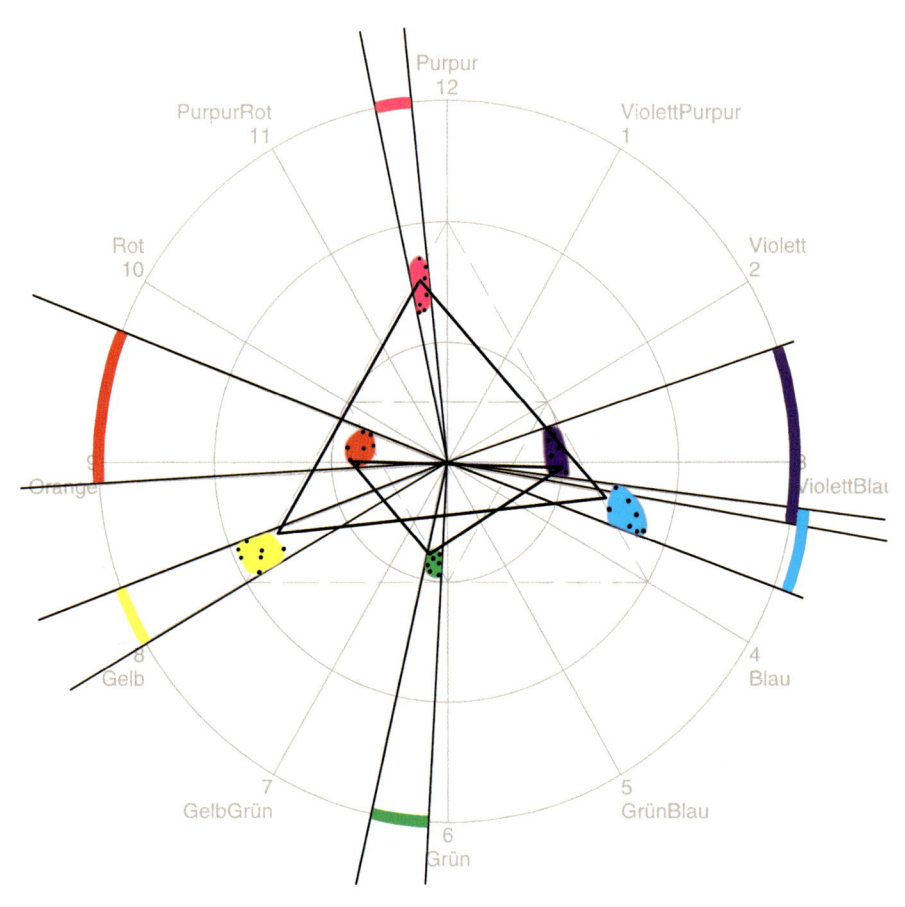

Natürliche biologische Rhythmen führen zu Schwankungen in der Tagesform. Um diese Veränderungen sichtbar zu machen, werden die Minimum- bzw. Maximumwerte als Punkte im Diagramm eingetragen und farblich gekennzeichnet. Trägt man die Extremwerte der Schwankungen mittels Tangenten an den äußersten Kreisring ab, kann man an Hand der farbigen Markierungen gut die individuelle Bandbreite der Veränderungen ablesen.

– Basisfarbe (0): Mit diesem exakt gerechneten aber unkorrigiert in die Auswertung übernommenen Farbton zeigt sich der farbige Gesamtausdruck eines Menschen zum Zeitpunkt der Testaufnahme.

– Statusfarbe (1): Sie entspricht zunächst der Basisfarbe, allerdings werden hier drei wichtige Korrekturfaktoren berücksichtigt: der langfristige Biorhythmus eines Menschen ab der Stunde seiner Geburt, der Tagesrhythmus zum Testzeitpunkt sowie die Aufstehzeit und die physiologische Befindlichkeit zur Stunde des Tests. Auf Grund dieser Korrekturwerte bleibt der einmalig vorgenommene Test nicht nur für den Testzeitpunkt aussagekräftig.

– Tendenzfarbe (2): Sie baut wiederum auf der Statusfarbe auf, nimmt aber eine größere Schwankungsbreite als Berechnungsgrundlage. Die Auswertung der möglichen Schwankungen lässt die potenzielle Farbrichtung erkennen, in die man sich als Mensch möglicherweise entwickelt.

– Ausgleichsfarbe (3): Sie zeigt den komplementären Farbton zur Statusfarbe. Hier wird derjenige Farbwert empfohlen, den die getestete Person gezielt einsetzen sollte.

– Aktivfarbe (4): Sie ist wiederum komplementär zur Tendenzfarbe und zeigt die Farbigkeit, die zum zielführenden energetischen Ausgleich erforderlich ist.

– Balancefarbe (5): Diese Farbe ist für die Testperson uneingeschränkt zu empfehlen. Auch in Belastungs- oder Stresssituationen kann dieser Ton als Kleider- oder Raumfarben problemlos eingesetzt werden.

– Pufferfarbe (6): Die Farbe dieses Bereichs erweist sich auch bei körperlicher oder psychischer Belastung immer noch unproblematisch, auch wenn sie nicht förderlich sind. Pufferfarben sind besonders dann wichtig, wenn die Farbtests von mehreren Personen miteinander verrechnet werden und brauchbare Farben für alle zu bestimmen sind.

– Akzentfarbe (7): Diese Farbe wirkt in Stresssituationen eindeutig negativ, da hier die Eigenenergie mehr als zuträglich vorhanden ist. Wenn möglich sollte man diese Farbwerte aus seiner Wohnumgebung verbannen, insbesondere in Räumen, in denen man sich längere Zeit aufhält (Schlafzimmer).

– Reizfarbe (8): Dieser Farbwert zeigt in noch stärkerem Maß als die Akzentfarbe an, welche Farbbereiche man aus gesundheitlichen Gründen dauerhaft vermeiden sollte, da sie die einseitig vorhandenen Eigenenergien eines Menschen noch zusätzlich verstärken.

Für den sachgemäßen Umgang mit den im Test ermittelten Farben muss man sorgfältig zwischen der eigenen Farbverarbeitung und der Wirkung auf andere unterscheiden. Am Beispiel der Reiz- und Akzentfarbe kann man das gut beobachten. Für die getestete Person wird mit diesen beiden Farbangaben gezeigt, welche Farbenergien bei ihr im Übermaß vorhanden sind. In der unbewussten Wahrnehmung anderer sind es aber gerade diese Schwingungen, die einen Menschen ausmachen, seine individuelle Persönlichkeit zum Ausdruck bringen. Deshalb sind gerade diese beiden Farbanteile für die Selbstdarstellung prädestiniert. Besonders dann, wenn ein Ereignis ansteht, bei dem es auf einen stimmigen Gesamtausdruck ankommt (etwa ein Vortrag oder eine Kundenberatung), sind diese Töne beispielsweise als Oberbekleidung angeraten. Gleichzeitig sind diese Farbtöne die idealen Farben für die Definition des farbigen Erscheinungsbilds einer (inhabergeführten) Firma. Das wichtigste Potenzial hat natürlich die Farbgebung des Firmenzeichens (Logo), sinnvoll sind aber auch Begleitfarben auf Geschäftsdrucksachen oder für Gerüst- und Fahrzeugbeschriftungen.

Die Farbwahl – Ausdruck der individuellen Disposition

Der gesunde Organismus ist in allen seinen physiologischen

Regelkreisen ausbalanciert. In den individuellen Abweichungen von diesem Idealzustand verbergen sich weitere Identitätsmerkmale, die mittels Farben repräsentiert werden. Nach Samuel Hahnemann, dem Begründer der Homöopathie, liegen vor allem in den drei unheilbaren Grundstörungen, den sogenannten Miasmen, die Ursachen für unzählige chronische Krankheiten. Für Proceso Sanchez Ortega sind die Miasmen Psora (unterdrückte Prozesse), Syphilis (degenerative Prozesse) und Sykosis (ausufernde Prozesse) sogar »der Inbegriff für alles menschliche Ungleichgewicht, die Ursache aller Persönlichkeitsmerkmale und psychischen Prägungen, einschließlich aller Erscheinungsformen und Auswirkungen auf allen Ebenen der menschlichen Kommunikation und Interaktion.« Es ist kein Zufall, dass die drei Miasmen mit den drei Grundfarben des Farbtests nach Hans Peter Maier übereinstimmen. »Wunderbarerweise«, so äußert sich Ortega, »korrelieren die drei Grundfarben unbestreitbar mit der Charakteristik der Miasmen«. Im Farbtest können die möglicherweise vererbten Merkmale der Miasmen erkannt werden – das erste Miasma auf der Rot-Blau-Achse, das zweite auf der Grün-Purpur-Achse, das dritte auf der Achse Gelb-Violett.

Farbe ist Identität

Auch wenn die letztgenannten Aspekte der Farbpersönlichkeit überraschen, so sind sie dennoch wesentliche Indikatoren für das Wesen und das Verhalten eines Menschen. Entscheidend ist jedoch, dass man die Vielzahl der durch die Farbwahl angezeigten Merkmale einer Person nicht isoliert für sich betrachtet, sondern ganzheitlich in ihren Zusammenhängen. Wer sich mit diesen Zusammenhängen von Farbe und Identität einmal wirklich vertraut gemacht hat, wird daraus für die konkrete Praxis wertvolle Impulse gewinnen – sei es für Einstellungsgespräche, Betrachtungen zum Erscheinungsbild eines Menschen oder eines Unternehmens, Überlegungen zur Disposition für Krankheiten, Gestaltungskonzepte für private Wohnräume oder Farbplanungen für Sonderbauten wie Kindergärten, Schulen, Krankenhäuser oder Altenheime.

»Psychologische Typen« von Carl Gustav Jung. Gesammelte Werke Band 6. Walter Verlag, Düsseldorf 1995.
»Ich-Funktionen und unbewusstes Malen« von Klaus-Uwe Adam. Verlag Deutscher Arbeitskreis Gestaltungstherapie, Stuttgart 1992.
»Denkmann und Fühlfrau – Fühlen wie sie, denken wie er« von Wolf von Siebenthal. Walter Verlag Düsseldorf 1996.
»Empfindungsfrau und Intuitionsmann – Entwerfen wie er, gestalten wie sie« von Wolf von Siebenthal. Walter Verlag, Düsseldorf 1995.
»Der M.B.T.I. – die 16 Grundmuster unseres Verhaltens nach C.G.Jung« von Richard Bents und Reiner Blank. Claudius Verlag, München 2001.
»HP.M-COLOR-TEST« von Hans Peter Maier. Ravensburger Buchverlag. Ravensburg 1991.
»Vom Bilderreich der Seele – Wege und Umwege zu sich selbst« von Jolande Jakobi. Walter Verlag, Düsseldorf 1992.
»Die Miasmenlehre Hahnemanns – Diagnose, Therapie und Prognose der Chronischen Krankheiten« von Proceso Sanchez Ortega. Karl F. Haug Verlag, Heidelberg 2000.
»Farbberatung ist eine Malerleistung« von Roland Aull. Die Mappe 3/1999, Seiten 56-59.
»Wenn der Geist nicht reagiert« von Roland Aull. Die Mappe 2/2001, Seiten 54-59.
»Lehrbuch der Psychokinesiologie?« von Dietrich Klinghard
»Goethes Farbenlehre » von Rupprecht Matthaei. Ravensburger Buchverlag. Ravensburg 1998
»Farben sehen erleben verstehen« von Ueli Seiler-Hugova. AT-Verlag. Aarau 2002
»Goethes Spektren und sein Farbenkreis« in: Ergebnisse der Physiologie, Band 34, München 1932, Seiten 191-219.

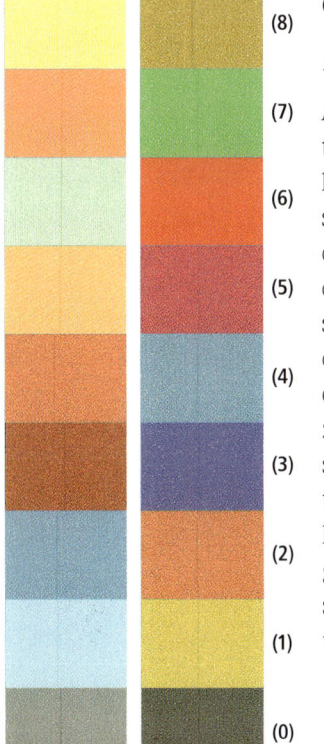

Zwei Flash-Test-Auswertungen

Das Pigment – der Ton der Farbe

Barbara Diethelm

In der Natur entstehen Farben auf vielerlei Weise. Dabei sind die Farben des Lichts einem ständigen Wechsel unterworfen und – wie im Regenbogen – oft nur für wenige Augenblicke sichtbar. Sehr viel beständiger sind dagegen Farbstoffe und Pigmente. Diese Körperfarben sind gleichsam materialisiertes Licht. Ihre Bezeichnung entstammt dem lateinischen Ausdruck pigmentum, was so viel wie Färbestoff, Farbe, Gewürz oder Kräutersaft bedeutet.

Unter dem deutschen Begriff Farbe verstehen wir sowohl die Farben des Lichts als auch die Farben, die an die Materie gebunden sind. In der englischen Sprache wird eine zusätzliche Unterscheidung gemacht: Das Wort colour meint die Farberscheinung an sich, paint das farbige Anstrichmaterial. Wenn wir über Pigmente nachdenken, sollten wir zunächst von der Farbe im Sinn des englischen Worts paint sprechen, also dem Produkt für den Maler. Der sichtbaren Farbe entspricht in der Musik der hörbare Ton. Sie bestimmen den (Farb)klang und die sich daraus ergebenden Empfindungen. Durch das Bindemittel entsteht die Gesamtkomposition, die charakteristischen Eigenschaften eines Farbmaterials. Farben werden nicht nach dem Pigment benannt, sondern nach dem verwendeten Bindemittel. Und es sind die so benannten Farbsorten, die den Künstlern, Malern, Farbgestaltern, Architekten oder Farbtherapeuten den Weg zu den unterschiedlichsten Anwendungsgebieten weisen, denn jeder verwendet Farbe anders. Das verbindende Element ist jedoch die Körperfarbe, das schon vor Jahrtausenden Künstler und Wissenschaftler auf unterschiedliche Weise inspiriert und motiviert hat, das geheimnisvolle Phänomen der Farberscheinung dauerhaft zu fixieren. Daher verläuft die Entwicklung der Pigmente parallel zum chemisch-technischen Fortschritt und vielfach synchron zur kulturgeschichtlichen Entwicklung.

Pigmentgruppen

Die Einteilung der Körperfarben in Farbstoffe und Pigmente hat technologische Ursachen. Farbstoffe sind löslich und werden vorwiegend aus Pflanzen gewonnen. Pigmente bestehen dagegen aus festen Körpern und sind in ihrem Bindemittel praktisch unlösbar. Nach ihren chemischen oder coloristischen Merkmalen sind Pigmente anorganisch oder organisch und andererseits ihrer Herkunft nach als natürlich oder synthetisch einzuteilen.

Organische und Anorganische Pigmente

Organische Pigmente bestehen aus Kohlenstoffverbindungen. In der Vergangenheit wurden sie von pflanzlichen oder tierischen Materialien gewonnen, heute werden sie synthetisch hergestellt. Organische Pigmente sind Farbkörper mit einer hohen Transparenz und enormer Farbkraft, was auf eine eher geringe Körperhaftigkeit hinweist. Moderne synthetische Pigmente sind außerordentlich lichtbeständig und relativ unempfindlich gegenüber chemischen Einwirkungen wie etwa Säuren.

Anorganische Pigmente sind farbige Erden und Mineralien. Chemisch betrachtet sind es in der Mehrzahl Metalloxyde oder -sulfide. Typisch sind eine hohe Wetterechtheit und außerordentliche Chemikalienresistenz. Darüber hinaus besitzen sie ein hohes Deckvermögen. Ihre Farbstärke ist dagegen eher gering.

Natürliche und synthetische Pigmente

Die Natur ist reich an bunten Erden, pflanzlichen oder tierischen Farbstoffen. Natürlich vorkommende anorganische Pigmente sind typische Erdpigmente, etwa Ocker und Umbra, Eisenoxide oder Mineralpigmente wie Lapislazuli, Zinnober und Malachit. Bereits in den steinzeitlichen Höhlenmalereien von Lascaux und Altamira haben die Menschen vor Jahrtausenden natürliche Erdfarben angerieben. Dass diese frühen Malereien heute noch erhalten sind, verdanken wir nicht zuletzt ihrer Stabilität. Natürliche Erdpigmente bestehen aus einer molekularen Verbindung von Eisen- und Sauerstoffatomen, die überall auf der Welt in den unterschiedlichsten Tönungen von Braun über Rot, Orange und Gelb vorkommen. Diese farbigen Erden werden abgegraben, gebrochen, gemahlen und von Fremdstoffen befreit. Dazu bedient man sich der relativ einfachen Verfahren des Siebens und Schlämmens in Wasserbecken. Farbtonveränderungen lassen sich durch Erhitzen, dem sogenannten Brennen, erzielen. Zahlreiche Erdfarben wurden nach ihren ursprünglichen Fundorten benannt, etwa Terra di Pozzuoli, einem Ort bei Neapel, oder Terra die Siena, einer Stadt in der Toskana.

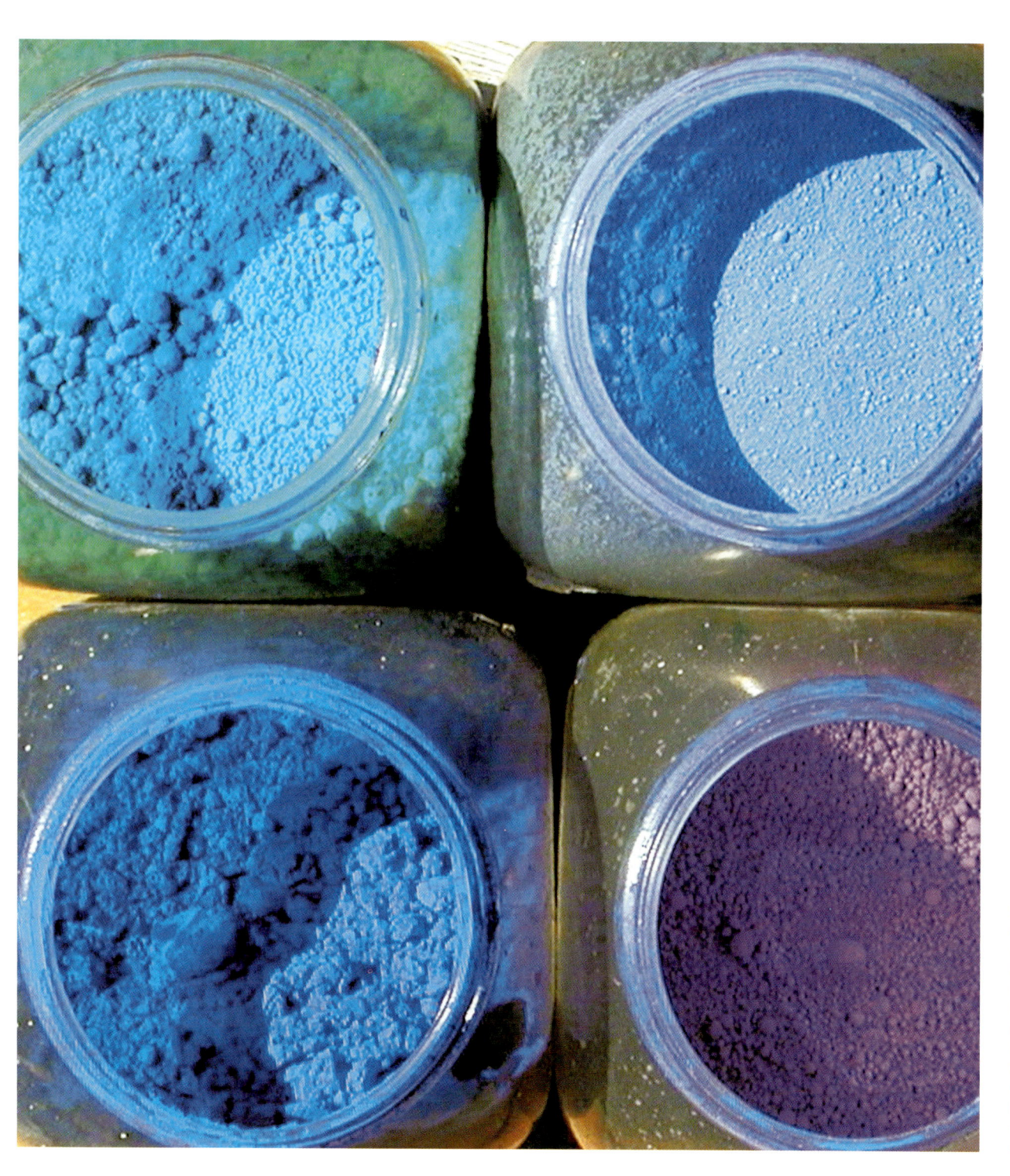

Die Natur ist reich an bunten Erden, pflanzlichen oder tierischen Farbstoffen. Bereits in den steinzeitlichen Höhlenmalereien von Lascaux und Altamira haben die Menschen vor Jahrtausenden natürliche Erdfarben angerieben. Dass diese frühen Malereien heute noch erhalten sind, verdanken wir nicht zuletzt ihrer Stabilität.

In Theben gefundene Basalt-Palette und Mörser mit drei Stücken farbiger Fritten, rechts davon das Ägyptische Blau (etwa 1450 - 1250 vor Christus).

Der jahrhundertelange Abbau dieser Pigmente hat einige Fundorte bereits erschöpft. Natürlich vorkommende organische Pigmente sind pflanzlichen oder tierischen Ursprungs. Dabei sind die löslichen Farbstoffe wie Krapp oder Karmin die Regel und unlösliche Sorten wie Sepia oder Indigo eher die Ausnahme. Da sich die kleinen Molekularteilchen solcher Farbstoffe besonders gut mit Fasern verbinden, hat man damit seit dem Altertum besonders gern Textilien gefärbt. Für Malfarben oder Anstrichfarben werden sie dagegen eher selten gebraucht. Ein Grund dafür ist die mangelnde Lichtechtheit vieler Pflanzenfarben und als lebendiges organisches Material werden sie biologisch schnell abgebaut. Einige dieser gelösten Farbstoffe können allerdings zu Lacken weiterverarbeitet werden, eine Technik, die man bereits vor mehreren tausend Jahren entwickelte. Dabei werden leicht lösliche Farbstoffe chemisch auf einem neutralen Substrat fixiert, was sie nicht nur unlöslich sondern auch vermalbar macht. Auf diese Weise entstanden schon sehr früh die ersten halbsynthetischen Pigmente wie beispielsweise Krapplack, der durch Fällung von rotbraunen Farbstoffen der Krappwurzeln auf ein Substrat von Kalkspat oder Tonerdehydrat entsteht. Ein weiteres bekanntes organisches Farbmittel ist Purpur. Schon die Phönizier gewannen ihn aus den Drüsen der gleichnamigen Purpurschnecke. Der Farbstoff konnte unmittelbar auf textilem Gewebe fixiert werden, oder durch Fällung auf kreideartiges Substrat. Für ein Gramm Purpur mussten allerdings etwa 10 000 Tiere ihr Leben lassen.

Die ersten synthetischen Pigmente der Ägypter

Neben diesen Verfahren wusste man auch bereits viele anorganische Ausgangsmaterialien durch komplizierte Verfahrensschritte zu Mineralpigmenten zu synthetisieren. Neben Antimonweiss, Bleiweiss und Bleirot ist das Ägyptisch-Blau eines der bekanntesten und gleichzeitig eines der ältesten Pigmente, das synthetisch hergestellt wurde. (Synthese heißt »Zusammenfügung, Verknüpfung einzelner Teile zu einem höheren Ganzen«. Der synthetische Prozess ruft über das Zusammenführen einfacher Stoffe etwas Verändertes, eine kompliziertere chemische Verbindung hervor.) Es besteht aus einer Mischung von einem Teil Kalziumoxid, einem Teil Kupferoxid und vier Teilen Quarzsand, die bei 800-900°C zusammengeschmolzen werden. Das Resultat waren Brocken blauer Glasfritte, die zerstoßen und zu einem feinen Pulver vermahlen ein Pigment ergaben. Noch heute kann man über die präzise Kontrolle staunen, die für dieses Verfahren erforderlich ist und welches die Ägypter offensichtlich meisterhaft beherrschten.

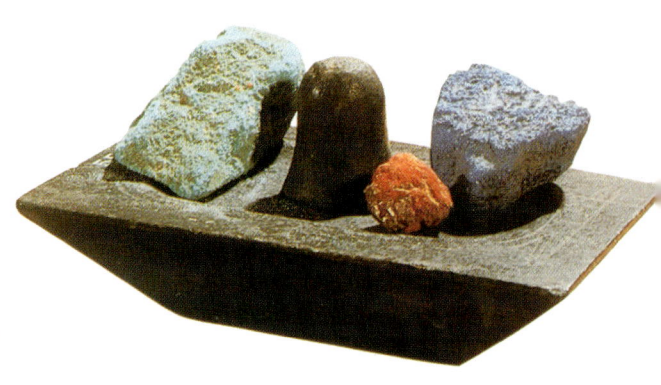

Es war nicht nur die Experimentierfreude dieser Kultur und ihr chemisches Know-how, sondern auch ihre Weltanschauung, die das Potenzial in der Veränderung von Materie erkannte. Für die Ägypter galten die Substanzen der Natur als transformierbar. Den Menschen erkannten sie in seiner Schöpferkraft, die ihn dazu befähigt, eigenständig Neues zu erschaffen. Vor diesem Hintergrund suchten die Ägypter gezielt nach neuen Möglichkeiten, die eingeschränkte Palette an natürlichen Pigmenten durch brillantere Sorten zu ergänzen. Von daher ist wenig erstaunlich, dass man Farben auch für therapeutische Zwecke einsetzte, indem man spezielle Räume gezielt zur Heilung ausmalte. Der Patient musste sich dabei, je nach Erkrankung, in einem von meist sieben farbigen Behandlungsräumen aufhalten.

Farbe in der Alchemie des Mittelalters

Auch bei den Alchemisten stand die Farbe und damit die Pigmentherstellung hoch im Kurs. Ihr Interesse lag im Entschlüsseln des Geheimnisses von Mensch und Natur. Dabei betrachteten sie die Eigenschaften der Materie und ihre Verwandlung nicht nur als Metapher, sondern als untrennbar mit Geist und Seele des Menschen verbundenes Ganze. Für den Alchemisten war die Synthese von Schwefel und Quecksilber zu Vermillion nicht nur ein Ersatz für das natürliche Mineral Zinnober, sondern eine Hochzeit zweier elementarer Substanzen. So konnte die Alchimie den Künstlern wertvolle synthetische Pigmente liefern, worauf Cennino Cennini in seiner Anleitung »Il libro del Arte« gegen Ende des 14. Jahrhunderts mehrfach hinwies.

Selbst in der Renaissance wurden zahlreiche neue Pigmente entwickelt, denn die Malerei dieser Epoche bekannte sich ausdrücklich zur Farbigkeit. Mit dem Aufkommen der reinen Landschaftsmalerei im 17. Jahrhundert stieg auch der Bedarf an grünen Pigmenten. Den eigentlichen Beginn chemischer Technologien gab es allerdings erst gegen Ende des 18. und zu Beginn des 19. Jahrhunderts. Eine rasante Entwicklung führte zu Pigmenten wie Zink- und Barytweiß oder Scheinfurter Grün, Chromium, Kobalt und künstlichem Ultramarin. Aus heutiger Sicht verwundert kaum, dass mit dieser Zeit gleichzeitig eine der revolutionärsten Bewegungen in der Geschichte der Kunst einherging. Die Impressionisten nutzten die große Zahl der neuen, leuchtenden Pigmente zur Darstellung des natürlichen Lichts auf der Leinwand, was ihnen ohne das erweiterte Spektrum nicht möglich gewesen wäre.

Moderne Pigmente

Am Ende des 19. Jahrhunderts hatte sich die Chemie als exakte Wissenschaft etabliert. Ein besseres Verständnis von physikalischen und chemischen Prinzipien führte zu einer Bereicherung von neuen Kohlenwasserstoff-Verbindungen, der Grundlage komplexer organischer Farbmoleküle. So wurden die meisten Klassen der heute bekannten organischen Pigmente bereits zu Beginn des 20. Jahrhunderts entdeckt: die Hansa- und die Diarylpigmente der verschiedenen Azogruppen, Indanthren und Phthalocyanin. Diese Entwicklung ging in den letzten 50 Jahren weiter. Mit den ebenfalls neu entwickelten Pigmenten der Quinacridone-Gruppe steht heute eine große Vielfalt an organischen Pigmenten zur Verfügung. Eigenschaften wie Beständigkeit und Lichtechtheit konnten darüber hinaus stetig verbessert werden. Anorganische und organische synthetische Pigmente werden heute ausschließlich von der industriellen Chemie hergestellt, denn der Bedarf an farbgebenden Stoffen ist drastisch gestiegen.

Auch wenn die Herstellungsverfahren in großtechnischen Anlagen ablaufen, sind die zu Grunde liegenden Prozesse im wesentlichen die gleichen wie bei den Ägyptern, wobei moderne Pigmente nur aus chemisch definierten Ausgangssubstanzen entstehen. Zu Gunsten der synthetisch hergestellten Pigmente haben natürliche Pigmente an Bedeutung verloren. Den modernen Qualitätsansprüchen nach stets gleich bleibenden, definierten Farbtönen können natürliche Pigmente nur noch in den seltensten Fällen gerecht werden. Wenn man außerdem bedenkt, dass jährlich um die fünf Millionen Tonnen Pigmente weltweit produziert werden, käme die Gewinnung der gleichen Menge an natürlichen Pigmenten einer unverantwortlichen Übernutzung der natürlichen Ressourcen gleich.

In den letzten Jahrzehnten hat die Produktion von organischen Pigmenten weiter zugenommen. Zum einen, weil anorganische Pigmente auf Grund ihres Metallgehaltes nicht mehr in allen Anwendungsbereichen zugelassen sind, zum

Wandgemälde im Grab des Pharaos Horemheb (Luxor).

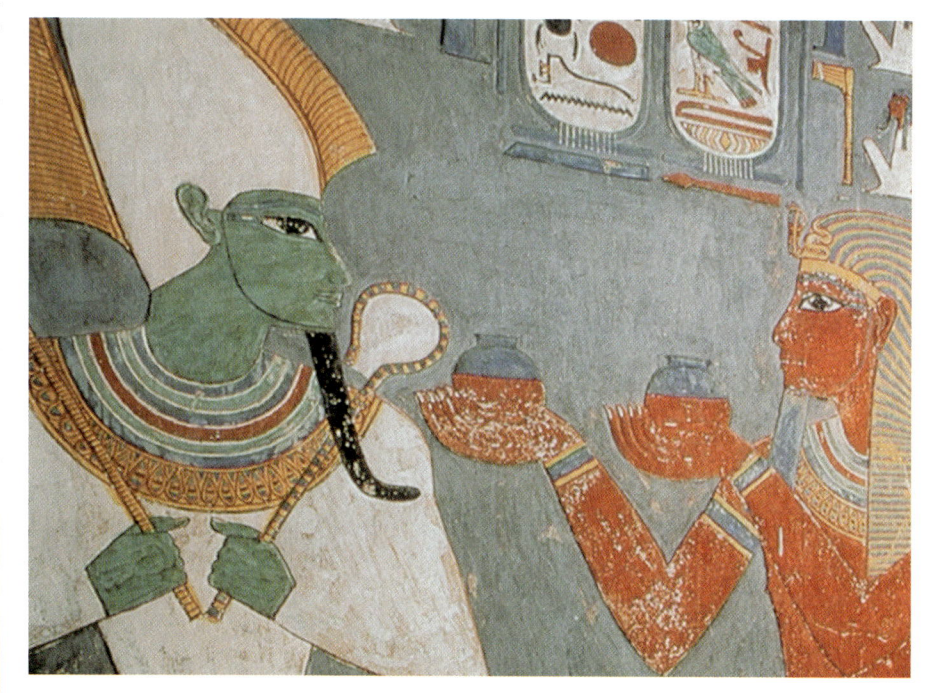

Mikrografie eines Hansa-Pigments.

anderen, weil organische Pigmente anorganische ersetzen wenn diese rar geworden sind. So werden heute neben etwa 100 anorganischen Pigmenten zirka 600 organische Pigmente und rund 9000 organische Farbstoffe hergestellt.

Da die chemischen Pigmentnamen häufig sehr lang und umständlich zu handhaben sind, hat man eine weltweit gültige Codierung abgesprochen, den so genannten Colour Index. Dieses international anerkannte Nomenklatursystem für Pigmente und Farbstoffe wird gemeinsam von der Society of Dyers and Colorist mit Sitz in Bradford, England, und der American Association of Textile Chemists and Colorists herausgegeben. Es systematisiert die wichtigsten Pigmente und Farbstoffe nach Gruppen und Farbtönungen und enthält darüber hinaus beispielsweise Informationen über deren chemische Struktur, klassischen Namen oder Eignung. Zahlreiche Farbenhersteller weisen auf ihren Produkten den Colour Index aus.

Gesundheitsaspekte

Anorganische Pigmente waren früher häufig sehr giftig – quecksilberhaltiges Zinnober beispielsweise, oder chromhaltiges Chromgelb, arsenhaltiges Schweinfurter Grün und bleihaltiges Bleiweiss. Eine natürliche Herkunft darf also nicht von vornherein mit unbedenklich oder gesund gleichgesetzt werden. Diese Pigmente sind heute mehrheitlich oder weitgehend verboten und durch ungiftige synthetische Pigmente ersetzt.

Anorganische Pigmente, ausgenommen Titandioxid und Ultramarin, enthalten einen mehr oder weniger großen Anteil an Schwermetallen wie Eisen, Zink, Mangan oder Kupfer. Schwermetalle sind ein natürlicher Bestandteil unserer Umwelt, und viele zählen zu den lebenswichtigen Spurenelementen. Für Mensch und Umwelt wirken sie dann schädlich, wenn bestimmte Konzentrationen überschritten werden. Generelle Aussagen sind nicht machbar, denn der mögliche Konzentrationsbereich ist von der Art des Schwermetalls abhängig, und der Form, in der es vorliegt. So ist beispielsweise Chromgelb giftig, Chromoxidgrün jedoch nicht. Außerdem sind viele Schwermetalle so fest in der chemischen Struktur eines Pigments gebunden, dass sie weder im Boden noch im Organismus löslich sind. Das heisst: sie sind nicht bioverfügbar. Da dies generell für alle organischen Pigmente gilt, erscheinen diese nach ökologischen und toxikologischen Gesichtspunkten besonders vorteilhaft.

Physikalische und optische Eigenschaften

Licht ist elektromagnetische Strahlung. Diese Strahlung kann aus sehr kurzen und energiereichen Wellen wie Röntgenstrahlen oder langen und energiearmen Frequenzen wie Radiowellen bestehen. Sichtbares weisses Licht entsteht dabei nur in einem relativ schmalen Strahlungsfenster von 380 bis 750 Nanometer (nm). Besetzt die Strahlung nur einen Teil dieses Bereichs, sind Farben wahrnehmbar. Lichtstrahlen mit einer Wellenlänge von 380 nm sehen wir als Violett, Wellenlängen von 750 nm als Rot. Dazwischen liegt das ganze Spektrum des farbigen Regenbogens.

– Unterschiedliche Gesetze von Licht- und Körperfarben: Farbig wahrnehmbare elektromagnetische Strahlung kann unser Auge unmittelbar aus einer Lichtquelle treffen oder indirekt als Rückstrahlung eines beleuchteten Gegenstands. Die scheinbare Farbigkeit eines Pigments wird also von seinem Licht absorbierenden oder reflektierenden Eigenschaften bestimmt. Dieses Phänomen ist abhängig von der Teilchengrösse und der Molekülstruktur.

– Wie Farbe erkennbar wird: Fällt Licht auf eine pigmentierte Oberfläche, findet eine Wechselwirkung zwischen der einfallenden Strahlung und der pigmentierten Schicht statt. Ein Teil des Lichtstrahls wird durch das Pigment absorbiert, der Rest wird reflektiert oder gestreut. Dabei verändert sich auch die Farbe des Lichts.

– Reflexion/Lichtstreuung und ihre Auswirkung auf die Wahrnehmung: Licht, das auf eine glatte Oberfläche trifft, wird wieder abgestrahlt. Bei dieser Reflexion, tritt eine geordnete Richtungsänderung ein. Reflexion geschieht nicht nur bei Spiegeln, sondern auch bei glatt polierten Mineralien. Ist eine Oberfläche dagegen rau und unregelmässig, wird das Licht in alle Richtungen gestreut. Diese Art der Abstrahlung bezeichnet man als diffuse Reflexion und Oberflächen dieser Art erscheinen uns matt.

Eine natürliche Herkunft von Pigmenten darf nicht von vornherein mit unbedenklich oder gesund gleichgesetzt werden.

Im Zusammenhang mit Pigmentkörpern gilt die Beobachtung: Je diffuser die Streuung des reflektierten Lichts, umso deckender wird das Pigment wahrgenommen. Das Maß der Streufähigkeit eines Pigments wird im so genannten Brechungsindex angegeben. Der Lichtbrechungsindex ist für jedes Material charakteristisch. Die Lichtbrechung wird also nicht allein vom Pigment, sondern auch vom jeweiligen Bindemittel beeinflusst, wobei Bindemittel stets einen kleineren Brechungsindex als Pigmente haben. Ist die Differenz des Brechungsindex vom Pigment zum umhüllenden Bindemittel gering, tritt keine nennenswerte Lichtstreuung auf. Das System erscheint dann transparent und nicht deckend. Pigmente mit hohem Brechungsindex eignen sich daher besonders gut zur Farbherstellung. Das bedeutet in der Praxis, dass ein identisches Pigment in einem anderen Bindemittel unterschiedlich deckend erscheint. Diese Tatsache mussten schon die Maler der Renaissance akzeptieren, als sie ihre traditionellen Leimfarbenpigmente in das damals neue Bindemittel Öl gaben und so manches vorher deckende Pigment jetzt lasierend wirkte – denn der typische Brechungsindex von Öl ist grösser als der von Wasser. Das Streu- oder Deckvermögen wird darüber hinaus von der Teilchengrösse eines Pigments bestimmt. Grobteilige Sorten decken schlecht. Werden sie durch Mahlen oder Dispergieren mechanisch zerkleinert, nimmt die Streuintensität und damit die Deckfähigkeit zu und erreicht bei einem bestimmten Durchmesser ein Optimum. Wird dieser Wert durch weiteres Zerkleinern unterschritten, nehmen Streu- und Deckvermögen wieder ab. Auf diesem Weg können beispielsweise auch aus gut deckenden Eisenoxiden transparente Varianten hergestellt werden. Allgemein gilt: Anorganische Pigmente sind gröber und decken besser, weil sie ein gutes Streuvermögen besitzen. Organische Sorten sind dagegen eher fein und transparent. Weil gut streuende Pigmente außerdem relativ trüb erscheinen als weniger streuende Typen und eine kleinere Teilchengrösse gleichzeitig mit einer größeren Farbstärke einhergeht, lassen sich mit organischen Pigmenten reinere und brillantere Farbtöne erzeugen. Die Pigmente der alten Meister waren in der Regel relativ grob und ungleichmässig. Moderne synthetische Pigmente sind dagegen fein gerieben und haben sehr viel kleinere Teilchengrößen. Organische Pigmente haben ein Teilchengrößenspektrum zwischen 1/10000 und 1/100000 mm, für anorganische Pigmente gelten in der Regel die doppelten Werte. Schließlich ist die Deckfähigkeit eines Farbauftrages von der sogenannten Pigment-Volumen-Konzentration abhängig. Dieses Verhältnis bezeichnet das anteilige Pigmentvolumen im Vergleich zum Gesamtvolumen von Pigment und Bindemittel. Überschreitet eine Pigmentkonzentration das optimale Verhältnis, können auch solche Farben decken, die bei einer normalen Beschichtung lasierend wirken.

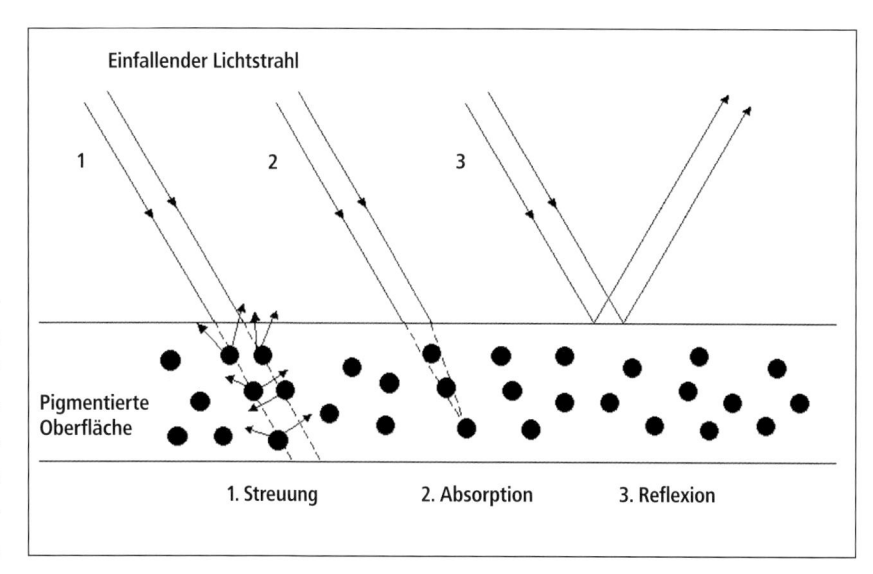

– Absorption und ihre Auswirkung: Die Absorption ist ein zweites physikalisches Phänomen, das neben Reflexion oder Streuung für das farbige Aussehen eines Materials eine Rolle spielt. Pigmente sind in der Lage, aus dem Farbspektrum des einfallenden Lichts spezielle Frequenzbereiche auszufiltern und in Wärmeenergie umzuwandeln. Der verbleibende Spektralanteil des Lichts wird abgestrahlt und vom Beobachter als Farbe wahrgenommen. Welche Wellenlängen und damit welche Farben absorbiert oder reflektiert werden, ist durch die chemische Zusammensetzung des Pigments bestimmt. Schon kleinste Abweichungen im Atom- und Molekülaufbau können einen veränderten Farbton ergeben.

– Zusammenspiel von Lichtabsorption und Lichtstreuung: Wird das auf eine pigmentierte Oberfläche fallende Licht, komplett gestreut, handelt es sich um ein Weisspigment. Anders bei schwarzen Flächen: Hier findet keine Streuung statt, denn Schwarzpigmente absorbieren alle Anteile des sichtbaren Lichts. Die Wahrnehmung von Farbe entsteht dagegen beim Zusammenspiel von Absorption und Streuung. Rot beispielsweise absorbiert alle Farben außer Rot selbst, denn dieser Farbanteil wird reflektiert. Analog absorbiert ein blaues Pigment alle Farbanteile außer Blau.

Wechselwirkung zwischen der einfallenden Lichtstrahlung und einer pigmentierten Schicht.

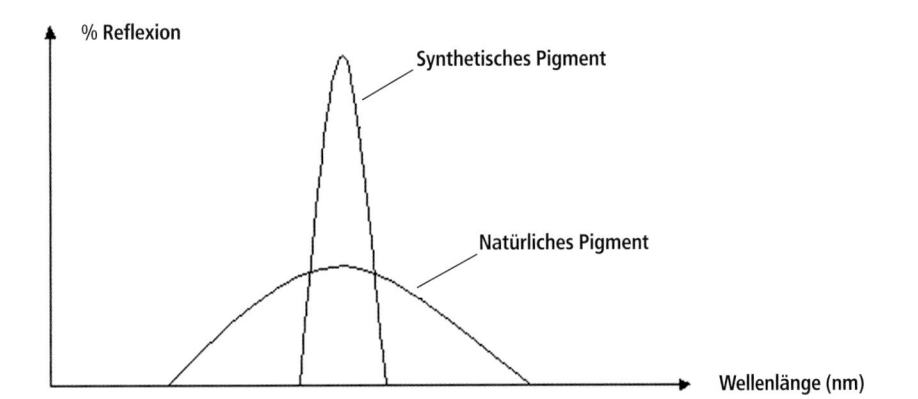

Reflexion verschiedenartiger Pigmente in Abhängigkeit der Wellenlänge. Synthetische Pigmente reflektieren Licht viel fokussierter und sind daher präziser definiert.

Um ein Pigment für die Herstellung einer Farbe verwenden zu können, muss es ein gewisses Streuvermögen aufweisen, damit es überhaupt wahrgenommen wird. Pigmente mit sehr kleinem Teilchendurchmesser und deshalb geringer Streuung können mit stark streuenden Partnern kombiniert werden, um ein höheres Deckvermögen zu erreichen. Eine gute Farbstärke und Reinheit erhält man, wenn das Pigment möglichst viel Licht reflektiert und abstrahlt. Dies wird durch das Zerkleinern von großen Pigmentbrocken in mehrere kleine Teilchen erreicht. Denn je kleiner der Teilchendurchmesser ist, desto größer ist die Gesamtoberfläche und desto mehr Licht fällt auf das Pigment.

– Kristallstruktur: Die qualitativen Eigenschaften der Pigmente sind darüber hinaus von der geometrischen Anordnung ihrer Bausteine abhängig. Im Vergleich dazu werden die Eigenschaften der Farbstoffe fast gänzlich von ihrer chemischen Konstitution bestimmt.

Pigmente sind in den meisten Fällen in einem regelmäßigen Kristallgitter angeordnet. Es beeinflusst die optischen Eigenschaften in hohem Maß, besonders bei anorganischen Pigmenten. Pigmentkristalle sind keine Idealkristalle. Treten nämlich Fehlerstellen und Gitterstörungen auf, verändert sich die Farbe des Kristalls beziehungsweise des Pigments. Bei der synthetischen Herstellung lassen sich Fehlstellen und Störungen im Kristallgitter sogar gezielt zur Erzeugung neuer Farben nutzen. Diese Prozesse lassen sich beliebig oft wiederholen, wobei definierte Farben mit spezifischem, konstantem Farbton entstehen können. In der Natur ereignen sich diese Fehler spontan und in großer Variationsbreite.

Sobald Sonnenlicht auf ein Ultramarin-Pigment trifft, in dessen dreidimensionalem Kristallgitter Natrium-, Aluminium-, Silizium-, Sauerstoff- und Schwefelatome angeordnet sind, werden alle Wellenlängen von Grün bis Rot absorbiert. Übrig bleibt nur der blaue Anteil. Reflektierte und absorbierte Spektralbereiche des Lichtes verhalten sich somit wie Farbe und Komplementärfarbe. Werden bei der chemischen Synthese die Schwefel- und Natriumatome im Kristallgitter teilweise ersetzt, ändert sich entsprechend das Absorptionsverhalten und damit der reflektierte Farbton. Statt Ultramarinblau erscheint jetzt Violett oder Rosa.

Eignung der Pigmente

Wofür sich ein bestimmtes Pigment eignet, kann nicht generell gesagt werden. Dies hängt beispielsweise vom jeweiligen Bindemittelsystem ab, dem vorgesehenen Anwendungsbereich und -technik.

Allen natürlichen Pigmenten gemeinsam sind die häufigen Schwankungen in der chemischen Zusammensetzung. Natürliche Pigmente haben fast immer zahlreiche unterschiedliche Fremdionen und Fehler im Gitterbau, die zu Mischfarben führen. Weitere Modifikationen entstehen durch Umwelteinflüsse wie Verwitterungsprozesse. Außerdem variiert die Zusammensetzung und die charakteristischen Eigenschaften stark von Fundort zu Fundort. Dies äußert sich in Verunreinigungen und Schwankungen des Farbtons.

Für Anwendungen in einem präzis definierten Frequenzbereich: Bei synthetisch hergestellten Pigmenten ist die Toleranz des Farbtons produktionsbedingt kleiner als bei den natürlich vorkommenden Pigmenten. Exakte Prozesssteuerungen ermöglichen eine gleich bleibende Qualität in engen Toleranzen. Dieses Merkmal ist für den therapeutischen Bereich wichtig, wo mit konstanten und präzisen Frequenzbereichen gearbeitet wird. Sei es, dass immer wieder bestimmte Farbtöne ermischt werden können oder, dass eine Skala von angestimmten Farbtonfrequenzen zur Verfügung steht. Auf Grund ihrer präzise definierten Farbfrequenzen eignen sich synthetische Pigmente besonders gut zum Mischen spezieller Farbtöne. Dabei ermöglichen insbesondere die durch besondere Farbstärke und Transparenz ausgezeichneten organischen Pigmente ein breites Spektrum an Farbnuancen.

Organische Pigmente sind ideal für Lasurfarben und eignen sich auch als Mal- und Anstrichfarben in der Architektur. Generell könnte man hierzu auch die Gruppe der Pflanzenfarben nutzen. Quinacridone und Phthalocyanine sowie alle anderen modernen organischen Pigmente sind nicht nur außerordentlich farbstark, sondern meist auch lasierend. Rein verwendet kommt ihre Intensität nur in dünnen Farblagen und auf weissem Grund voll zur Geltung.

Anorganische Pigmente zeigen bei geringer Farbstärke in Weissaufhellungen eine deutlich sichtbare Eigenschaft: der Farbton wird trüb. So ergibt ein mit Weiß versetztes Kadmiumrot ein relativ trübes Rosa. Die Weißaufhellungen der organischen Rotpigmente wie Pyrolrot zeigen dagegen brillante und feurige Rosatöne.

Da natürliche Erdfarben zu stark verunreinigt sind eignen sie sich nicht zur Acrylfarbenherstellung. Zudem sind viele Fundorte kurz vor der Erschöpfung oder schwer zugänglich. Deshalb werden heute viele natürliche Farbpigmente an verschiedenen Orten abgebaut und vermischt. Als Alternative bieten sich synthetisch hergestellt Eisenoxide an, die chemisch reiner sind und auf Grund ihres höheren Gehalts an Eisen auch eine grössere Farbintensität besitzen.

Mit so genanntem Transoxidschwarz, einem transparenten Schwarz aus Eisenoxiden, lässt sich die Palette der Erdtöne erheblich erweitern: Ausmischungen mit anderen organischen Pigmenten ergeben darüber hinaus eine Vielzahl ungewöhnlicher Farbtöne. So zeigt eine Mischung mit Hansagelb ein leuchtendes Grüngold, mit Diarylgelb ein Ockergold, mit Pyrolrot ein intensives Pompejianischrot und mit Kobaltnickelgrün einen grünen Erdton.

Bei den anorganischen Pigmenten nimmt Ultramarinblau eine besondere Stellung ein. Seine einzigartige Intensität ist mit keinem anderen Pigment vergleichbar und kann auch nicht durch andere organische Pigmente ersetzt werden. Ultramarinblau braucht sehr viel Bindemittel, ist lasierend und verliert beim deckenden Auftrag wesentlich an Intensität. Ultramarin ist außerdem nicht säurebeständig, was seine Anwendung auf gewissen Untergründen ausschliesst.

Schliesslich soll hier auch der Kostenfaktor erwähnt werden. Synthetische Pigmente, obwohl in aufwendigen Verfahren hergestellt, sind preislich günstiger als natürliche. Dies lässt sich am Beispiel des Ultramarin und seines natürlichen Äquivalents, des Lapislazuli, verdeutlichen: 10 kg Synthetisches Ultramarin Pigment kostet heute gleich viel wie 10 g des kostbaren Lapislazuli. Auch Pflanzenfarben sind sehr kostspielig. Die spezifischen Synthesen zur Herstellung von organischen Pigmenten sind zum Teil sehr komplex, weshalb diese meistens auch viel teurer sind als anorganische Pigmente. Durch ihre Farbstärke aber ist der Bedarf bei der Farbherstellung dafür auch geringer, so dass sie im Endprodukt nur unwesentlich teurer sind.

Organische und Anorganische Pigmente ergänzen sich sinnvoll. Allgemein kann jedoch gesagt werden, dass die synthetischen Pigmente, die organischen wie die anorganischen, die natürlichen Pigmente an Brillanz und Echtheiten übertreffen.

Die Partner des Pigments

Um ein Pigment zur Gesamtkomposition zu fügen, bedarf es eines geeigneten Bindemittels – dem Partner des Pigmentes. Das Bindemittel benennt die Farbsorte und beeinflusst den Glanzgrad, die Vermalbarkeit und den Anwendungsbereich der Farbe. Und das wäre eigentlich eines weiteren, separaten Kapitels würdig. Deshalb also nur ein paar allgemeine Bemerkungen zu den Bindemitteln.

Bindemittel lassen sich nach spezifischen Eigenschaften beschreiben und in mehrere Gruppen einteilen: lösemittelhaltig/lösemittelfrei, anorganisch/organisch, wasserlöslich/wasserunlöslich etc. Zu den organischen Bindemittel zählen: Leime (Zellulose /Stärke) für Leimfarben, Ei für Tempera, Gummi für Aquarell- oder Gouachefarben, Öle für Ölfarben, Kunstharz/Alkydharz, Polymere für Acryl- und Dispersionsfarben, Quark für Kaseinfarben. Anorganische Bindemittel sind Kalk für Kalkfarben, Kaliumsilikat für Silikat/Mineralfarben.

Wie bei den Pigmenten, hängt die Wahl des Bindemittels von den Anforderungen des Anwendungsbereichs ab. Die Kriterien für Künstlerfarben sind dabei andere als für Anstrichfarben. Für die ersteren ist die Qualität der Vermalbarkeit, die Haltbarkeit, die

Da natürliche Erdfarben zu stark verunreinigt sind, eignen sie sich nicht zur Acrylfarbenherstellung. Zudem sind viele Fundorte kurz vor der Erschöpfung oder schwer zugänglich. Deshalb werden heute viele natürliche Farbpigmente an verschiedenen Orten abgebaut und vermischt.

Lichtechtheit, die Mischbarkeit wichtig. Licht- und Wetterechtheit hängen immer auch vom Bindemittel ab. Folglich ist es logisch, dass ein sehr lichtechtes Pigment in einem lichtechten Bindemittel zu einer lichtechten Farbe führt, während das gleiche Pigment, verwendet in einem nicht sehr lichtechten Bindemittel, eine Farbe von nur geringer Lichtechtheit erzeugt. Dies ist leider heute oft der Fall bei den einfachen Dispersionsfarben; denn von den unzähligen Dispersionen, die heute produziert werden, sind nur wenige lichtecht und alterungsbeständig.

Die koloristische Wirkung eines Pigments ist, wie wir gesehen haben, die Folge der Wechselwirkung des Materials mit dem Licht. Wie wir den Farbton sehen ist im Weiteren abhängig vom Untergrund, denn dieser reflektiert die Wellenlängen unterschiedlich, gemäss seiner unterschiedlichen, materiellen Beschaffenheit. So wirkt der gleiche Farbton, jeweils anders auf einer glatten Leinwand, einem strukturierten Untergrund, einem stark saugenden Stucco-Putz, einem halbsaugenden Beton, oder einem maserierten Holzuntergrund.

Als dies gehört sozusagen zur Orchestrierung der Farben. Der Ton des Pigmentes gibt gleichsam die Tonart an – ob Moll ob Dur – oder die Art der Tonleiter. Und es ist der Ton, das Pigment der in uns anklingt. Farbtöne wirken beständig auf uns ein, sie bilden ein Leitsystem menschlicher Orientierung. Ihr Schwingungscharakter aktiviert die Wahrnehmung und das Bewusstsein auf allen Ebenen. Farbe erzeugt Schwingungsfelder, die den gesamten menschlichen Organismus durchdringen und verändern. Mensch und Farbe bilden somit eine unlösbare interaktive Einheit.

»Aktuelle anorganische Bunt-Pigmente« von Hartmut Endriss. Vincentz Verlag, Hannover 1997

»Lack für Einsteiger« von Paolo Nanetti. Vincentz Verlag, Hannover 1999

»Handbuch der Pigmentverarbeitung« von Juan M. Oyarzún. Vincentz Verlag, Hannover 1998

Organische Pigmente (Auswahl)		Anorganische Pigmente (Auswahl)	
Synthetisch	Natürlich	Synthetisch	Natürlich
Gelb-Orange-Rot-Bereich Hansa Diaryl Pyrrol Perylen Alizarin Naphthol **Rot-Violett-Bereich** Chinacridon Dioxazine **Blau-Grün-Bereich** Phthalocyanin Indanthren **Schwarz-Bereich** Anilinschwarz	Krapp Karmin Knochenschwarz Asphalt Indigo Sepia	**Gelb-Orange-Rot-Bereich** Nickeltitangelb Kadmium Eisenoxide **Blau-Grün-Bereich** Ultramarin Kobalt Kobaltnickelgrün Chromoxidgrün **Blau-Grün-Bereich** Titanoxid Baryt Zink **Schwarz-Bereich** Russe (Carbon Schwarz) Eisenoxidschwarz Spinellschwarz	Lapislazuli Malachit Zinnober Azurit Roter, gelber Ocker Eisenoxide Umbra Kreide Terra di Pozzuoli

Künstliches Licht und Beleuchtung

Alexander Wunsch

Unser Heimatplanet Erde existiert seit etwa 4,6 Milliarden Jahren. Die frühesten Spuren des Lebens lassen sich etwa 3,5 Milliarden Jahre zurückdatieren. Die Evolution des Lebens vollzog sich seither unter dem Licht der Sonne, das den wichtigsten biologischen Faktor außerhalb der Erde selbst darstellt. Das Sonnenlicht hat allen Lebewesen eine Reihe von Eigenschaften eingeprägt. Alle Prozesse der belebten Natur sind mit den Wirkungen des Sonnenlichts innig verwoben. Fehlt das natürliche Licht, leiden Gesundheit und Wohlbefinden darunter, was im Zeitalter der Industrialisierung der westlichen Welt deutlich wurde.

Dass Licht eine entscheidende Rolle für die Aufrechterhaltung von Gesundheit, Vitalität und Leistungsfähigkeit des Menschen spielt, wusste man bereits in vielen alten Kulturen, doch mit der Verfügbarkeit von künstlichem Licht durch elektrischen Strom will sich der Mensch vom natürlichen Licht der Sonne immer unabhängiger machen. Dadurch treten jedoch Lichtmangelerscheinungen auf, weil sich Menschen in Räumen aufhalten müssen, in denen das Tageslicht durch Kunstlicht ersetzt wurde. Dies ist besonders im Schichtdienst zu beobachten.

Um die vielfältigen Wirkungen von natürlichem Licht auf die Vorgänge des Lebens besser zu verstehen, begeben wir uns zuerst an den Ursprung des Lichts und begleiten es vom Zeitpunkt seiner Entstehung bis zum Eintreffen auf der Erdoberfläche. Bei der Überlegung, welche künstlichen Lichtquellen unserem Körper zuträglich sind, muss – natürlich – das Sonnenlicht als Maßstab dienen, denn es ist die Urform des Lichts und hat die Evolution des Lebens über Jahrmillionen begleitet, ohne seine spektrale Zusammensetzung oder die abgestrahlte Energie wesentlich zu verändern. Wir werden sehen, dass sich nicht nur die Pflanzen, sondern auch die Tierwelt auf die Eigenschaften des Lichts umfassend eingestellt haben.

Sonne, Ursprung des Lichts

Man geht heute davon aus, dass die Sonne ihre unvorstellbare Energie aus der Verschmelzungsreaktion von Wasserstoff zu Helium bezieht. Diese Fusionsreaktion wurde auf der Erde nur wenige Male beobachtet, und zwar in Form der Explosion einer Wasserstoff-Bombe. Hier zeigt sich, welche tödlichen Energien in Form radioaktiver Strahlung bei der Kernverschmelzung frei werden. Bisherige Versuche, diese Energieform friedlich zu nutzen, beispielsweise in Form von Fusionskraftwerken, sind genau deswegen gescheitert, weil der Mensch nicht in der Lage ist, die todbringende Strahlung zu bändigen. Umso erstaunlicher ist es, dass es der Sonne gelingt, diese Energie nach ihrer Entstehung derart so zu verändern, dass fast die Hälfte der abgegebenen Strahlung, nämlich über 41%, im Bereich des Sichtbaren liegt. 57% der Strahlung vereinnahmt der Infrarot-Bereich und nur 2% entfallen auf den Bereich des Ultravioletten. Da dieser Fusionsvorgang ein breitbandiges Strahlungsspektrum erzeugt, die Sonne aber eine sehr schmalbandige Abstrahlung zeigt, müssen hier spezifische Filtervorgänge und Frequenzveränderungen ablaufen. Sonnenforscher gehen heute davon aus, dass die Photonen vom Zeitpunkt ihrer Entstehung im Inneren der Sonne bis zu ihrem Freiwerden an der Sonnenoberfläche mindestens eine Million Jahre in den verschiedenen Schichten unterwegs sind. Die Strahlung der Sonne ist aber nicht nur auf den schmalen Bereich der optischen Strahlung konzentriert, sie zeigt auch innerhalb dieses Bereichs einen äußerst komplexen Aufbau. Neben Intensität, Helligkeit und Farbtemperatur ist vor allem die spektrale Zusammensetzung der Schlüssel zum Verständnis.

Dass Licht eine entscheidende Rolle für die Aufrechterhaltung von Gesundheit, Vitalität und Leistungsfähigkeit des Menschen spielt, wusste man bereits in vielen alten Kulturen, doch mit der Verfügbarkeit von künstlichem Licht durch elektrischen Strom will sich der Mensch vom natürlichen Licht der Sonne immer unabhängiger machen.

Das Sonnenspektrum

Seit dem 17. Jahrhundert beschäftigt sich die Physik intensiv mit dem Phänomen des Lichts. 1637 formulierte René Descartes (1596-1650) eine Theorie der Lichtbrechung und konnte zeigen, dass die Aufspaltung von Sonnenlicht mit einem Prisma dieselben Farben und deren Verteilung zeigt, wie der Regenbogen. Der Prager Arzt Johannes Marcus Marci de Kronland (1595-1667) entdeckte 1648, dass sich die Farben, die ein erstes Prisma entlässt, durch Nachschaltung eines zweiten Prismas nicht weiter zerlegen lassen. Isaac Newton (1643-1727) konnte 1666 zeigen, dass weißes Licht aus den Spektralfarben zusammengesetzt ist.

Zebralicht

Im Jahre 1802 entdeckte der anerkannte englische Arzt und Naturforscher Dr. William Hyde Wollaston (1766-1828), sieben schwarze Linien im Sonnenspektrum, die Newton entgangen waren. Dieser Entdeckung wurde wenig Bedeutung beigemessen, bis der feinmechanisch geniale Optiker und Physiker Joseph von Fraunhofer (1787-1826) im Jahre 1815 einen Bericht in den Denkschriften der Münchener Akademie veröffentlichte, der den Grundstein für die Spektralanalyse legen sollte. Fraunhofer hatte zuerst im Gitterspektrum einer Vogelfeder die heute nach ihm benannten schwarzen Absorptionslinien des Sonnenspektrums entdeckt und diese in Folge mit präziseren optischen Instrumenten erforscht. Er erstellte eine »Landkarte« von 576 solcher Linien und führte vergleichende Messungen mit anderen Lichtquellen durch. So zeigte das Spektrum des Mondlichts eine identische Verteilung der Linien, das Licht von anderen Sternen hingegen wies meist eine andere Verteilung auf. Daraus folgerte Fraunhofer, dass die Linienverteilung nicht auf den Einfluss der Erdatmosphäre zurückzuführen sein konnte, sondern auf die Lichtquelle selbst. Darüber hinaus erkannte er, dass einige Linien im Sonnenspektrum an exakt der gleichen Stelle lagen, wie die Linien, die das Element Natrium bei der Verbrennung abstrahlt. Fraunhofer starb 1826 im Alter von nur 39 Jahren. Aus demselben Jahr stammt die nahezu prophetische Bemerkung eines Pioniers der Fotografie, William Henry Fox Talbot (1800-1877): »Man kann erwarten, dass die optischen Untersuchungen eines Tages ein neues Licht auf die Chemie werfen werden.«

Quantensprung der Chemie

Später beschäftigten sich die Forscher Gustav Robert Kirchhoff (1824-1887) und Robert Wilhelm von Bunsen (1811-1899) mit den Entdeckungen von Wollaston und Fraunhofer. Bunsen hatte 1855 den Bunsenbrenner erfunden, der eine fast farblose Flamme erzeugt. Damit konnten die beiden Forscher die Flammenfärbung, die durch eingebrachte winzige Spuren von beliebigen Stoffen hervorgerufen wurde, mit Hilfe eines Spektroskops genau untersuchen. So entstand im Jahre 1859 in Heidelberg die Methode der Spektralanalyse, die sich zu einem der wichtigsten Instrumente der modernen Wissenschaft entwickeln sollte. Diese Methode nutzt die Tatsache, dass jedes chemische Element, wenn es in einen Anregungszustand versetzt wird, beispielsweise durch Einbringen in eine farblose Flamme, ein typisches Muster von Spektrallinien erzeugt. Die Linienspektren sind wie ein optischer Fingerabdruck des jeweilig untersuchten Stoffes, der eine eindeutige Zuordnung gestattet. Neben den Linienspektren können auch Absorptionsspektren untersucht werden, die dann entstehen, wenn beispielsweise Flüssigkeiten, die bestimmte Stoffe enthalten, mit weißem Licht durchstrahlt werden und dabei ihre typischen Frequenzanteile aus dem vollen Spektrum herausfiltern. Mit Hilfe der Spektralanalyse war es endlich möglich, Prozesse zu beobachten, die bis dahin entweder zu nah gelegen oder zu weit entfernt waren, um sie untersuchen zu können. Das Verfahren erweiterte das Blickfeld der Wissenschaft in zwei entgegengesetzte Richtungen: zum Einen konnten nun Vorgänge auf Sternen verfolgt werden, die Lichtjahre entfernt lagen, andererseits hatte die Chemie ein Erkenntnisinstrument gewonnen, mit dem es nun möglich war, Ereignisse auf der Ebene von Molekülen und Atomen zu untersuchen und genau zu klassifizieren. Bunsen und Kirchhoff entdeckten mit ihrer Methode zwei neue Elemente, Cäsium und Rubidium. Außerdem erweiterten sie mit ihrem Spektroskop den Atlas der Fraunhofer'schen Absorptionslinien auf über 1600.

Spektren

Spektren sind der polyphone Gesang der Atome. Der theoretische Physiker Arnold Sommerfeld (1868-1951) schrieb 1919 im Vorwort seines Werkes »Atombau und Spektrallinien«: »... Was wir heute aus der Sprache der Spektren heraushören, ist eine wirkliche Sphärenmusik des Atoms, ein Zusammenklingen ganzzahliger Verhältnisse, eine bei aller Mannigfaltigkeit zunehmende Ordnung und Harmonie. Für alle Zeiten wird die Theorie den Namen Bohrs (Niels Henrik

Beim Sonnenlicht handelt es sich um einen zusammengesetzten optischen Negativabdruck all der Elemente, die auf der Sonne vorhanden sind. Die Fraunhofer'schen Linien im solaren Spektrum entsprechen dem »Schweigen der Atome«, nicht ihrem Gesang.

David Bohr, 1885-1962) tragen. Aber auch ein anderer Name wird dauernd mit ihr verknüpft sein, der Name Plancks (Max Planck, 1858-1947). Alle ganzzahligen Gesetze der Spektrallinien und der Atomistik fließen letzten Endes aus der Quantentheorie. Sie ist das geheimnisvolle Organon, auf dem die Natur die Spektralmusik spielt und nach dessen Rhythmus sie den Bau der Atome und der Kerne regelt.«

Schweigendes Licht

Vergegenwärtigen wir uns unter Einbeziehung dieser Aspekte nochmals den Weg, den das Licht in der Sonne zurücklegt, können wir auch die Entstehung seiner komplexen Komposition besser verstehen: Die breitbandige Strahlung entsteht im Zentralbereich der Sonne und braucht, wie oben beschrieben, extrem lange, um sich nach außen an die Oberfläche zu arbeiten. Hierbei passiert sie verschiedene Schichten, die, im Gegensatz zum Sonneninneren, auch andere Elemente als Wasserstoff und Helium enthalten. Alle chemischen Elemente, die sich in den äußeren Sonnenschichten finden, treten mit den Photonen, die diese Schichten passieren, in resonatorische Wechselwirkung und nehmen schließlich ihre typischen Spektrallinien aus dem Spektrum heraus. Die Elemente in der Photosphäre der Sonne wirken gewissermaßen wie spezifische Filter, die dafür sorgen, dass am Ende dieses Durchdringungsprozesses die Fraunhofer'schen Linien in Form von Aussparungen in einem ursprünglich kontinuierlichen Wellenlängenverlauf übrig bleiben. Das Strahlungsspektrum des Sonnenlichts enthält nunmehr keine Frequenzbereiche an den Positionen, wo Elemente ihre Spektrallinien aufweisen und ist damit ein Absorptionsspektrum. In der Sprache der Spektren formuliert handelt es sich beim Sonnenlicht also um einen zusammengesetzten optischen Negativabdruck all der Elemente, die auf der Sonne vorhanden sind. Die Fraunhofer'schen Linien im solaren Spektrum entsprechen somit dem »Schweigen der Atome«, nicht ihrem Gesang.

Licht und Atmosphäre

Aber nicht nur diese höchst komplexe spektrale Zusammensetzung, sondern auch die Filtereigenschaften der Erdatmosphäre tragen dazu bei, dass das Sonnenlicht wirklich einzigartig ist. Die hier vorhandenen Gase und der Wasserdampf filtern die Strahlung abermals und lassen nur einen ausgewählten Bereich durch, der schließlich auf der Erdoberfläche eintrifft. Durch die Neigung der Erdachse und die Erdrotation kommen weitere Modulationen der Eigenschaften des Sonnenlichts hinzu: die atmosphärischen Schichten wirken wie ein Prisma, weshalb das Sonnenlicht je nach Tageszeit eine andere Farbtemperatur aufweist. Hinzu kommen noch jahreszeitliche Schwankungen der Tageslänge, so genannte annuale Rhythmen. All diese periodischen Prozesse beeinflussen die Abläufe in der belebten Natur: Pflanzen wie auch Tiere haben sich in die Rhythmen des Sonnenlichts eingekoppelt und synchronisieren darüber ihre biologischen Funktionen. Mondphasen, Tageszeiten und Jahreszeiten erfordern spezifische Anpassungsvorgänge von allen Lebewesen, um überleben zu können.

Licht und Chronobiologie

Einzig dem Menschen ist es möglich, durch die Verwendung von Kunstlicht aus diesen natürlichen Rhythmen auszubrechen. Diese Entwicklung nahm mit der Beherrschung des Feuers ihren Anfang und gipfelt heute in Schichtarbeit, Jet-Lag, Winterdepression und anderen »Errungenschaften« der westlichen Welt. Beim Einsatz künstlicher Lichtquellen wird in westlichen Gesellschaften praktisch keinerlei Rücksicht mehr auf die natürlichen Perioden genommen. Die Menschen im Arbeitsleben sollen immer gleich gut funktionieren, sommers wie winters, tags wie auch nachts. Nun zeigt sich aber, dass nicht alle Menschen diesen Anspruch dauerhaft erfüllen können, sie entwickeln gesundheitliche Störungen und Krankheiten, die vor der Industrialisierung und Einführung des elektrischen Lichts unbekannt waren. Vor diesem Hintergrund entwickelte sich die Chronobiologie, eine junge Wissenschaftsdisziplin, die sich der Erforschung rhythmischer Aspekte des Lebens widmet. Sie konnte zeigen, dass

Pflanzen wie auch Tiere haben sich in die Rhythmen des Sonnenlichts eingekoppelt und synchronisieren darüber ihre biologischen Funktionen. Mondphasen, Tageszeiten und Jahreszeiten erfordern spezifische Anpassungsvorgänge von allen Lebewesen, um überleben zu können.

Die Glühlampe ist als Temperaturstrahler die einzige Lichtquelle neben offenem Feuer, die ein wirklich kontinuierliches Spektrum erzeugt. Sie würde also als einzige elektrische Lichtquelle die Bezeichnung »Vollspektrumlicht« verdienen, da sie alle Frequenzanteile von Infrarot bis Ultraviolett enthält.

Licht nicht nur die wichtigste Ursache chronobiologischer Störungen ist, sondern auch den stärksten Faktor unter den chronohygienischen Maßnahmen darstellt, da es bei richtiger Verwendung am ehesten geeignet ist, Störungen und Verschiebungen der circadianen Rhythmik beim Menschen wieder zu korrigieren.

Chronobiologie und Lichttechnik

Die moderne Lichttechnik macht sich unter Verwendung chronobiologischer Erkenntnisse mittlerweile daran, Bedingungen für eine 24-Stunden-Welt nicht nur am Arbeitsplatz umzusetzen. Hier werden Konzepte entwickelt, die es ermöglichen sollen, die innere Uhr des Menschen mit Licht entsprechender Helligkeit und Farbtemperatur »nach Belieben« zu verstellen. So sollen Nachtschichtarbeiter mit Sensoren versehen werden, die zum Beispiel die »Belichtungsdauer« und die motorische Aktivität messen und diese Daten dem Computer übermitteln. Der Betriebsarzt gibt einige individuelle Parameter über Alter, Gesundheitszustand, Sozialverhalten und dergleichen ein. Aus allen Faktoren errechnet der Computer das individuelle »Belichtungsprofil« für diesen Schichtarbeiter, das sowohl am Arbeitsplatz als auch zu Hause entsprechend individualisiert umgesetzt werden muss. Dazu gehören neben einer variabel einstellbaren Arbeitsplatzbeleuchtung auch eine effektive Verdunklung des Schlafzimmers sowie das Tragen von Sonnenbrillen auf dem Weg von und zu der Arbeit. Für einige unter uns mag diese Technologie utopisch klingen, aber Schichtarbeiter könnten durchaus davon profitieren.

Geschichte des künstlichen Lichts

Erste Spuren der Nutzung künstlicher Lichtquellen reichen etwa 400 000 Jahre zurück, damals nutzte der Pekingmensch das Feuer schon als künstliche Licht- und Wärmequelle. Allerdings konnte er das Feuer noch nicht erzeugen, sondern musste es zumindest als Glut erhalten, um daraus neues Feuer zu entfachen. Erst der Neandertaler war vor etwa 80 000 Jahren in der Lage, Feuer auch selbst zu entzünden. Schon vor 40 000 Jahren wurden Tranlampen zur Beleuchtung genutzt, beispielsweise zur Anfertigung von Höhlenmalereien. Erst in der Neuzeit konnte sich der Mensch mit wachsendem naturwissenschaftlichem Verständnis andere Lichtquellen erschließen, bis ins 19. Jahrhundert waren die künstlichen Lichtquellen auf offenes Feuer, wie etwa Öllampen, Fackeln, Kienspan oder Kerzen, beschränkt: In europäischen Städten wird in der zweiten Hälfte des 17. Jahrhunderts die Dunkelheit aus den nächtlichen Städten vertrieben: Öllampen beleuchten Paris (ab 1667), London (ab 1668), Amsterdam (ab 1669) und Berlin (ab 1669). Die ersten Gaslaternen erhellen London im Jahr 1807, Humphry Davy erfindet 1808 die Bogenlampe und damit das erste elektrische Licht, das allerdings noch mit unpraktischen Nachteilen wie extremer Rauch- und Hitzeabstrahlung verbunden war und sich daher in dieser Form nicht durchsetzte.

Da bei all diesen Lichtquellen Öle, Gase oder Feststoffe verbrannt wurden, ging ihre Verwendung mit Geruchsbelästigung und Rauch- bzw. Qualmentstehung einher. Durch die offene Flamme bestand darüber hinaus immer auch Brandgefahr, was den Umgang mit Licht riskant machte. Dies galt auch noch für die elektrisch betriebene Bogenlampe.

Neuzeit durch Licht

In der Geschichte des elektrischen Lichts beginnt 1879 eine neue Ära, denn Thomas Alva Edison (1847-1931) in USA und Sir Joseph Wilson Swan (1828-1914) in England entwickeln unabhängig voneinander eine Kohlefadenlampe, die weiß leuchtet und eine Lebensdauer von etwas über 40 Stunden aufweist. Der Uhrmacher Heinrich Göbel (1818-1893) hatte zwar 1854 eine Glühlampe auf der Basis einer verkohlten Bambusfaser mit einer Brenndauer von über 200 Stunden gebaut, konnte aber die Aufmerksamkeit seiner Zeitgenossen mit dieser Entwicklung noch nicht auf sich lenken. Durch die Verwendung von Wolfram für den Glühfaden konnte die Leistung von Glühlampen in punkto Helligkeit und Lebensdauer wesentlich verbessert werden. Wolfram ist das Metall mit dem höchsten Schmelzpunkt im Periodensystem der Elemente und eignet sich daher in besonderer Weise als Lichtquelle in Temperaturstrahlern wie der Glühlampe. 1913 erfährt die Glühlampe eine weitere Verbesserung durch Irving Langmuir (1881-1957), der den Glaskolben mit Edelgas füllte und somit das Verdampfen des Wolframglühfadens verlangsamen konnte. 1901 erfindet Peter C. Hewitt (1861-1921) die Quecksilberdampflampe und legt damit den Grundstein für die Verbreitung von Entladungslampen, die im Licht heutiger Erkenntnisse eine durchaus fragwürdige Hauptrolle bei der Beleuchtung unserer Umwelt spielen.

Systematik künstlicher Lichtquellen

Die Verwendung des richtigen Leuchtmittels hat eine entscheidende Bedeutung für die biologische Verträglichkeit. Sehen wir uns daher an, welche Lichtquellen heute zur Verfügung stehen und welche Eigenschaften sie haben.
Künstliche Lichtquellen können in Festkörper- und Entladungslampen eingeteilt werden. Die Festkörperlampen lassen sich in Temperaturstrahler und Lumineszenzstrahler differenzieren, die Entladungslampen funktionieren entweder über Glimmentladung oder Bogenentladung. Bei der Bogenentladung werden Niederdruck- von Hochdruck-Entladungslampen unterschieden. Laser-Lichtquellen und Leuchtdioden basieren auf dem Prinzip der Lumineszenzstrahlung, Glühlampen sind Temperaturstrahler, Leuchtstofflampen gehören in die Gruppe der Entladungslampen.
Im Bereich der künstlichen Beleuchtung spielen hauptsächlich Entladungslampen und Glühlampen eine Rolle. Leuchtdioden eignen sich derzeit noch nicht für die Raumbeleuchtung, da die Lichtausbeute zu gering ist. Im Bereich der Erzeugung farbigen Lichts für die Raumgestaltung und Objektbeleuchtung bieten LEDs jedoch schon heute sehr interessante Möglichkeiten, farbige Akzente zu setzen. Bei Leuchtdiodensystemen, die wechselnde Farben produzieren, kommen aufwendige elektronische Steuerungen zum Einsatz, die mit dem Verfahren der so genannten Pulsbreiten-Modulation arbeiten. Viele Hersteller achten bei der Entwicklung derartiger Steuerungen leider nicht darauf, eine genügend hohe Taktfrequenz zu wählen, die vom Auge nicht mehr wahrgenommen wird. Dadurch flackern viele der handelsüblichen Produkte auf subtile Weise, was von vielen Menschen als störend empfunden wird. In Hinblick auf die elektromagnetische Verträglichkeit sind Leuchtdioden nur dann empfehlenswert, wenn sie mit reinem Gleichstrom betrieben werden.

Gezähmtes Feuer

Die Glühlampe ist als Temperaturstrahler die einzige Lichtquelle neben offenem Feuer, die ein wirklich kontinuierliches Spektrum erzeugt. Sie würde also als einzige elektrische Lichtquelle die Bezeichnung »Vollspektrumlicht« verdienen, da sie alle Frequenzanteile von Infrarot bis Ultraviolett enthält. In einer Glühlampe wird ein Faden aus Wolfram-Metall durch Stromenergie fast bis zur Weißglut gebracht. Die Intensitätsverteilung der abgegebenen Strahlung hängt von der Temperatur des Glühdrahts ab: je heißer der Draht, desto weißer wird das Licht. Je heißer der Draht jedoch

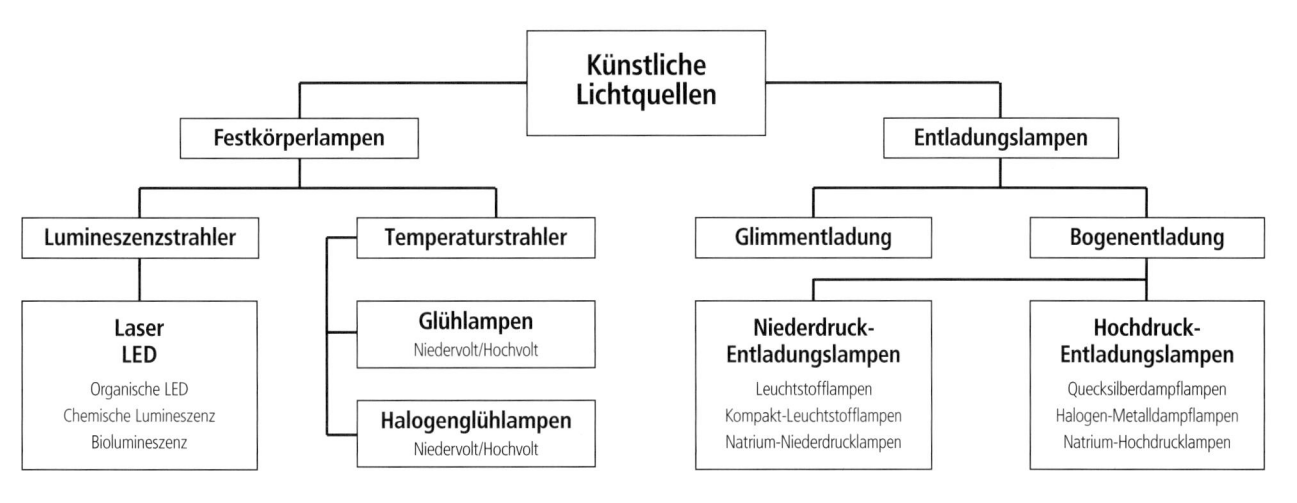

Künstliche Lichtquellen
- **Festkörperlampen**
  - **Lumineszenzstrahler**
    - Laser
    - LED
    - Organische LED
    - Chemische Lumineszenz
    - Biolumineszenz
  - **Temperaturstrahler**
    - Glühlampen — Niedervolt/Hochvolt
    - Halogenglühlampen — Niedervolt/Hochvolt
- **Entladungslampen**
  - **Glimmentladung**
  - **Bogenentladung**
    - Niederdruck-Entladungslampen
      - Leuchtstofflampen
      - Kompakt-Leuchtstofflampen
      - Natrium-Niederdrucklampen
    - Hochdruck-Entladungslampen
      - Quecksilberdampflampen
      - Halogen-Metalldampflampen
      - Natrium-Hochdrucklampen

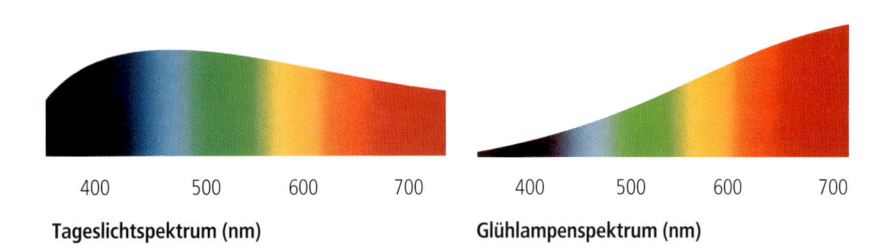

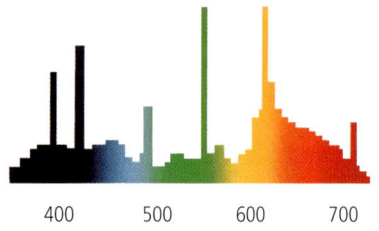

Tageslichtspektrum (nm)   **Glühlampenspektrum (nm)**   **Entladungslampenspektrum (nm)**

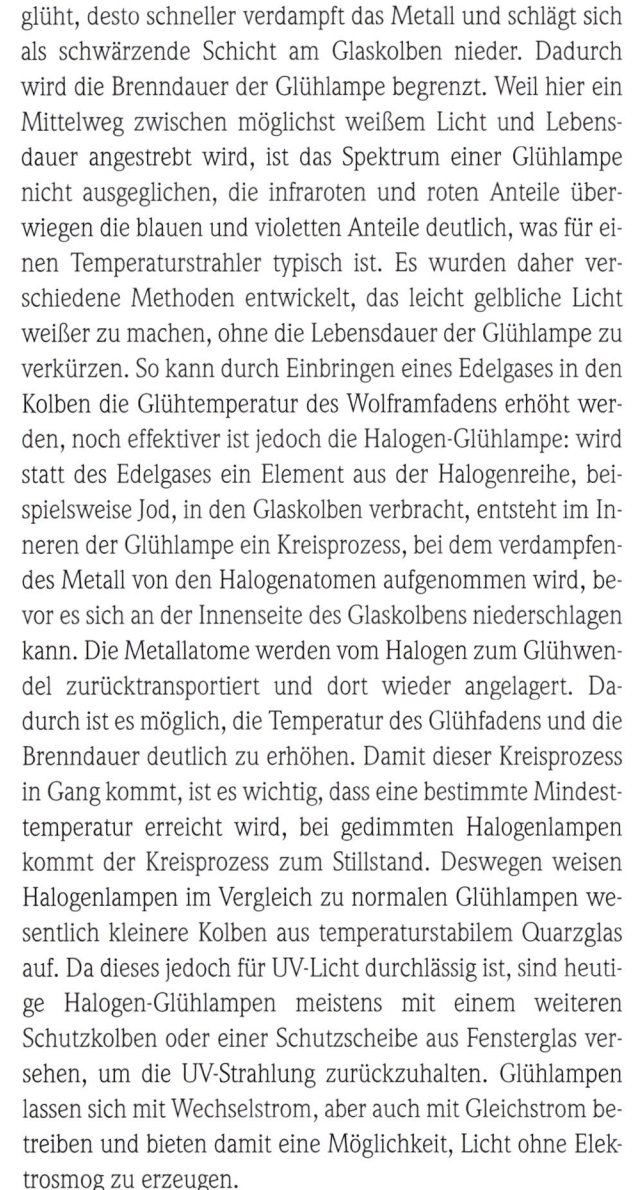

glüht, desto schneller verdampft das Metall und schlägt sich als schwärzende Schicht am Glaskolben nieder. Dadurch wird die Brenndauer der Glühlampe begrenzt. Weil hier ein Mittelweg zwischen möglichst weißem Licht und Lebensdauer angestrebt wird, ist das Spektrum einer Glühlampe nicht ausgeglichen, die infraroten und roten Anteile überwiegen die blauen und violetten Anteile deutlich, was für einen Temperaturstrahler typisch ist. Es wurden daher verschiedene Methoden entwickelt, das leicht gelbliche Licht weißer zu machen, ohne die Lebensdauer der Glühlampe zu verkürzen. So kann durch Einbringen eines Edelgases in den Kolben die Glühtemperatur des Wolframfadens erhöht werden, noch effektiver ist jedoch die Halogen-Glühlampe: wird statt des Edelgases ein Element aus der Halogenreihe, beispielsweise Jod, in den Glaskolben verbracht, entsteht im Inneren der Glühlampe ein Kreisprozess, bei dem verdampfendes Metall von den Halogenatomen aufgenommen wird, bevor es sich an der Innenseite des Glaskolbens niederschlagen kann. Die Metallatome werden vom Halogen zum Glühwendel zurücktransportiert und dort wieder angelagert. Dadurch ist es möglich, die Temperatur des Glühfadens und die Brenndauer deutlich zu erhöhen. Damit dieser Kreisprozess in Gang kommt, ist es wichtig, dass eine bestimmte Mindesttemperatur erreicht wird, bei gedimmten Halogenlampen kommt der Kreisprozess zum Stillstand. Deswegen weisen Halogenlampen im Vergleich zu normalen Glühlampen wesentlich kleinere Kolben aus temperaturstabilem Quarzglas auf. Da dieses jedoch für UV-Licht durchlässig ist, sind heutige Halogen-Glühlampen meistens mit einem weiteren Schutzkolben oder einer Schutzscheibe aus Fensterglas versehen, um die UV-Strahlung zurückzuhalten. Glühlampen lassen sich mit Wechselstrom, aber auch mit Gleichstrom betreiben und bieten damit eine Möglichkeit, Licht ohne Elektrosmog zu erzeugen.

Schwingendes Quecksilber

Entladungslampen sind meistens Quecksilberdampf-Lampen und müssen mit Vorschaltgeräten betrieben werden, die in punkto elektromagnetischer Störstrahlung klare Nachteile im Vergleich zur Glühlampentechnik aufweisen. Zum Prinzip einer Entladungslampe gehört es, ähnlich wie bei der Flammenfärbung im Bunsenbrenner, dass Atome in einen Anregungszustand versetzt werden. Kehren sie kurz danach wieder in ihren Grundzustand zurück, werden Photonen abgegeben, die bezüglich ihrer Wellenlänge für die verwendete Atomsorte typisch sind. Das abgestrahlte Licht von Quecksilberdampf-Lampen zeigt daher ein Linienspektrum, in dem hauptsächlich die Spektrallinien dieses giftigen Elements in Erscheinung treten. Neuere Entwicklungen stellen die Hochdruck-Metalldampflampen dar, die neben Quecksilber noch andere toxische Metalle, vor allem aber auch Eisenatome enthalten. Alle Metalle, die am Entladungsvorgang beteiligt sind, reichern das abgestrahlte Spektrum mit ihren typischen Spektrallinien an. Damit ist die Zusammensetzung genau umgekehrt wie die des Sonnenlichtes: exakt dort, wo sich im Absorptionsspektrum des Sonnenlichts die Fraunhofer'schen Linien als Aussparungen der Strahlungsaktivität zeigen, strahlen Entladungslampen ihre Hauptenergie als elementspezifisches Linienspektrum ab.

Lichttäuschung

Das scheinbar weiße Licht aus Entladungslampen enthält nur einige wenige Frequenzanteile starker Intensität, was man mit einem Spektroskop anschaulich demonstrieren kann. Nur weil das Auge über additive Farbmischung arbeitet, nimmt ein Betrachter weißes Licht wahr. Das System Auge und Gehirn lässt sich täuschen, das ist aus Vexierbildern gut untersucht. Diese optischen Täuschungen können nur durch Messungen enttarnt werden. Wer das erste Mal das Licht einer Leuchtstoffröhre als Linienspektrum aufgelöst betrachtet, wird enttäuscht, das heißt von einer Täuschung befreit. Auch so genannte Vollspektrum-Röhren, die oft als Tageslicht-Leuchten bezeichnet werden, sind Quecksilberdampf-Entladungslampen. Physikalisch betrachtet erzeugen auch diese Leuchtmittel ein diskontinuierliches Quecksilber-Linienspektrum, das mit dem Absorptionsspektrum des Sonnenlichts nicht vergleichbar ist.

Verborgene Spektren

Da es im Lauf der Evolution keine natürlichen Lichtquellen mit Linienspektrum gab, war es offenbar ausreichend, ein Auge entstehen zu lassen, das mit nur drei Grundfarben arbeitet. Immerhin gelingt es dem Gehirn dadurch, über den gesamten sichtbaren Bereich eine Auflösung zwischen zwei und fünf Nanometer zu erreichen. Je nach Bereich im Spektrum kann das gesunde Auge also Farbfrequenzen unterscheiden, die nur zwei Nanometer auseinander liegen. Ein Vergleich mit der Unterscheidungsfähigkeit des Gehörs zeigt, dass das Auge eher ein »Schätzeisen« als ein Messinstrument für Farbnuancen und spektrale Zusammensetzungen des Lichts ist: während das Gehör feinste Frequenzunterschiede quasi kontinuierlich über viele Oktaven abbilden kann, überspannt der Frequenzbereich des Auges lediglich eine Oktave, die zudem noch durch die Mischung der drei Grundfarben Rot, Grün und Violett repräsentiert wird. Immerhin können wir dadurch einen Farbkreis sehen, der uns auch Extraspektralfarben, das sind Farben außerhalb des Regenbogenspektrums, als Mischung von Rot und Violett wahrnehmen lässt. Wenn das Auge innerhalb der einen Oktave des sichtbaren Lichts so differenzierungsfähig wie das Ohr wäre, hätten sich Entladungslampen wahrscheinlich niemals durchsetzen können, ebenso wenig wie eine Musik, die nur aus drei Grundtönen besteht. Der Sehapparat des Menschen kann also kein Gefühl für das Konzert der elementaren Spektrallinien vermitteln, wir sind für die Komplexität der Fraunhofer'schen Linien im Sonnenlicht genauso blind wie für die Spektrallinien im Licht von Entladungslampen.

Energiebilanz

Der wichtigste Grund, der vorgebracht wird, um den Einsatz von Quecksilberlicht zu rechtfertigen, ist der des Energiesparens. Entladungslampen haben in der Tat einen wesentlich besseren Wirkungsgrad als Glühlampen, die nur ca. 5% der eingesetzten Energie in Licht umzuwandeln in der Lage sind. Die Leuchtstofflampe erzeugt viel weniger Wärme und ist daher auch wesentlich sparsamer im direkt messbaren Energieverbrauch. Wenn man allerdings bedenkt, zu welchen Zeiten künstliche Innenraumbeleuchtungen gebraucht werden, haben die lichtarmen Jahreszeiten eindeutig den höheren Bedarf. Das Argument der höheren Wärmeemission spielt also eine geringere Rolle, da die meisten Räume im Winter nicht nur verstärkt beleuchtet, sondern auch zusätzlich geheizt werden müssen. Die durch die Beleuchtung entstehende Wärme kann unmittelbar zurückgeführt werden und den Heizenergieaufwand reduzieren. Berücksichtigt man neben den direkten Verbrauchskosten auch die Herstellungs- und Entsorgungskosten von Leuchtmitteln, schneiden Leuchtstofflampen schlecht ab. Neben Quecksilber enthalten die Glasröhren auch Antimon, Arsen, Yttrium, Phosphorverbindungen, Zink-Beryllium-Silikate, Cadmiumbromide, Vanadiumverbindungen, Thorium und weitere Inhaltsstoffe, die in hohem Maße gesundheitsschädlich sind. Obwohl sich die Hersteller bedeckt halten, wie hoch der Energieverbrauch tatsächlich ist, gibt es Untersuchungen, die zeigen können, dass die so genannten Energiesparlampen für Herstellung und Entsorgung bis zu 40 mal mehr Energie verbrauchen als eine normale Glühlampe.

Toxikologie des Lichts

Entladungslampen enthalten nicht nur viele giftige Elemente, die schwierig zu entsorgen sind, sie prägen auch dem abgestrahlten Licht ihren giftigen Stempel auf. Das klingt im ersten Moment vielleicht schwer nachvollziehbar, denn wie soll Licht giftig sein können? Physikalisch betrachtet ist dies dadurch möglich, dass beispielsweise ein Quecksilberatom, das mit dem Linienspektrum einer Quecksilberdampf-Lampe bestrahlt wird, in einen Anregungszustand versetzt wird, der eine chemische Reaktion überhaupt erst möglich macht. Der Körper versucht, giftige Quecksilberatome, die über Amalgam-Zahnfüllungen oder Nahrung aufgenommen wurden, dadurch unschädlich zu machen, dass er sie im trägen Fettgewebe unter der Haut oder im Gehirn einlagert. Durch Quecksilberlicht können diese passiv gemachten Quecksilberatome wieder aktiviert werden.

Der Sehapparat des Menschen kann kein Gefühl für das Konzert der elementaren Spektrallinien vermitteln. Wir sind für die Komplexität der Fraunhofer'schen Linien im Sonnenlicht genauso blind wie für die Spektrallinien im Licht von Entladungslampen.

Aber auch das chemische Verhalten von Elementen, die nicht giftig sind, wird verändert, wenn sie mit ihrem typischen Linienspektrum bestrahlt werden. So kann Eisen, das zusätzlich zum Quecksilber in modernen Hochdruck-Metalldampflampen eingesetzt wird, mit den Eisenatomen des

Blutfarbstoffes Hämoglobin in Resonanz treten und dadurch wichtige Stoffwechselprozesse der Atmungskette beeinträchtigen.

Schattenseite des elektrischen Lichts: Elektrosmog

Der Siegeszug der Elektrizität war Ende des 19. Jahrhunderts mit einigen grundlegenden Weichenstellungen verbunden, deren Auswirkungen bis in die heutige Zeit reichen. Während Edison ein Anhänger der Verwendung von Gleichstrom war, favorisierte Nikola Tesla (1856-1943) den Wechselstrom, den er entdeckt hatte. Schließlich wurde dem Wechselstrom der Vorzug gegeben, weil er sich nahezu verlustlos über große Distanzen transportieren lässt, was die schnelle Verbreitung und Vermarktung der Elektrizität begünstigte. Dabei blieb unberücksichtigt, dass der Wechselstrom für den biologischen Organismus wesentlich gefährlicher ist als Gleichstrom: Lebewesen sind rhythmisch aufgebaut, eine Vielzahl zyklischer Prozesse laufen zur Aufrechterhaltung der Lebensfunktionen in zahlreichen Frequenzbereichen des elektromagnetischen Spektrums ab. Leben ohne Frequenzen, ohne Kreisprozesse, ist nach heutigem Verständnis nicht denkbar. Fast alle dieser inneren Zyklen und Rhythmen sind an äußere Frequenzvorgänge angekoppelt, die Organismen sind allesamt zur Resonanz fähig. Dies ist die Voraussetzung für Anpassungsvorgänge zwischen inneren und äußeren Ereignissen. Die Frequenz des Wechselstromes liegt in einem Bereich, in dem z.B. das Gehirn tätig ist. Auch die Herzfunktion ist rhythmisch, das Reizleitungssystem des Herzens ist empfänglich für die Frequenzen des Wechselstroms. Nur durch diese Frequenzbereichs-Übereinstimmung ist es auch möglich, dass wir einen Stromschlag bekommen, wenn wir in die Steckdose fassen. Hierbei kann es zu ungesteuerter Muskelkontraktion und Krämpfen kommen. Schlimmer jedoch ist die Störung der Herzfunktion durch den Wechselstrom, die im schlimmsten Fall zum Herzstillstand und damit zum Tod führen kann. Solche Wirkungen sind bei Gleichstrom nicht bekannt. Dieser kann im ungünstigsten Fall zu galvanischen Wirkungen wie Ionenverschiebungen, Elektrolyse oder Verbrennungen führen, jedoch nicht zu lebensbedrohlichen Zwischenfällen.

Elektrosmog bezeichnet die elektromagnetische Störstrahlung, die beim Einsatz von Wechselstrom auftritt. Diese Strahlung kann auch ohne direkten Kontakt mit den stromführenden Teilen einen Einfluss auf lebende Systeme bis hin zur Krebsentstehung nehmen. Die Auswirkungen solcher Resonanzkopplungen sind bei Zellkulturen oder Pflanzen experimentell eindeutig nachweisbar. Wie stark die Effekte elektromagnetischer Wechselfelder beim Menschen sind, lässt sich hingegen nicht eindeutig beweisen, obwohl die Forschung auch hier fast täglich neue Indizien liefert.

Wer nicht warten will, bis die schädigende Wirkung von Elektrosmog allgemein anerkannt ist, hat schon jetzt die Möglichkeit, auf Gleichstrom umzustellen, denn aus heutiger Sicht ist Wechselstrom im Haushalt nicht mehr unumgänglich. Bereits kleine Photovoltaikanlagen und Windkraft-Generatoren eignen sich zum Aufladen wartungsfreier Bleigel-Akkus. Dadurch kann reiner Gleichstrom mit einer Spannung von 12 Volt bereitgestellt werden, der sich für Beleuchtungszwecke, Unterhaltungselektronik und Laptop-Computer einsetzen lässt und vom öffentlichen Stromnetz unabhängig macht.

Kunstlicht und Krebs

Dass übermäßige Verwendung von Kunstlicht aus Entladungslampen zu starkem Stress führen kann, wurde von dem deutschen Augenarzt Professor Fritz Hollwich schon 1977 beschrieben. Bereits 1972 konnte er zeigen, dass Kunstlicht zu Entwicklungsstörungen, Verhaltensauffälligkeiten und negativen Einflüssen auf den kindlichen Stoffwechsel führen kann – eine wichtige Erkenntnis zu der Zeit, als man Schulen weitgehend fensterlos bauen und ausschließlich künstlich mit Entladungslampen beleuchten wollte.

Seit 1987 vertritt der amerikanische Wissenschaftler Richard G. Stevens die Melatonin-Hypothese der Krebsentstehung. Er geht davon aus, dass die zunehmende Entwicklung von Brustkrebs-Erkrankungen in den Industrieländern am ehesten durch den falschen Einsatz von Kunstlicht zu erklären ist. Das Schlafhormon Melatonin, dessen Produktion durch Licht unterdrückt wird, steht in Wechselwirkung mit einer

Wechselstrom ist für den biologischen Organismus wesentlich gefährlicher als Gleichstrom.

Reihe anderer Hormone und kann die Entstehung verschiedener Krebsarten vermindern. So steigt bei niedrigem Melatoninspiegel beispielsweise der Östrogenspiegel an, was wiederum die Entstehung von Brustkrebs fördert. Vor einigen Jahren wurde diese Vermutung von amerikanischen und skandinavischen Forschern überprüft. Dabei stellten sie fest, dass blinde Frauen nur halb so oft an Brustkrebs erkranken, wie sehende. Die Ergebnisse wurden aber wegen der zu kleinen Testgruppe nicht ernst genommen. Bei Eskimos, die auf Grund der langen Dunkelperioden einen erhöhten Melatoninspiegel aufweisen, konnten deutsche Forscher belegen, dass sie seltener an Brustkrebs und Prostatakrebs leiden. In einer im Jahr 2003 veröffentlichten Untersuchung, die die österreichische Wissenschaftlerin Eva Schernhammer an der Harvard Medical School in Boston an einem Kollektiv von 120 000 nachtschichtarbeitenden Krankenschwestern im Rahmen der »Nurses Health Study« durchgeführt hat, zeigte sich, dass regelmäßige Nachtarbeit über mehr als 15 Jahre mit einem über fünfunddreißig Prozent höheren Risiko einhergeht, an Brustkrebs und Dickdarmkrebs zu erkranken. Andere Entstehungsursachen als das Kunstlicht konnten hierbei statistisch klar ausgeschlossen werden. Unter Kunstlicht ist hier Licht aus Entladungslampen zu verstehen, die für Krankenhäuser und andere öffentliche Gebäude vorgeschrieben sind.

Das »neue« Auge

Die Melatonin-Hypothese von Stevens bekommt seit der Jahrtausendwende Schützenhilfe von fünf Forschergruppen, die fast gleichzeitig entdeckten, dass die Netzhaut des Auges neben Stäbchen und Zapfen über ein drittes Rezeptorsystem verfügt, das am Sehvorgang nicht beteiligt ist. Es handelt sich dabei um Lichtsensoren der Inneren Uhr, die über eine direkte Nervenverbindung zum Nucleus suprachiasmaticus (SCN) auch Einfluss auf die Aktivität der Zirbeldrüse nehmen. Diese wiederum ist für die Produktion des Melatonins verantwortlich. Einige Ganglienzellen in der Netzhaut beinhalten das Pigment Melanopsin und repräsentieren dieses neue Rezeptorsystem, das auf Lichtreize von 464 nm Wellenlänge am stärksten reagiert. Die Zellen treten gehäuft im nasenwärtigen Segment der Netzhaut auf und werden damit hauptsächlich von Licht aktiviert, das von oben kommt. Wie die sehr sorgfältig geplanten und ausgeführten Experimente zeigen konnten, unterdrückt blaues Licht schon bei einer Beleuchtungsstärke von 1,3 Lux die Melatoninproduktion deutlich. Breitbandiges weißes Licht zeigt erst bei 100 Lux eine vergleichbare Wirkung, was immer noch deutlich unter der Helligkeit einer normalen Zimmer- oder Arbeitsplatzbeleuchtung (300 - 500 Lux) liegt.

Das Auge besitzt somit zwei Informationskanäle: einen für den eigentlichen Sehvorgang und einen weiteren für die Ermittlung der Farbtemperatur des Umgebungslichts. Der Organismus benötigt diese Information, um sich an die Umgebungsbedingungen optimal anpassen zu können. Je höher der Blauanteil der aus Himmelsrichtung einfallenden Strahlung ist, je höher also die Farbtemperatur des Lichts ist, desto stärker wird die Melatoninproduktion durch das chronobiologische Rezeptorsystem unterdrückt. Damit wird eine Anpassung an den Grad der Sonneneinstrahlung und an die Mondphase (nächtliches Licht von oben mit geringem Blauanteil) überhaupt erst möglich. Die Anpassung an das Sonnenlicht vollzieht sich nicht nur durch Pigmentierung der Haut, auch eine Vielzahl anderer Vorgänge im Körper sind von der Sonneneinstrahlung abhängig. Hier ist die Rolle des Vitamin D besonders hervorzuheben, da es in vielen Organen als ein Gegenspieler von Melatonin auftritt. Während das Melatonin den Körper auf Schlaf und Regeneration einstellt, wirkt Vitamin D fördernd auf Wachstums- und Reproduktionsvorgänge ein. Das passt wunderbar in die Logik der Natur: im Sommer, wenn viel Sonneneinstrahlung vorliegt, entfaltet sich das Leben unter dem Einfluss des Vitamin D; im Winter hingegen sorgt die vermehrte Dunkelheit für einen höheren Melatoninspiegel und fördert damit Erholungs- und Reparaturvorgänge im Körper.

Das Auge besitzt zwei Informationskanäle: einen für den eigentlichen Sehvorgang und einen weiteren für die Ermittlung der Farbtemperatur des Umgebungslichts.

Plädoyer für die Glühlampe

Entladungslampen haben immer einen deutlich höheren Blau- und Violettanteil als Glühlicht und sprechen den chro-

Will man die natürlich ablaufenden Rhythmen des Körpers nicht belasten, sollte man auf blaue Raumfarben und kurzwellige Lichtspektren in Badezimmern, Wohn- und Schlafräumen verzichten.

nobiologischen Rezeptor besonders ausgeprägt an. Dadurch greift helles Entladungslicht hoher Farbtemperatur am stärksten in circadiane Prozesse ein, dunkles Licht aus einer Standardglühlampe am wenigsten. Will man die natürlich ablaufenden Rhythmen des Körpers nicht belasten, sollte man auf blaue Raumfarben und kurzwellige Lichtspektren in Badezimmern, Wohn- und Schlafräumen verzichten. Da auch Computer- und Fernsehbildschirme einen hohen Blauanteil abstrahlen, sollten die Monitore und Displays möglichst unterhalb der Augenhorizontale angeordnet werden.

Was in privat genutzten Räumen relativ einfach zu bewerkstelligen ist, kann in gewerblichen oder öffentlichen Bereichen schwierig werden. Hier gelten eine Vielzahl gesetzlicher Vorschriften und Normen, die den Spielraum für ganzheitliche Beleuchtungskonzepte stark einschränken. Aus den öffentlichen Räumen ist das Glühlicht zu Gunsten der Entladungslampen fast vollständig verdrängt. Das macht die Quecksilberdampflampen nicht nur in Großraumbüros und Fertigungsstätten der Industrie selbstverständlich, sondern auch in Schulzimmern, Sporthallen, Krankenzimmern und Intensivstationen. Wer nicht abwarten will, bis sich diese bürokratischen Vorgaben geändert haben, sollte bei allen Planungen so weit als möglich Tageslicht vorsehen oder Mischbeleuchtung in Erwägung ziehen. Erfahrungsgemäß gibt es noch viele Menschen, besonders Kinder, mit einem gesunden Gespür für gute Lichtverhältnisse. Energiespar- und andere Entladungslampen werden von ihnen als unangenehm stechend oder ungemütlich empfunden. In fast allen Haushalten finden sich aber genau diese Leuchtmittel in Badezimmern oder Küchen. Sogar manche ehemals gemütliche Kneipe schreckt ihre Gäste mit Energiesparlampen über den Tischen ab.

Optimales Licht

Doch wie kann nun die ideale künstliche Beleuchtung konkret aussehen, wenn alle bisher genannten Aspekte mit einfließen? Die direkt mit Netzstrom betriebene einfache Standardglühlampe ist für die meisten Anwendungen völlig ausreichend und ist kostengünstig in der Anschaffung. Das leicht gelbliche Licht wirkt angenehm und gemütlich. Es eignet sich auch gut zum Lesen, da es der Entstehung von Farbsäumen, besonders bei Brillenträgern, vorbeugt. Durch die niedrige Farbtemperatur ist die Farbwiedergabe im Vergleich zum Tageslicht etwas verschoben, dies kann das Auge jedoch problemlos ausgleichen. In allen Bereichen, wo besonderes Gewicht auf möglichst natürliche Farbwiedergabe gelegt wird, sollte man das weißere Halogenlicht einsetzen. Unterschiedliche Lampenleistungen in getrennt schaltbaren Gruppen bringen die erforderliche Helligkeitsanpassung – denn Dimmer verstärken den Elektrosmog unnötig. Wenn Niedervolt-Leuchtmittel mit Wechselstrom betrieben werden, sollte man beachten, dass die erforderlichen Transformatoren den Elektrosmog um den Faktor 20 verstärken. Ein möglichst großer Abstand zu Leuchtmitteln und abgeschirmte Zuleitungen helfen die elektromagnetische Störstrahlung zu reduzieren. Mit reinem Gleichstrom betriebene Niedervoltlampen sind aus heutiger Sicht die geeignetsten künstlichen Lichtquellen: sie flimmern und flackern nicht und sie produzieren keinen Elektrosmog. Um den Gleichstrom zu erzeugen, sind jedoch hochwertige, abgeschirmte Schaltnetzteile oder leistungsfähige Akkus erforderlich. Für die Besitzer photovoltaischer Solaranlagen ist eine derartige Beleuchtung relativ einfach zu realisieren.

Licht ist einer der wichtigsten Faktoren für eine zeitgemäße Raumgestaltung und die Auswahl des richtigen künstlichen Lichts muss im Hinblick auf die Gesundheitsvorsorge besonders ernst genommen werden. Das private Wohnumfeld erlaubt dabei alle Freiheiten einer konsequenten Farb- und Lichtgestaltung. Mit Licht- und Farboasen, die den ursprünglichen Bedürfnissen des Organismus Rechnung tragen, lassen sich sogar Lichtbelastungen am Arbeitsplatz ausgleichen.

Kalk:
seit Jahrtausenden bewährt und dennoch modern

Rochus Michnia

Der Bau eines Hauses oder die Sanierung eines Raums erfordert viel Know-how und jede Menge Erfahrung, will man Fehler und Folgeschäden vermeiden. Das Wissen, wie man Materialien zu verarbeiten hatte, wurde früher von Generation zu Generation weitergegeben, heute sollte man als Handwerker in jedem Fall die dazugehörigen technischen Datenblätter lesen und ergänzend entsprechende Verarbeiterschulungen absolvieren. Künstlich hergestellte Werkstoffe sind häufig sehr komplizierte Produkte und ihre Zusammensetzung ist auch für Experten kaum noch zu durchschauen. Da man immer leistungsfähigere Materialien auf den Markt bringen will, wächst die Palette der Produkte mit der Liste der potenziellen Einsatzgebiete. Gleichzeitig geht der Trend, auch wenn er sich noch immer sehr verhalten zeigt, eindeutig in Richtung traditioneller natürlicher Baustoffe. Doch Vorsicht: Nicht alle Materialien, die es früher gab, waren ungiftig oder von vornherein bedenkenlos einzusetzen! Dafür steht auch Kalk. Er hat viele Vorzüge, doch wenn man hochalkalische Kalktünche in die Augen bekommt, kann nur noch der Arzt helfen, will man sein Augenlicht behalten.

Kalkmaterialen wirken antiseptisch

Kalkmörtel, Kalkputze und auch Kalktünchen zur Gestaltung von Wohn- und Sakralbauten sind durch eine mehr als 5000-jährige Bautradition mit ungezählten Zeugnissen belegt. Mit Fug und Recht kann man feststellen, dass in allen Kulturen dieser Welt Materialien und Werkstoffe aus Kalk die weitaus größte Verbreitung gefunden haben. Kalk wird aus Kalkstein gewonnen, einem natürlichen und so gut wie unbegrenzt verfügbaren preisgünstigen Rohstoff. Auf Grund seiner rein mineralischen Zusammensetzung (gelöschter Kalk und Zuschlagstoffe wie feine Quarzsande oder Marmormehl) können abgebundene Kalkbeschichtungen weder durch Bakterien noch durch Pilze angegriffen werden. Kalkmaterialien sind hoch alkalisch und besitzen daher eine natürliche antiseptische Wirkung, mit dem sich selbst verpilzte Wand- und Deckenflächen wirksam bekämpfen lassen. Noch heute werden in vielen Regionen der Erde Viehställe einmal jährlich mit Kalkfarben gestrichen und Kalk ist immer noch eines der einfachsten und kostengünstigsten Desinfektionsmittel für Wand- und Deckenflächen.

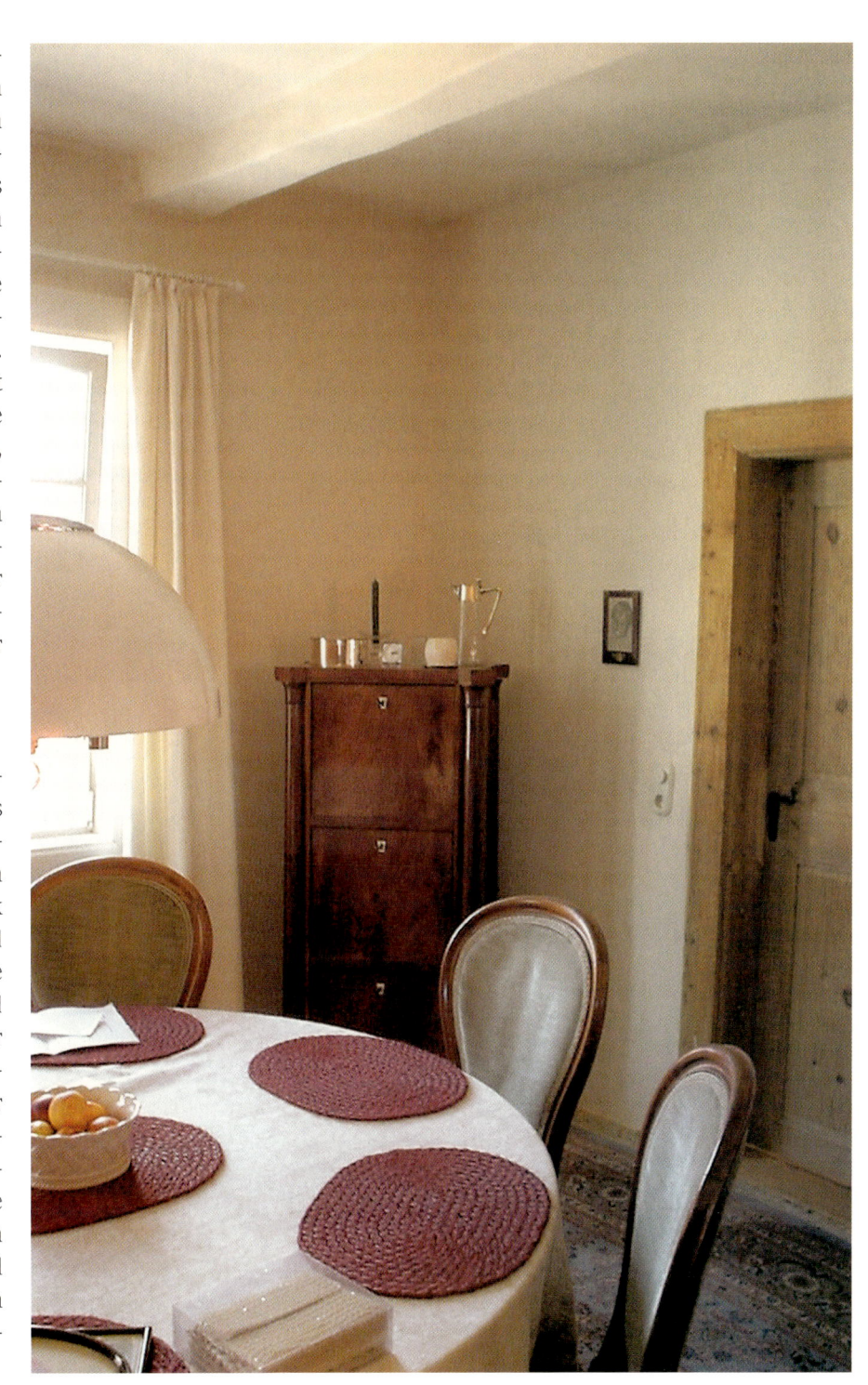

Moderne Materialien sind häufig kompliziert und kaum zu durchschauen. Traditionelle Werkstoffe wie Kalk kommen dem Bedürfnis der Verbraucher nach einfachen Produkten entgegen.

Kalk verursacht keine Feuchtigkeitsschäden

Kalktünchen und Kalkmörtel sind mit einem großen Kapillarporenraum ausgestattet, durch den Wasser oder Wasserdampf leicht aufgenommen und wieder abgegeben werden kann. Mit Kalkmaterialien beschichtete Raumflächen sind echte Feuchtigkeitspuffer. Besonders in Räumen mit zeitweilig hoher Feuchtigkeitsbelastung, etwa in der Küche, im Bad oder in Schlafräumen, kann ein zu viel an Luftfeuchtigkeit über die offenen Poren der Kalkmaterialien gut absorbiert und bei sich einstellender Trockenheit langsam wieder abgegeben werden. Die Alkalität des Kalks wiederum verhindert wirksam die Schimmelbildung, die bei länger feuchten Oberflächen sonst zu erwarten wäre. Wesentlich ist der Unterschied von Kalkbeschichtungen zu Wasser abweisenden oder wasserdichten Beschichtungen aus Dispersions- oder Dispersionssilikatfarben. Die wenig bis gar nicht vorhandenen Kapillarporen und die Dampfdiffusionseigenschaften dieser Beschichtungen lassen Luftfeuchtigkeit an den Wandoberflächen als so genanntes Schwitzwasser kondensieren. Auf Grund ihrer Zusammensetzung aus organischen Bestandteilen werden diese Materialien oft schon nach kurzer Zeit von Schimmel befallen, was sich meist als dunkle Punkte oder Flecken abzeichnet. Besonders deutlich wird dies in Fensterleibungen oder an anderen unzureichend gedämmten Bauteilen. Die immer häufigere Verbreitung von Schimmelbefall in Wohnräumen und die damit einhergehenden Pilzinfektionen stehen damit in Zusammenhang. Man sollte dieser Tatsache mehr Beachtung schenken, da auch die Anfälligkeit für Allergien und Krebs damit in Verbindung steht. Die gute Kapillarität von Kalkmörteln, Kalkputzen und Kalkfarben ist bei Feuchtigkeitsschäden im Innen- wie im Außenbereich besonders wertvoll. Abdichtende oder Wasser abweisend gemachte Beschichtungen können Regenwasser oder mit der Erdfeuchte aufsteigendes Wasser über einen langen Zeitraum im Mauerwerk festhalten, während Kalkmaterialien dieses eingetragene Wasser über die Kapillarporen rasch zur Verdunstungszone an der Wandoberfläche transportieren. Durch Materialien aus Kalk kann der Feuchtigkeitstransport und damit die Austrocknung gegenüber anderen Beschichtungssystemen erheblich gesteigert werden.

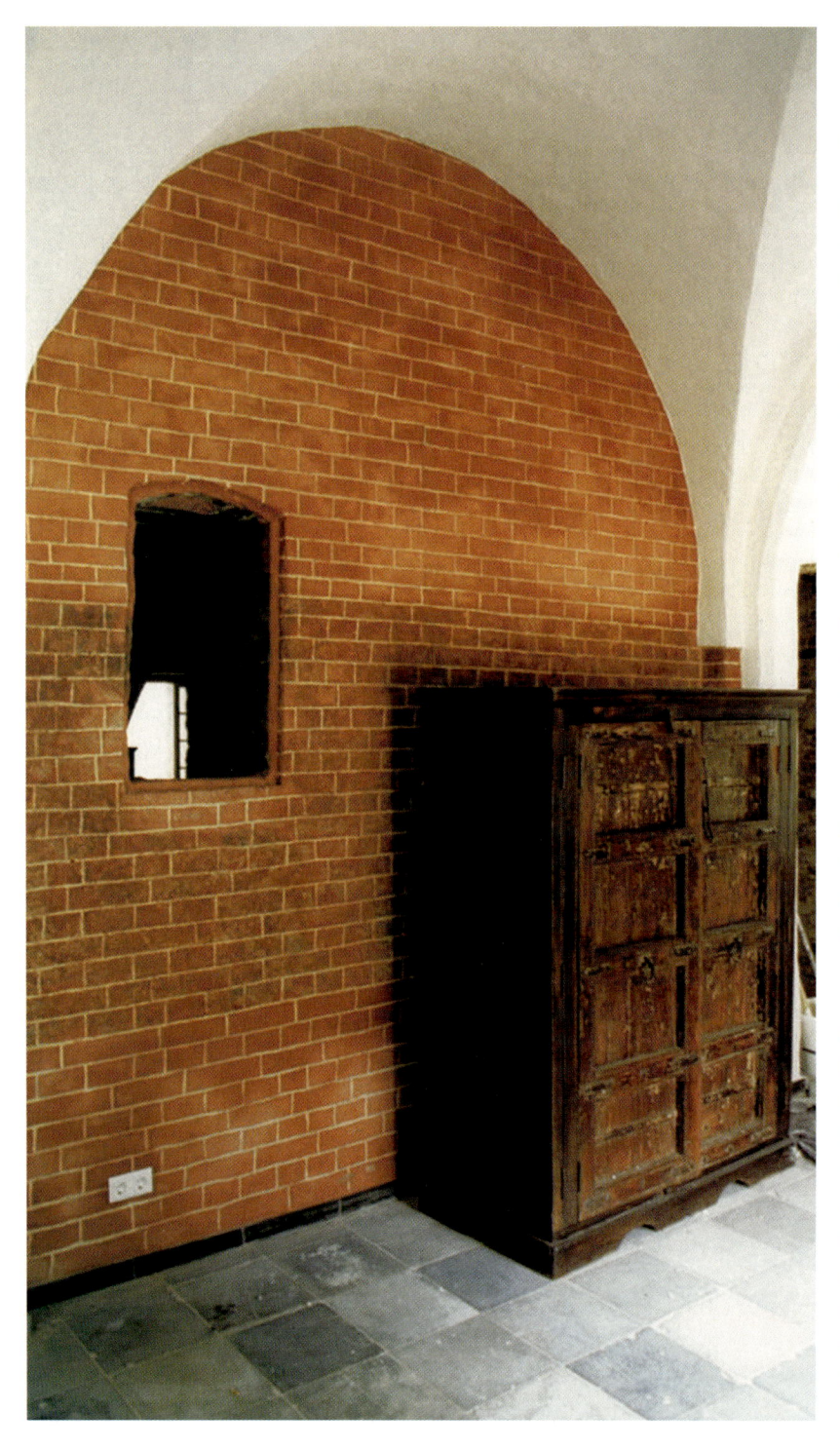

Mit Kalkmaterialien beschichtete Wand- und Deckenflächen sind echte Feuchtigkeitspuffer: Luftfeuchtigkeit kann gespeichert und bei Trockenheit wieder abgegeben werden.

Wie aktuell dieses Thema ist, zeigen die heute in Sachsen und Bayern sichtbaren Sanierungsschäden nach der Flutkatastrophe des Jahres 2002, wo zahlreiche Gebäude unter Wasser standen. Mit rasch verfügbaren Geldmitteln wurden nach unzureichend kurzen Trocknungszeiten Leichtbauwände aufgestellt oder mit Wasser absperrenden Beschichtungssystemen gearbeitet, die eine vollständige Austrocknung des Mauerwerks behinderten. Als Folge kam es vielfach zu Verpilzungen von Wohnräumen mit verheerenden gesundheitlichen Folgen für die nichts ahnenden Bewohner. Die Möglichkeiten der Sanierung mit Kalkprodukten nach einer ausreichend langen Trocknungsphase hätten hier viele gesundheitliche und bauliche Folgeschäden ausgeschlossen. Ein weitere Tatsache hätte ebenfalls berücksichtigt werden müssen: Trockene Wand- und Deckenflächen steigern die Wärme dämmenden Eigenschaften einer gemauerten Wand erheblich. Bei einer Außenwand wird die Zone, wo Kapillar-Wasserdampf flüssig wird, deutlich nach außen zur Fassadenoberfläche verlagert, wodurch weniger Heizenergie benötigt wird. Dies trägt gleichzeitig wirtschaftlichen wie ökologischen Anforderungen Rechnung. Ökologisch unbedenklich ist im übrigen auch die Entsorgung von Kalkbeschichtungen, da dieses Material als natürlicher Rohstoff problemlos entsorgt und sogar wieder in den Kreislauf der Wiederverwertung aufgenommen werden kann. Im Gegensatz dazu sind moderne Dispersionsfarben und Lacke häufig nichts anderes als Sondermüll.

Kalk ist weitaus besser als sein Ansehen

Weshalb aber ist die Verwendung von Kalk als Beschichtungsstoff trotz seiner offensichtlichen Vorzüge so stark zurückgegangen? Zum Ende des 19. Jahrhunderts wurde Kalk als Baustoff immer mehr durch Zement ersetzt. Dieser neue Baustoff versprach eine größere Dauerhaftigkeit und ermöglichte auf Grund seiner hohen Festigkeit auch in der Architektur revolutionäre Anwendungsmöglichkeiten, die vor allem in der Technik des Stahlbetonbaus zur Geltung kam. Aber auch für Verputze und Mauermörtel wurden mehr und mehr zementgebundene oder hoch zementhaltige Mörtel verwendet. Mit der Entwicklung von Kunstharzdispersionen und deren Einsatz als Beschichtungsstoff oder als Zusatz in Mörteln und Putzen wurden weitere traditionelle Anwendungsbereiche von Kalk übernommen. Im Lauf des 20. Jahrhunderts hat man die Jahrtausende alte Tradition der Kalkbeschichtung besonders in Westdeutschland fast völlig aufgegeben. Nur einige wenige Architekten, Denkmalpfleger und Handwerker arbeiteten noch ganz gezielt und ganz bewusst mit Kalk, sei es aus denkmalpflegerischen oder aus nostalgischen Gründen. Von daher wurde die Kalktechnik immer mehr in eine veraltete traditionell-historische Ecke gedrängt

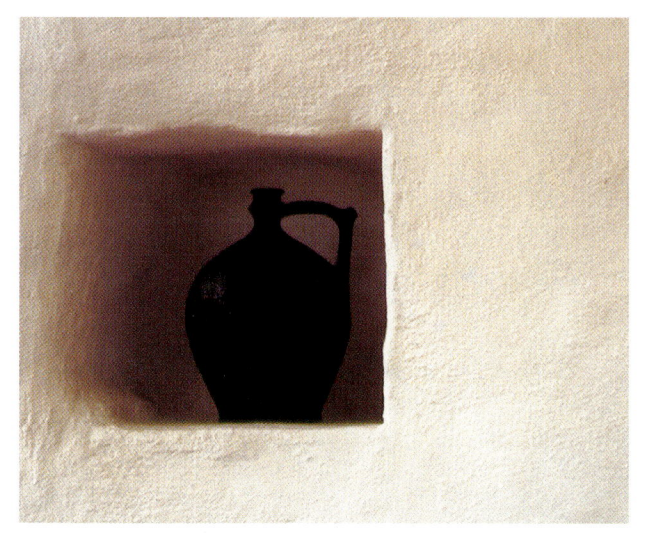

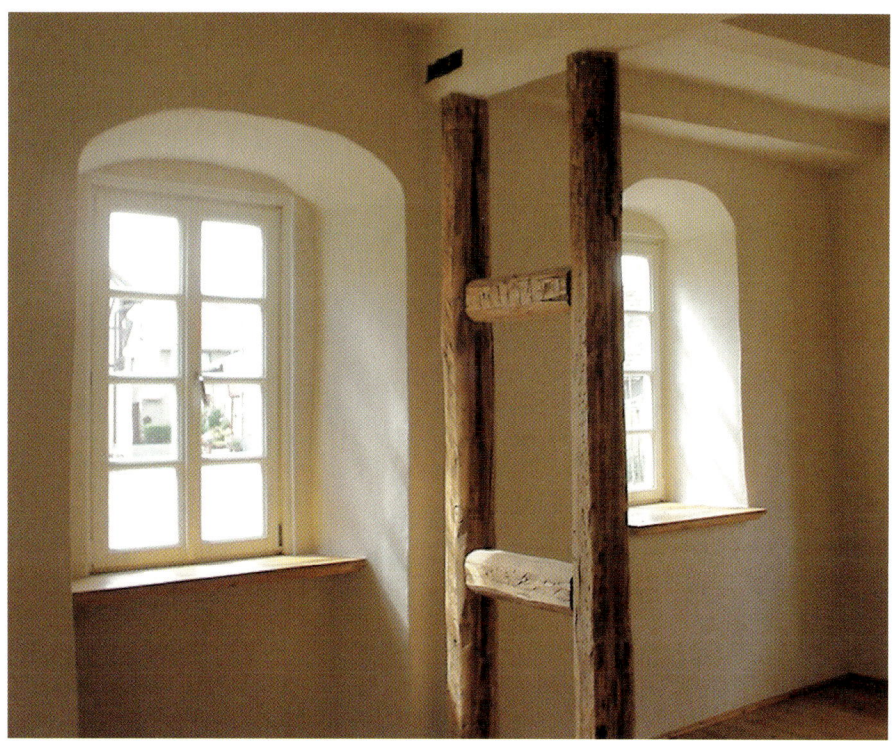

Die Entwicklung zementgebundener Putze und mit Kunstharz versetzen Farben versprechen eine größere Dauerhaftigkeit. Doch die Anzeichen verdichten sich, dass diese Baumaterialien nicht halten, was sie versprechen. Materialien auf der Basis von Kalk wirken nicht Wasser abdichtend und verursachen daher auch keine entsprechenden Folgeschäden.

und deren Verfechter häufig zu spleenigen Einzelgängern abgestempelt.

In jüngster Zeit verdichten sich die Anzeichen, dass die intensive Verwendung zement- und kunstharzgebundener Baumaterialien für Wand- und Deckenflächen doch nicht ganz so unproblematisch ist wie von den herstellenden Firmen gern dargestellt wird. Durch ihre abdichtenden oder absperrenden Eigenschaften werden substanzielle Bauschäden vorprogrammiert und hohe Folgekosten in Kauf genommen. Auch die viel gepriesene Dauerhaftigkeit dieser Materialien wird in der Praxis selten erreicht. Die Kosten für eine geeignete Sanierung sind dann häufig relativ hoch, nicht nur auf Grund erheblicher Entsorgungskosten, sondern auch deshalb, weil die zur erneuten Sanierung erforderlichen Untergründe nur mit viel Aufwand hergestellt werden können. Eine mit Kalkmaterialien durchgeführte Sanierung kann dagegen nahezu beliebig oft wiederholt werden, bei minimalen Kosten für Entsorgung und Sanierung. Daher besinnen sich zunehmend mehr Bauherren und Architekten auf die historisch bewährten Beschichtungs- und Farbsysteme aus Kalk. Dieser Trend etabliert sich langsam, aber unaufhaltsam. Und immer mehr, zumeist kleinere Firmen, arbeiten an verbesserten Materialien, die modernen Anforderungen an Verarbeitungs- und bauphysikalischen Eigenschaften gerecht werden. Ein solch neuer Werkstoff ist Kalk auf der Basis von dispergiertem Weißkalkhydrat. Hierbei handelt es sich um einen traditionellen Luftkalk, der durch rein mechanisches Dispergieren so weit aktiviert wird, dass sich seine Eigenschaften verbessern. Er wird nicht nur erheblich fester und dauerhafter als herkömmliche Kalkmaterialien, er zeigt diese Qualitäten auch in dünnsten Schichten. Für Kalkfarben aus dispergiertem Weißkalkhydrat sind Farbtöne und Farbintensitäten möglich, die bislang nur mit organischen oder siliciumorganischen Bindemittelsystemen möglich waren. Die bauphysikalischen und technischen Vorzüge des dispergierten Weißkalkhydrats ermöglichen eine breite Palette von Anwendungs- und Gestaltungsmöglichkeiten – und das ohne organische Zusätze. Die rein mineralische Zusammensetzung der Kalkmaterialien ergibt außerdem eine besonders ästhetisch wirkende, kristalline Oberfläche, die von einem leichten Tiefenlicht und einer herausragenden Brillanz charakterisiert ist. Durch diese Weiterentwicklung des traditionellen Materials Kalk lassen sich neben gesundheitlichen, wirtschaftlichen, ökologischen und bauphysikalischen Vorzügen selbst eine Vielzahl von ästhetischen Wünschen realisieren – und zwar im Innen- wie im Außenbereich.

Eine mit Kalkmaterialien durchgeführte Sanierung kann beliebig oft wiederholt werden, bei minimalen Kosten für Entsorgung und Sanierung.

Lehm:
Ausgeglichenes Raumklima durch Wasserbindung

Daniel Duchert

Aufbau und Zusammensetzung

Lehm ist ein ungiftiges Material, mit dem man relativ einfach ein gesundes Raumklima herstellen kann. Er ist ein Gemisch aus Ton, Schluff, Sand und Kies. Jeder dieser einzelnen natürlichen Bestandteile des Bodens wird durch ein bestimmtes Korngrößenspektrum bestimmt, das eine so genannte Fraktion bildet. Die Bezeichnung Lehm bezieht sich auf bindige Böden, also Böden, die einen mehr oder weniger hohen Anteil von Ton enthalten. Der Ton ist das Bindemittel, das alle anderen Körner des Bodens zusammenhält. Lässt man Beimengungen wie Quarze oder andere Mineralien außer Acht, setzen sich Tone aus unterschiedlichen Tonmineralarten zusammen, die kristalline, plättchenförmige Strukturen darstellen. Ein einzelnes Tonplättchen ist aus zahlreichen übereinander liegenden Elementarschichten und trennenden Zwischenschichten aufgebaut *(Bild 1)*. Je nach Tonmineral besteht eine solche Elementarschicht aus einer Zweischicht- oder aus einer Dreischichtstruktur. In einer Zweischichtstruktur sind eine Tetraeder- und eine Oktaederschicht *(Bild 2)* vorhanden, eine Dreischichtstruktur hat dagegen zwei Tetraederschichten und eine dazwischenliegende Oktaederschicht *(Bild 3)*.

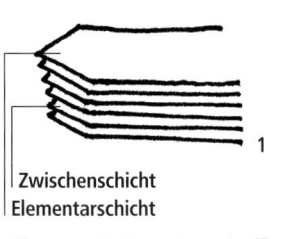

Tetraederschichten bestehen aus SiO_4-Tetraeder (Silikat), die über drei Ecken in einer Ebene miteinander als Tetraederstruktur verbunden sind. Schematisch kann man sich eine solche SiO_4-Tetraeder-Elementarzelle so vorstellen: Wir haben vier Kugeln, die O^{2-}-Ionen darstellen. Auf einem Tisch werden von ihnen drei Kugeln dreieckförmig angeordnet. Eine vierte Kugel wird auf das Zentrum der drei anderen Kugeln gelegt, was räumlich betrachtet die Struktur eines Tetraeders ergibt. Im Inneren des Tetraeders, also zwischen den vier O^{2-}-Ionen, ist ein Silizium-Ion (Si^{4+}) eingebunden *(Bilder 4 bis 6)*.

Eine Oktaederschicht ist aus OH^--Oktaedern aufgebaut. Diese bestehen aus sechs OH^--Ionen (Hydroxid-Gruppe). Bildlich vorgestellt gibt es zwei Lagen von jeweils drei Kugeln, die zu einem Dreieck formiert sind. Die obere Lage liegt auf der ersten Lage richtungsversetzt. Dadurch liegen die Spitzen des Dreiecks nicht übereinander, sondern bilden ein Oktaeder, wobei mittig in der Raumlücke ein Kation eingelagert ist. Um diese freie Lücke auszufüllen, eignen sich nur bestimmte Kationen mit entsprechendem Radius, beispielsweise Al^{3+}, Fe^{3+}, Fe^{2+}, Mg^{2+}, Ti^{4+} oder Mn^{4+} *(Bilder 7 bis 8)*.

Ein Tonmineral besteht nun aus einer Abfolge von (meist) gleichen Elementarschichten, sowie trennenden Zwischenschichten. Die Zwischenschichten können mit Kationen und/oder Wassermolekülen belegt sein, oder auch einfach nur leere Zwischenräume bilden. Im Ton werden vier Arten von eingelagertem Wasser unterschieden:

- Im Molekül gebundenes Strukturwasser, das erst ab einer Temperatur von 500°C freigesetzt wird.
- Die ein Tonmineral umgebene Wasserhülle, die durch Adsorptionskräfte des Tonminerals aufgebaut wird.
- Das sich der Wasserhülle anschließende so genannte Solvatwasser, das ebenfalls durch Adsorption angezogen wird. Trocknet Lehm an der Luft, wird dieses Solvatwasser bis zur Gleichgewichtsfeuchte reduziert. Steigt jedoch die Umgebungsfeuchte, kann Wasser aus der Luft über Poren wieder zugeführt und an den Tonmineralien angelagert werden. Dadurch vergrößert sich die Solvatwasserschicht und somit die Gleichgewichtsfeuchte.
- Im natürlich vorkommenden Zustand sind in Tonen 1/1000 bis 1/1000000 mm feine Hohlräume vorhanden, die mit Porenwasser gefüllt sind. Dieses Porenwasser ist reines Kapillarwasser, das von der Anziehungskraft der Tonminerale nicht mehr beeinflusst wird.

Feuchtigkeitsverhalten

Auf Grund der vorhandenen Tonminerale kann Lehm im Vergleich zu anderen Baustoffen schnell Feuchtigkeit aus der

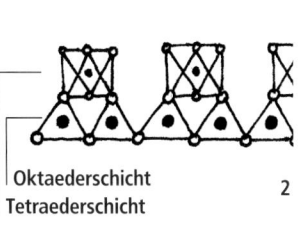

Zwischenschicht
Elementarschicht 1

Oktaederschicht
Tetraederschicht 2

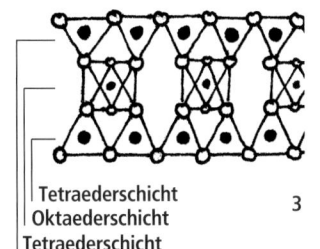

Tetraederschicht
Oktaederschicht 3
Tetraederschicht

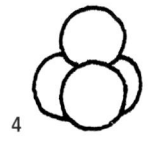

4

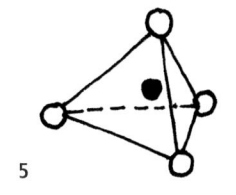

5
○ Si^{4+}
● O^{2-}
SiO_4-Tetraeder

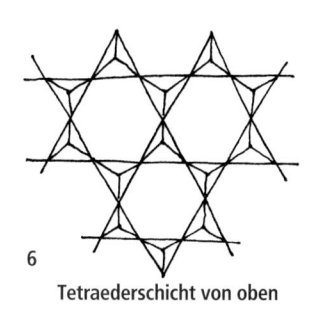

6
Tetraederschicht von oben

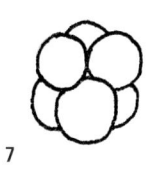

7

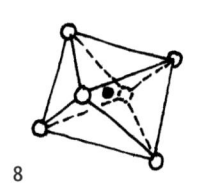

8
○ OH^-
● zum Beispiel Al^{3+} oder Fe^{3+}

Luft aufnehmen oder abgeben. So nimmt beispielsweise eine Lehmsteinwand – bei einem Anstieg der relativen Luftfeuchte von 50% auf 80% – innerhalb von 48 Stunden etwa 300 g Wasser pro m² auf, während Kalkstein in dieser Zeit 100 g/m² und gebrannter Ziegel nur 10-30 g/m² aufnehmen können. Vergleicht man Lehmputz hinsichtlich seiner Wasserdampfaufnahmeleistung mit Kalkzementputzen, zeigt sich im Versuch, dass beide Materialien innerhalb von 48 Stunden ähnlich viel Wasser aufnehmen. Die Sorptionskurve von Kalkzementputz steigt dabei fast linear, die Sorptionskurve von Lehm steigt dagegen steil an und läuft dann flach aus. Diese Eigenschaft erklärt, weshalb der im Versuch verwendete Lehmputz schon nach einer Stunde etwa 70 g/m² Wasser aufnahm, Kalkzementputz dagegen lediglich 40 g/m². Bei einer Zunahme der relativen Luftfeuchte von 50% auf 80% adsorbiert eine zwei Zentimeter dicke Lehmputzschicht innerhalb von 24 Stunden ebenso viel Feuchtigkeit wie vier oder 8 cm dickes Material. Das heißt: Innerhalb der ersten 24 Stunden sind an der Adsorption von Wasserdampf nur die oberen 2 cm beteiligt. Dabei wird die Feuchtigkeitsaufnahme von diffusionsfähigen Beschichtungen wie Kalk-, Leim- oder Kaseinfarben nur geringfügig reduziert. Kunstharz- oder ölige Bindemitteln zeigen jedoch wesentliche Verschlechterungen.

Innenraum der Kapelle der Versöhnung in Berlin. Der Baukörper ist in der so genannten Stampflehmtechnik (Pisé) ausgeführt (Architekten Sassenroth und Reitermann, Berlin).

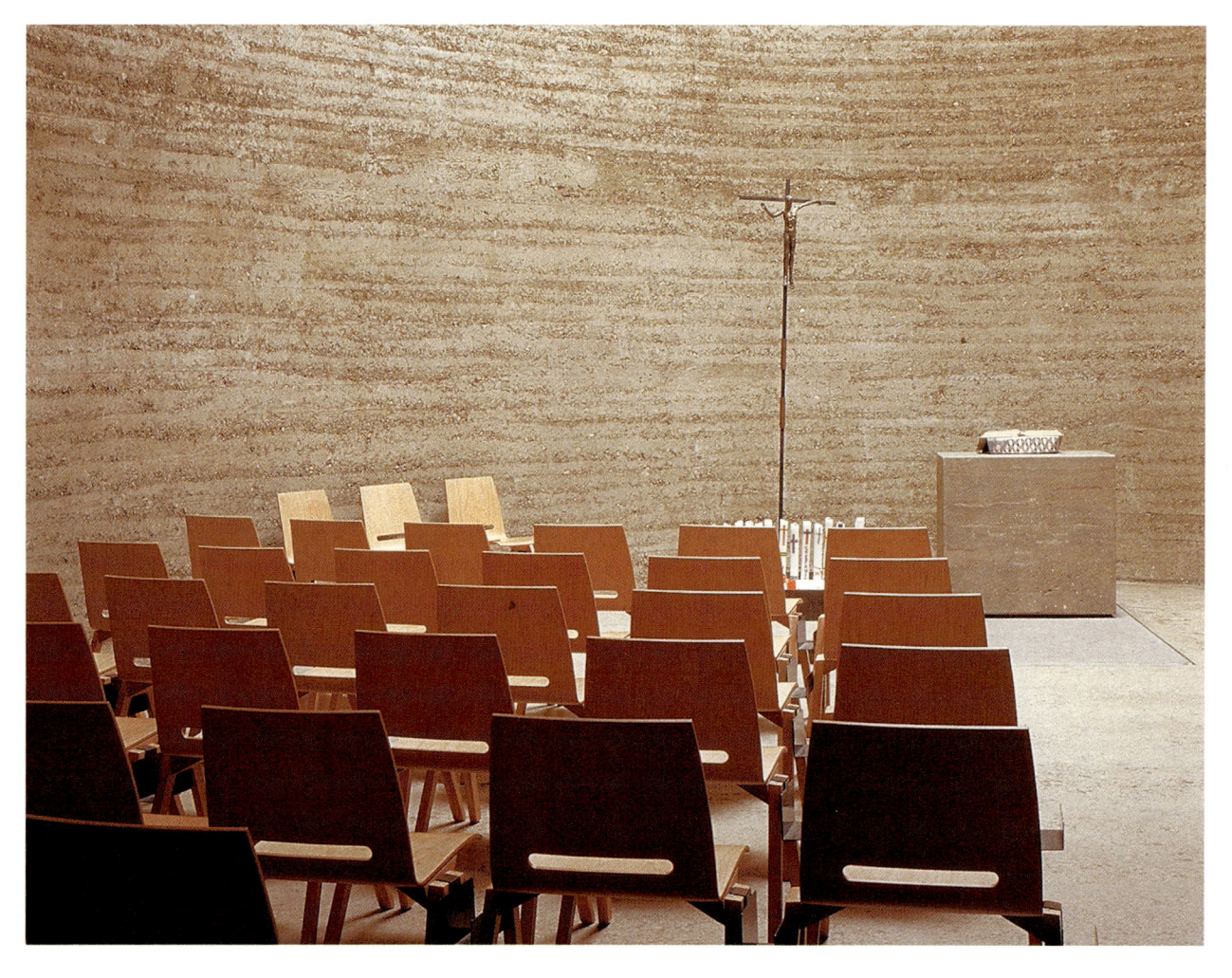

Wärmespeicherfähigkeit

Zu den positiven Eigenschaften von Lehm, die das Raumklima günstig beeinflussen, gehört auch die hohe Wärmespeicherfähigkeit. Normaler Massivlehm kann 1800 kJ/m³·K speichern, Kalkmörtel 1600 kJ/m³·K und gebrannter Ziegel dagegen nur 1300 kJ/m³·K.

Lehmoberflächen sind auf Grund ihrer hohen Oberflächentemperatur besonders berührungsfreundlich. Auch Holz, ein anderes natürliches Material, leitet die Wärme nicht sehr rasch ins Innere des Baustoffs ab. Werden Räume aus Lehm oder Holz aufgeheizt, sind die Wandoberflächen relativ schnell warm. Technisch wird dies durch die Wärmeeindringzahl (b) ausgedrückt. Wandoberflächen mit kleinem b-Wert leiten die aufgenommene Wärme nicht so schnell in das Stoffinnere ab.

Leichtlehm	600 kg/m³	b = 20
Nadelholz	600 kg/m³	b = 24
Leichtlehm	800 kg/m³	b = 28
Leichtziegel	800 kg/m³	b = 31
Vollziegel	1800 kg/m³	b = 72
Massivlehm	1800 kg/m³	b = 77
Massivlehm	2000 kg/m³	b = 90
Schwerbeton	2400 kg/m³	b = 135

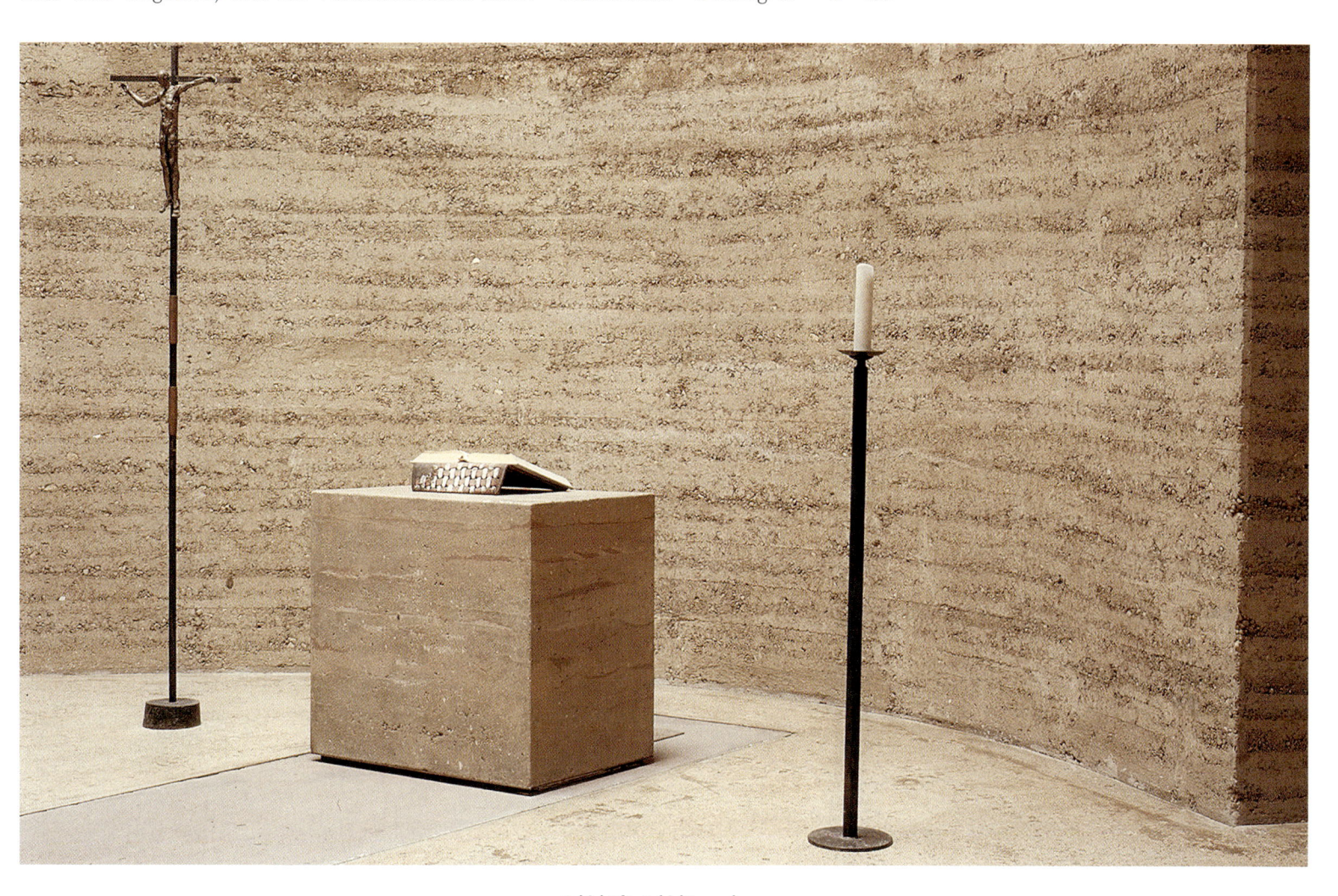

Schicht für Schicht wurde das Lehmgemisch in die Schalung geschüttet und verdichtet, sodass die Wandoberfläche eine horizontal ausgerichtete Struktur aufweist.

Ein Plättchen 9

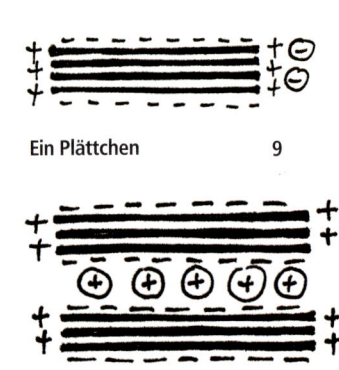

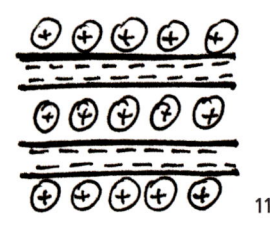

Zwei Plättchen 10

Zwei Elementarschichten mit Zwischenschicht. 11

Experimentelle Innenraumgestaltung mit regional vorhandenen und vor Ort aufgearbeiteten Lehmen und Tonen. Die ornamentale Zusammenstellung des Lehmdekors an Wand- und Deckenflächen berücksichtigt die Farbsprache der Erde Mecklenburgs. Auf Grund der Kornzusammensetzung sind neben der Farbe raue und glatte Oberflächen herstellbar (Innenarchitekt Daniel Duchert).

Schadstoffbindung

Hinsichtlich ihrer elektrischen Ladungen sind die inneren Oberflächen in den Zwischenschichten und die äußeren Oberflächen der Zweischicht- sowie der quellfähigen Dreischichtminerale permanent negativ. Zum Neutralisieren können sie positiv geladene Kationen aufnehmen. Die Ladungsdichte der Dreischichtminerale (Illite, Smectite) erreicht gegenüber der Ladungsdichte der Zweischichtminerale (Kaolin-Minerale) höhere Werte (Illite 50-200 m^2/g; Smectite 600-800 m^2/g; Kaolin-Minerale 1-40 m^2/g). Daneben enthalten die Tonkristalle an ihren Seitenflächen, Kanten und Ecken variable elektrische Ladungen, die abhängig vom wässrigen Milieu sind. Dort können sich vor allem bei einem stärker alkalischen Milieu (OH)-Gruppen oder Wassermoleküle anlagern – oder Protonen bei entsprechend saurem Milieu *(Bilder 9 bis 11)*.

Besonders interessant ist die sogenannte Kationen-Austauschkapazität (KAK) der Tonminerale. Bei den meisten Tonmineralen nimmt sie mit steigendem pH-Wert zu. Unabhängig davon nimmt sie mit zunehmender spezifischer Oberfläche und den negativen Ladungen zu. Bei einem pH-Wert um 7 ergeben sich für die einzelnen Tonmineralgruppen folgende Kationen-Austauschkapazitäten in mval/100g (mval=Milli-Äquivalent):

Kaolin-Minerale:	3-15 mval	Illite:	20-50 mval
Chlorite:	10-40 mval	Smectite:	70-130 mval
Allophane:	10-50 mval	Vermiculite:	150-200 mval

Diese Kationen-Austauschkapazitäten der Tonminerale verleihen dem Baustoff Lehm die Eigenschaft, Schadstoffe zu adsorbieren.

Weitere Vor- und Nachteile

Im Vergleich zu den üblichen industriell gefertigten Baustoffen hat Lehm eigentlich nur einen technischen sowie einen bauphysikalischen Nachteil: Lehm ist nicht genormt und er ist nicht wasserfest (was durch baukonstruktive Massnahmen ausgeglichen werden muss). Dafür kann Lehm ohne Bedenken mit der Hand verarbeitet werden (Lehm wirkt hautfreundlich), er spart Energie und verringert die Umweltverschmutzung. Lehm ist als Material stets wiederverwendbar. Außerdem schirmen Lehmbaustoffe (ab bestimmten Bauteilstärken) Räume gegen hochfrequente Strahlung von Mobilfunknetzen, schnurlosen Telefonen, UMTS und GPS wesentlich besser ab als andere massive Wandbaumaterialien.

»Tone und Tonminerale« von Dieter Heim. Ferdinand Enke Verlag, Stuttgart 1990
»Das neue Lehmbau-Handbuch« von Gernot Minke. Ökobuch-Verlag, Staufen 2001

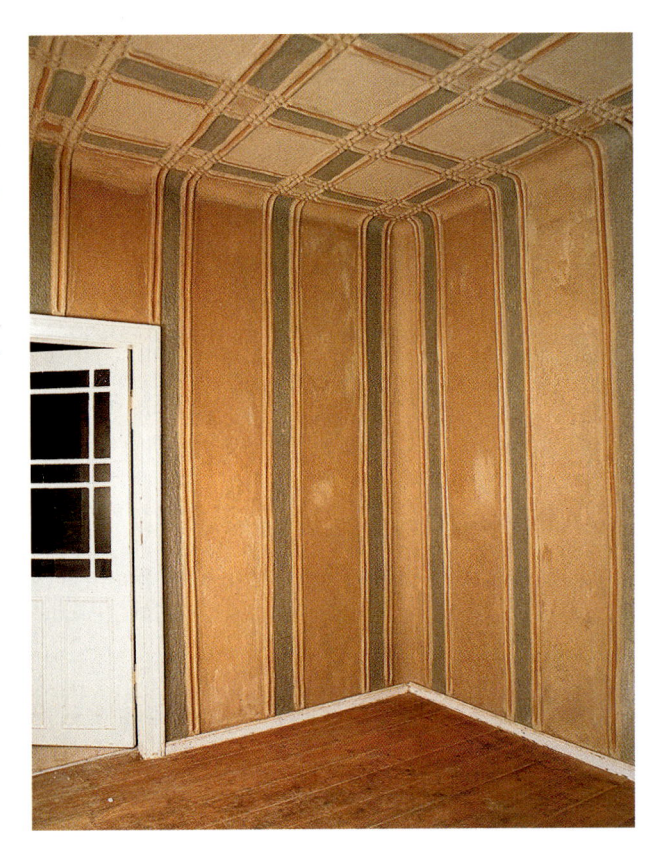

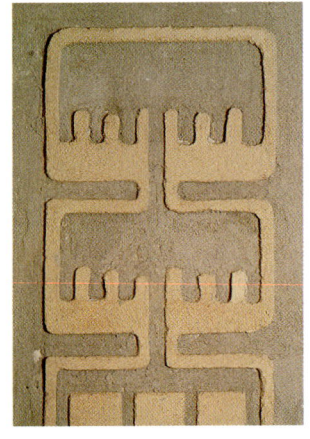

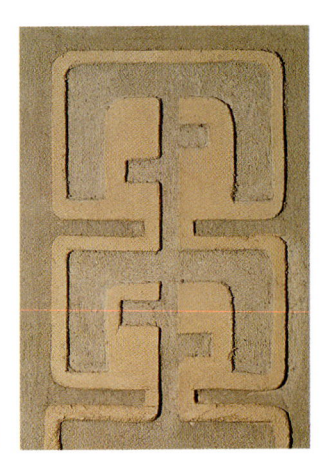

Zweilagig in Sgraffito-Technik aufgebrachter Lehmputz mit vor Ort gewonnenen Rohstoffen (Innenarchitekt Daniel Duchert).

Farbgestaltung und Farbtherapie: Möglichkeiten einer Symbiose

Lilly Kamm-Raubal

Farbe als Beruf

Ist die Zusammenstellung Appetit anregender Farben für ein Esszimmer eine farbgestalterische Frage, oder schon eine farbtherapeutische Aufgabe? Die gleiche Schwierigkeit der Abgrenzung habe ich, wenn ich für ein Kinderzimmer Farben empfehle, die Geborgenheit vermitteln sollen. Selbst ein nur hellblau gestrichenes Schlafzimmer, in dem sich die Bewohner besonders wohl fühlen, lässt eine eindeutige Zuordnung offen. Eine harmonische und formal stimmige Raumgestaltung kann man auch ohne Farbtherapiekenntnisse herbeiführen. Und ein Farbtherapeut behandelt seine Klienten nicht damit, dass er ihnen bestimmte Raumfarben empfiehlt. Farbgestaltung und Farbtherapie sind nach wie vor völlig getrennte Bereiche, doch für mich gehören sie zusammen. In einer Kundenberatung arbeite ich – je nach Aufgabe und Situation – sowohl farbgestalterisch als auch farbtherapeutisch. Diese Symbiose ist nicht selbstverständlich, daher will ich meinen Werdegang schildern, der mir dies heute ermöglicht.

Nach einer Maler- und Lackiererlehre und einigen Jahren Gesellentätigkeit als Saisonarbeiterin in Zürich habe ich in Stuttgart eine zweijährige Vollzeitausbildung zur Farbgestalterin absolviert und dabei auch die Meisterprüfung abgelegt. Schwerpunkt der Ausbildung war das Thema Farbe und Architektur. Die sehr guten Grundlagen ermöglichen mir heute eine angenehme Zusammenarbeit mit Architekten. Ich verstehe Farbe als die vierte Dimension des Raums. Jede Architektur hat eine ganz individuelle Struktur. Farbdesign sollte der Form folgen und sie lesbar machen. Dabei sollten Farben auf verschiedene Raumqualitäten wie Nutzung, Proportionen, Materialien, Oberflächen und Belichtungsbedingungen abgestimmt werden. Farben können und sollen die Wirkung von Architektur unterstützen, oder aber einen Ausgleich schaffen. Dabei ist vieles möglich, aber nicht alles erlaubt. Was ich bei der Ausbildung in Stuttgart vermisst habe, konnte ich später in den Salzburger Seminaren der Internationalen Farbberater-Vereinigung BEF lernen: wie man den Faktor Mensch angemessen integriert. An den Salzburger Seminaren waren für mich vor allem die Informationen zur Gestaltung verschiedener Objekte wie Schulen, Kindergärten, Krankenhäuser oder Seniorenheime interessant. 1998 habe ich in Sargans zusammen mit drei Malermeistern und einem Architekten ein eigenes Farbstudio gegründet. Das Studio führe ich inzwischen allein – mit meinem Mann im Hintergrund. Bei meiner Arbeit lege ich großen Wert auf eine humane Farbgestaltung, wozu für mich neben der Farbästhetik ganz besonders die Farbphysiologie und die Farbpsychologie gehört. Mein Mann leitet in Glarus ein Malergeschäft, in dem ich auch immer wieder mal die Gelegenheit habe, meinen ursprünglichen Beruf auszuüben.

Da mich fast alles interessiert, das irgendwie mit Farben zu tun hat, bin ich eines Tages auf ein Wochenend-Seminar zum Thema »Licht-Farben-Formen« gestossen. Zum Beginn der Veranstaltung musste ich dann ziemlich überrascht feststellen, dass sich dieser Kurs vor allem um die therapeutische Wirkung von Farben drehte.

Während des ganzen Wochenendes war ich zwischen Faszination und Skepsis hin und her gerissen. Meine Neugier war stärker, und so meldete ich mich zur Ausbildung als Farbtherapeutin an. Mit dieser Entscheidung begann für mich eine sehr spannende Zeit. Da ich nur neugierig war, spielte ich in keiner Weise mit dem Gedanken, nach der Ausbildung auch therapeutisch tätig zu werden. Und da es mir schon während dieser Ausbildung schwer fiel, alles Gehörte auch zu glauben, blieb mir nichts anderes übrig, als das Gelernte selbst auszuprobieren: Am Ende siegte die Faszination über jegliche Skepsis.

Zu dieser Zeit kam eine gute Freundin von mir wegen einer schweren Hirnhautentzündung ins Krankenhaus. Ihrer Mutter sagten die behandelnden Ärzte, dass ihre Tochter, wenn sie die Erkrankung überhaupt überlebe, zu einem Pflegefall werde. Niemand in der Familie wollte dieses Schicksal einfach hinnehmen und nach Einwilligung der Mutter durfte ich meine farbtherapeutischen Kenntnisse anwenden. Vor der Behandlung konnte die junge Frau nur

Farbdesign sollte der Form folgen und sie lesbar machen. Dabei sollten Farben auf verschiedene Raumqualitäten wie Nutzung, Proportionen, Materialien, Oberflächen und Belichtungsbedingungen abgestimmt werden. Farben können und sollen die Wirkung von Architektur unterstützen, oder aber einen Ausgleich schaffen.

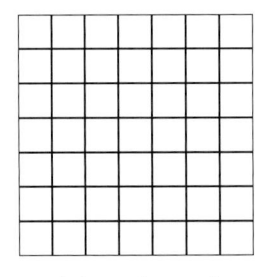

Im Chakra-Farbtest stehen 49 Felder zur Verfügung, die der Patient mit Farben beliebig ausfüllen kann. Die Farbauswahl besteht aus Rot, Orange, Gelb, Grün, Türkis, Blau und Violett, die jedoch nicht alle verwendet werden müssen.

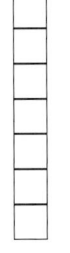

Im so genannten Barometer wird von der Farbtherapeutin die Häufigkeit der Farben aufgezeichnet.

noch schwach und zusammenhangslos flüstern. An den Augen und am übrigen Körper hatte sie starke Zuckungen. Bereits nach meiner ersten Behandlung, einer Ausgleichsmassage mit speziellen Ölen und einigen Farblichtbestrahlungen, waren die Zuckungen verschwunden, sie sprach klar und deutlich und konnte mir ruhig in die Augen sehen. Dass sich ihr Zustand in nur einer Stunde verbessert hatte, konnte ich selbst kaum fassen. Ich zeigte der Mutter dann, wie sie den weiteren Genesungsprozess mit Hilfe der Farbtherapielampe unterstützen könne. Die Freundin wurde wieder völlig gesund. Zwar musste sie erst wieder lesen, schreiben und laufen lernen, doch bereits zwei Jahre später konnte sie eine Meisterprüfung im Friseurhandwerk ablegen. Noch heute führt sie ihre Gesundung auf die Farbtherapie zurück. Diese Erfahrung war für mich so tief greifend, dass ich mich dazu entschied, für die Farbtherapie einzustehen und auch als Farbtherapeutin zu arbeiten – obwohl ich immer noch von dem einen oder anderen belächelt werde.

Was ist Farbtherapie?

Farben sind elektromagnetische Schwingungen, die wir sehen können. Jede Farbe hat eine eigene Frequenz und eine damit verbundene ganz spezifische Wirkung. In der Schulmedizin wird die therapeutische Wirkung bestimmter Farben schon lange Zeit genutzt. Gelbsucht bei Neugeborenen wird beispielsweise mit blauem Licht bestrahlt. Dennoch wird die Farbtherapie als eigenständige Therapieform selten anerkannt. Dies ist umso erstaunlicher, da wir ja alle täglich erleben, dass ohne natürliches Licht Leben nur für begrenzte Zeit möglich ist. Licht ist ein Grundbedürfnis für alle Lebewesen. Alle Energie, die wir über die Nahrung in unseren Körper aufnehmen, kommt von der Sonne. Da im »weißen« Sonnenlicht alle Farben enthalten sind, gehören auch die Farben zu unseren elementaren Bedürfnissen. Leider sind aber nur im natürlichen Sonnenlicht alle Spektralfarben in ihrer ganzen Reinheit und Intensität vorhanden. Bei zu wenig Sonnenlicht-Bestrahlung und viel Kunstlicht kann es daher zu Mangelerscheinungen kommen. Ein bekanntes Beispiel für diese Tatsache sind Winterdepressionen, welche von der Schulmedizin auch tatsächlich mit Licht behandelt werden.

Der Medizin-Nobelpreisträger Albert Szent-Györgyi, der Entdecker des Vitamin C, betrachtet den Einfluss von Licht und Farbe auf den Organismus als einen komplexen Vorgang, bei dem Sonnenenergie durch den Vorgang der Photosynthese in Pflanzen gespeichert wird, die dann wiederum Tieren und Menschen als Nahrung dienen. Bei der Verdauung und Nahrungsaufnahme wird diese durch Licht geschaffene Energie zerlegt, umgewandelt, gespeichert, genutzt und erst beim Absterben einer Zelle wieder freigesetzt. Szent-Györgyi entdeckte, dass ein Grossteil der mit der Verarbeitung dieser Energie befassten Enzyme und Hormone farbig (!) und sehr lichtempfindlich ist. Regt man sie mit bestimmten Farben an, erfahren diese Enzyme und Hormone vielfache molekulare Veränderungen, durch die sich auch ihre ursprüngliche Farbe ändert. Diese durch Licht hervorgerufenen Veränderungen bewirken also unmittelbar dynamische Körperreaktionen. In vielen Fällen kann schon die sichtbare Farbe einer Substanz wichtige Hinweise auf ihre Molekularstruktur geben.

1979 kamen die Forscher K. Martinek und I.V. Berezin zu ähnlichen Ergebnissen. Sie stellten fest, dass Licht und Farbe eine bemerkenswerte Rolle bei der Regulierung biologischer Körperaktivitäten durch bestimmte Enzymsysteme spielen können. Sie konnten nachweisen, dass bestimmte Farben nicht nur die Leistungsfähigkeit mancher menschlicher Enzyme um den Faktor fünf erhöhen, sondern dass sie auch die Geschwindigkeit der enzymatischen Reaktionen erhöhen und dabei bestimmte Enzymaktivitäten stimulieren oder hemmen, oder molekulare Bewegungen auf den Zellmembranen beeinflussen. Auf dem Hintergrund dieser Erkenntnisse muss man Licht als eine bedeutende Regulationsinstanz zahlreicher biologischer Körperfunktionen ansehen. Und die Entdeckungen gehen weiter. Jakob Liberman wies darauf hin, dass dank ständig verbesserter Diagnosetechniken Forscher immer neue Hinweise finden, dass auch bestimmte Teile des Gehirns lichtempfindlich sind und unterschiedlich auf bestimmte Farbfrequenzen reagieren. Ist es nicht seltsam, dass die moderne Naturwissenschaft heute wiederentdeckt, was man schon vor Jahrtausenden wusste? In altindischen Sanskrit-Texten werden beispielsweise sieben Energiezentren des Körpers beschrieben, die Chakras.

Diese liegen im Gebiet der wichtigsten endokrinen Drüsen und entsprechen bestimmten Bewusstseinszuständen und Persönlichkeitstypen. Schon vor Jahrtausenden wusste man, dass jedes Chakra durch eine andere Farbe angeregt werden kann. Dieses alte intuitive Wissen unterscheidet sich also nicht wesentlich von den wissenschaftlichen Entdeckungen der Gegenwart. Und so ist es auch bei zahlreichen anderen alten Therapieformen, die ihre Wirksamkeit nach wie vor unter Beweis stellen, auch wenn die Wissenschaft dafür heute noch keine Erklärung liefern kann.

Das Arbeiten mit Chakren habe ich in meiner Farbtherapie-Ausbildung gelernt. Inzwischen weiss ich, dass es noch andere Möglichkeiten gibt, Chakras zu aktivieren – beispielsweise durch Klänge, Formen, Körperhaltungen und Bewegungen, Naturerlebnisse oder Symbole. Aber ich arbeite am liebsten mit Farben, denn dieser Zugang ist mir am vertrautesten. Die Wahrnehmung und Einschätzung der Energieverteilung eines Menschen mache ich mit Hilfe eines Chakra-Tests. Der »Patient« gibt jedem der 49 Felder des Testquadrats eine Farbe aus dem Regenbogenspektrum: Rot, Orange, Gelb, Grün, Blau, Violett. Die Therapeutin verfolgt die Vorgehensweise und macht sich Notizen (beispielsweise zur ersten verwendeten Farbe, Farbwechsel, Musterbildung und Malverhalten). Nachdem alle Felder farbig markiert sind, füllt die Therapeutin das so genannte Barometer aus. In das oberste Feld kommt die am häufigsten verwendete Farbe, in das zweitoberste die zweithäufigste Farbe und so fort. Von oben nach unten zeigt also das Barometer dann die verwendeten Farben nach ihrem jeweiligen Mengenverhältnis. Dadurch gibt das Barometer dann Auskunft über Stärken und Schwächen in den verschiedenen Farbbereichen. Dabei ist auch das Verhältnis von Farbenpaaren zu beachten: Rot/Grün steht für Körper, Gelb/Violett für Geist, Blau/Orange für Seele. Bei der Testauswertung zählt in erster Linie der Gesamteindruck. Sind die Farben kräftig oder schwach, eher warm oder kalt? Gibt es Gruppierungen oder Blockaden? Eine weitere Auswertung orientiert sich an verschiedenen Teilbereichen. Für einen Rechtshänder ist die rechte Hälfte des Quadrats mit Handeln und Aktivität verbunden, die linke Hälfte steht für Gefühle und innere Abläufe. Das untere Drittel hängt mit Vergangenheit und Unterbewußtsein zusammen, der mittlere Bereich mit Gegenwart und Bewusstem, das obere Drittel mit Zukünftigem und Überbewusstem (gleiches gilt seitenvertauscht auch für Linkshänder). Außerdem geben bestimmte Linien spezielle Informationen.

Wie fast jeder Test stellt er eine Momentaufnahme dar – es werden aber auch anhaltende Lebensthemen sichtbar, die man aus der Malweise (zügig, zaghaft, kräftig, sanft), den benutzten Strukturen, Mustern oder Richtungen, sowie der Farbaufteilung innerhalb des Rasters ablesen kann. Das Ziel der Farbtherapie ist es dann, eine Ausgleichsfarbigkeit herbeizuführen. Da keine Farbe schädlich oder giftig ist, muss man ein zu viel bestimmter Farben nicht wegnehmen, sondern als Ergänzung die angemessene Ausgleichsfarbigkeit aufbauen. Oft wird die Farbbestrahlung mit weiteren Massnahmen unterstützt. Das können nicht nur Bachblüten oder Schüsslersalze, sondern auch Hausaufgaben sein, etwa: »Schreiben Sie Ihre Gedanken zum besprochenen Thema 20 Minuten lang auf und unterbrechen Sie dabei nicht«. Andere Aufgaben könnten sein, Bilder in bestimmten Farben zu malen, zu tanzen oder auch zu singen.

Parallelen zur Gestaltung

Bei der Farbgestaltung eines Raumes gehe ich ähnlich vor. Als erstes erfasse ich die Ist-Situation und die Vorgaben. Bei einer Besprechung werden dann die Zielvorstellungen geklärt, also die Aufgaben des Raums. In einem weiteren

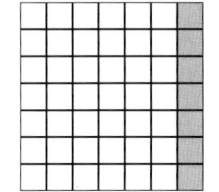

Die Linie rechts außen zeigt, wie sich jemand nach außen gibt.

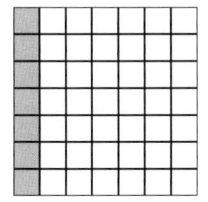

Die Linie links außen ist mit den innersten Gefühlen verbunden.

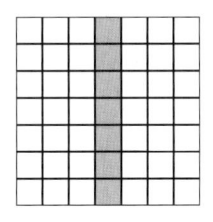

Die senkrechte Linie in der Mitte ist die Persönlichkeitslinie: so ist man.

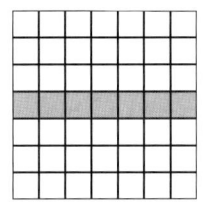

Waagrecht in der Mitte befindet sich die Gegenwartslinie.

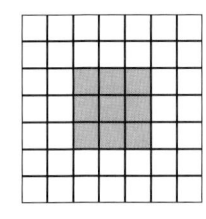

Das Zentrum des Felds ist mit einem zentralen, aktuellen Thema verknüpft.

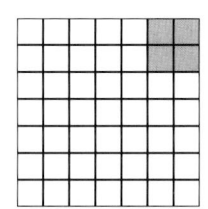

Die Farben oben rechts stehen für Ziele und Zukunft.

Schritt gilt es, mit gestalterischen Mitteln die angestrebte Wirkung zu erreichen. So wie ich in der Therapie mit Ausgleichsfarben arbeite, so versuche ich einen Raum mit ergänzenden Farben ins Gleichgewicht zu bringen. Dabei haben Ton-in-Ton-Lösungen, die von auffallend vielen Menschen als harmonisch bezeichnet werden, meiner Überzeugung nach mehr mit visueller Monotonie zu tun – also dem Gegenteil von ausgewogener Spannung. Diesen Ausgleich von Harmonie und Spannung versuche ich mit Kontrasten zu erreichen, denn heute erfreut mich vielleicht die anregende orangefarbene Wand in meiner Stube, morgen bin ich für den Anblick der beruhigenden blauen Couch, die davor steht, dankbar. Schließlich wird sich ein Bewohner nicht so schnell langweilen, wenn man ihm unterschiedliche Raumfarben anbietet, denn die optische Wahrnehmung wird in einem farblich ausbalanciertem Raum nicht einseitig beansprucht. Je grosszügiger ich mit dem Thema Farbe umzugehen lerne, desto ganzheitlicher wird mein Verständnis für die Zusammenhänge. Mit der Farbe Rot verbinden wir beispielsweise die sehr gegensätzlichen Gefühle von Liebe und Hass. Ganzheitlich betrachtet ist dies aber kein Widerspruch, sondern eben nur die beiden Seiten einer Medaille »starke Gefühle«.

Jede Farbe hat polare Eigenschaften, die jedoch immer einen gemeinsamen Nenner aufweisen. Wenn man das Medium Farben versteht, kann man es ganz gezielt einsetzen, um aus einer einseitig begrenzten Sichtweise wieder zur Ganzheit zu kommen. Nur wenn man beide Seiten einer Thematik erkennt, kann man sie wieder ins Gleichgewicht oder zur Harmonie führen. Und Harmonie ist ein Ausdruck von seelischer Gesundheit.

Jede Farbe verdient es, umfassend betrachtet und gewürdigt zu werden. Die Eigenschaften der Farben sind so unterschiedlich wie die Probleme, für die wir eine Lösung suchen. Und bei genauer Betrachtung kann man für praktisch jedes Problem eine entsprechende farbige Antwort finden.

Rot

Rot ist in den meisten Sprachen die erste Farbe, die einen Namen erhält. Rot ist die Urfarbe – die Basis. Rot ist auch dem Basis-Chakra zugeordnet und hilft verwurzeln. Sie gibt Standfestigkeit und Ur-Vertrauen. Blut ist rot, von daher hat Rot auch eine existenzielle Bedeutung. Die Verknüpfung von Rot und Blut steht für Gefahr und fordert Aufmerksamkeit. Rot regt den Organismus an, es geht um Flucht oder Kampf. Rot vermittelt Dominanz, Stärke und Durchsetzungswillen. Rot ist die Farbe der Liebe und auch die des Hasses. Überhaupt ist sie die Farbe starker Emotionen. Unsichere Menschen können von dieser Farbe regelrecht überfahren werden. Dann wird diese Farbe oft als aggressiv emp-

Ein Chakra-Farbtest kann vom Therapeuten in verschiedenster Weise gelesen werden. Ein wichtiges Merkmal ist die Art und Weise des Farbauftrags und die Besonderheiten der Musterbildung. Dabei spielt beispielsweise auch die Farbstärke eine Rolle. Selbst die Vorgehensweise der Testperson wird von der Therapeutin notiert.

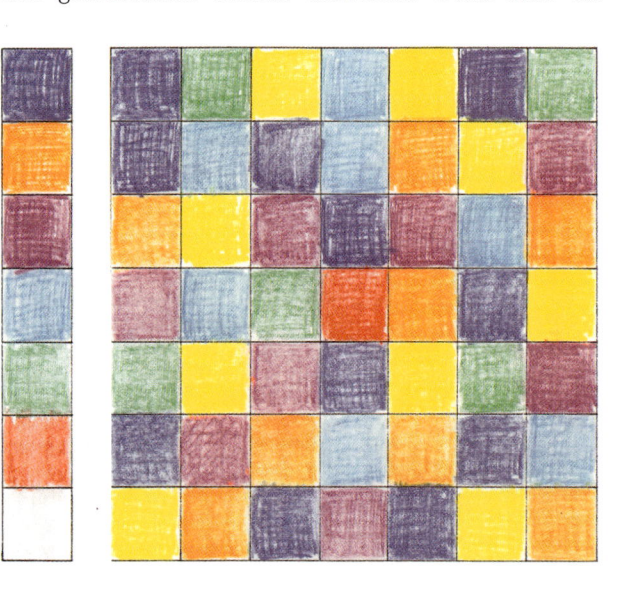

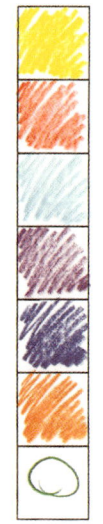

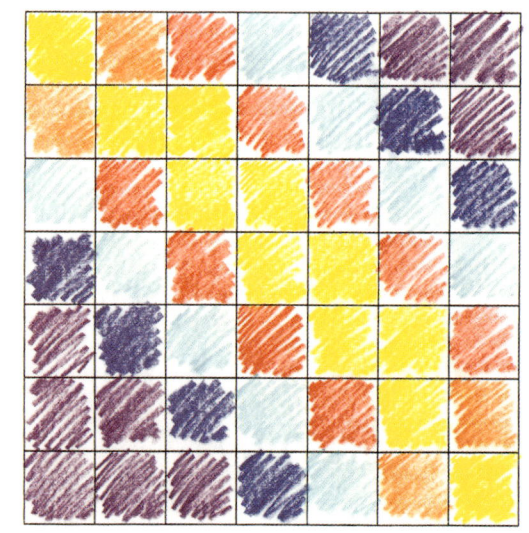

funden. Dominante Persönlichkeiten beschreiben Rot eher mit positiven Begriffen wie stark, warm oder einfach schön. In der Gestaltung setzte ich Rot vorsichtiger ein als andere Farben. Im medizinische Umfeld versuche ich diesen Farbton zu vermeiden, da hier die Assoziation mit Blut zu nahe liegt. Auch im Schlafbereich rate ich von Rot als dominierender Farbe ab, im Wohn- und Essbereich nutze ich sie aber gern zur Akzentuierung. Ein roter Farbimpuls kann in Bereichen der Wegführung und des Laufens stimulierend wirken, ohne dabei zu überfordern. Ich persönlich setze rote Farben lieber als leicht erdige Töne ein, besonders dann, wenn der Raum von unterschiedlichen Personen genutzt wird. Für Bodenbeläge sind Rottöne oft eine gute Wahl, wenn man die genannten Wirkungen berücksichtigt. Zur Gestaltung von Deckenflächen halte ich Rot jedoch weniger passend. Kraftlosen Menschen rate ich zum Experimentieren mit kleinflächigen roten Akzenten. Bei negativen Empfindungen kann man Kissen, Kerzen, Tischsets oder Seidentücher problemlos entfernen. In der Farbtherapie setze ich rotes Farblicht ein, wenn die Indikation (Unterkühlung, körperliche Erschöpfung) dafür gegeben ist.

Orange

Orange besitzt die Kraft von Rot und die Leichtigkeit von Gelb. Orange ist eine aktive und aufschließende Farbe. Orange steht für Kommunikation, Freude und Unbeschwertheit. In der Therapie wirkt Orange öffnend und Weg weisend. Orange ist dem Beckenbereich und damit dem Sakral-Chakra zugeordnet. Das Becken ist wie eine offene Schale, die das empfangende und wachsende Element beherbergt. Orange fördert aber nicht nur wachsendes Leben, sondern auch sich entwickelnde Ideen. Der Darm, der einem stark verwundenen Weg ähnelt, repräsentiert die Eindrücke, die wir auf unserem Lebensweg zu verarbeiten und zu verdauen haben. Wir sind angehalten, das in uns aufzunehmen, was gut tut, und das los zu lassen, was belastet. Um aber etwas loszulassen, muss ich meine Hand öffnen. Orange steht daher auch für das öffnende Prinzip, das hilft, sich dem Leben zu öffnen und seinen eigenen Weg zu gehen – mit der Kraft von Rot und der Beweglichkeit von Gelb.

In der Gestaltung bevorzuge ich Orangetöne, wenn es um Aufgeschlossenheit, Geselligkeit und menschlichen Austausch geht. Orange ist eine sehr Appetit anregende Farbe, die sich besonders gut für Wohn- und Essräume eignet, auch in erdigen Nuancen. Helles Orange (Apricot) vermittelt Geborgenheit und ist für Kinderzimmer oft passend. In Schulräumen sollte Orange jedoch nicht dominieren, da hiermit der Drang nach Unterhaltung befördert wird, was den Unterricht stört. Bei Diskussionsrunden kann diese Farbe jedoch durchaus angebracht sein. Ich empfehle das Experimentieren in diesem Bereich.

Gelb

Gelb wird vor allem mit der Sonne assoziiert. Gelb ist die hellste und strahlendste Farbe. Sie hat ihren Sitz beim Solarplexus, dem Sonnengeflecht, das auch Bauchhirn genannt wird. Es gibt unterschiedliche Angaben, wo genau sich dieses Sonnengeflecht befindet. Die einen lokalisieren es in Nabelhöhe, andere etwas darüber. Wer an sich selbst aufmerksam beobachtet, wie sich Ärger oder Angst in der Bauchgegend bemerkbar machen und dort alles wie ein Stein im Magen liegt, der kann dieses Zentrum spüren. Gelb hilft gegen

In der Gestaltung setzte ich Rot vorsichtiger ein als andere Farben. Im medizinische Umfeld versuche ich diesen Farbton zu vermeiden, da hier die Assoziation mit Blut zu nahe liegt.

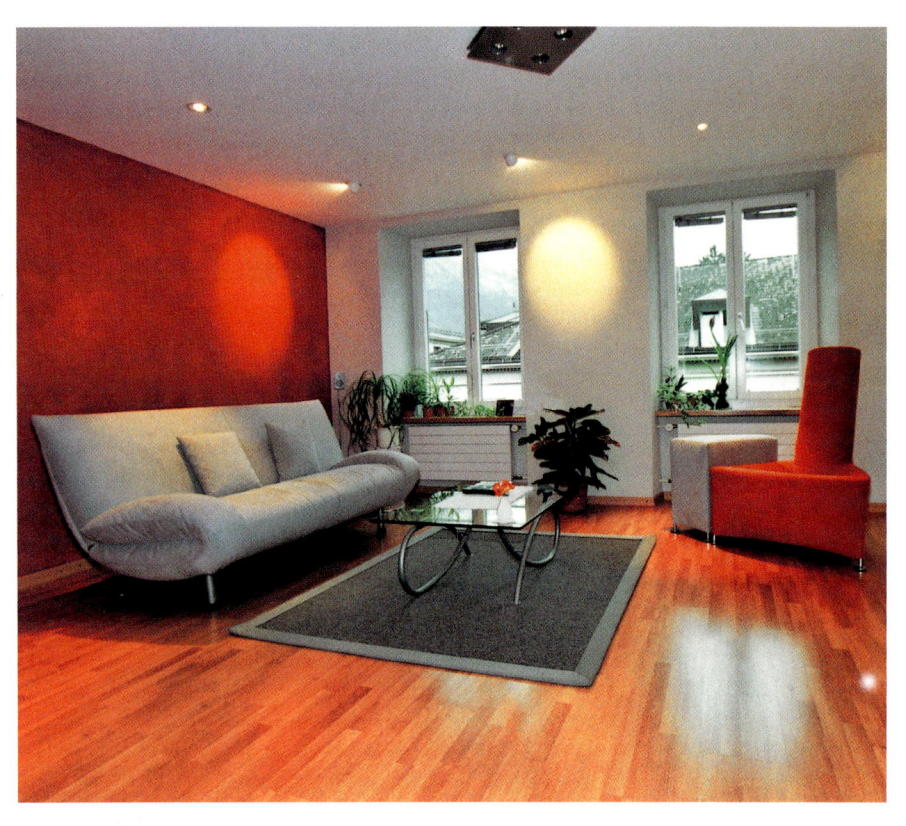

Bevor sich die Kundin von der roten Wand überzeugen ließ, war der Raum, trotz der Parkettflächen, sehr nüchtern und kalt. Die hellgraue Couch kommt erst vor der kräftigen Wand richtig zur Geltung. Die Pflanzen stellen hier ein wichtiges Gestaltungselement dar und dürften auch noch größer sein. Die Wände sind in hellem Grau gehalten, um den Helligkeitskontrast zur dunklen Wand zu mildern.

Angst, besonders wenn es auf den Solarplexus bestrahlt wird. So wie die Sonne Licht ins Dunkel bringt oder Eis schmelzen lässt, so bringt auch Gelb stockendes wieder zum Fließen. Das gilt nicht nur für die Verdauungssäfte – und für die damit betroffenen Organe wie Magen, Leber und Galle – sondern auch für die Gedanken. Sprachlich drücken wir den gleichen Vorgang aus, wenn wir vom Fluss der Gedanken wie vom Fließen der Informationen sprechen. Das Gelb der Post ist daher die ideale Farbe für den Vorgang des Übermittelns oder Überbringens, was schon beim Götterboten Merkur zum Ausdruck kam. Gelb steht also für Informationsübertragung, während Orange mehr das Gespräch repräsentiert und damit auch den menschlich-sozialen Aspekt beinhaltet. Gelb sorgt für einen klaren Kopf und fördert den Durchblick. Nicht umsonst werden bei Nebel gelbe Gläser für Skibrillen empfohlen.

Als lichtvollste Farbe ist Gelb für mich in der Raumgestaltung die geeignetste Alternative zu Weiß. Helle Gelbtöne kann man praktisch mit jeder Farbe kombinieren, ohne eine Umkehrung der Eigenhelligkeit von Farben befürchten zu müssen. Gelbtöne sind für Räume mit wenig Tageslicht ideal. In Schulungs- und Prüfungsräumen ist diese Farbe besonders angebracht, da sie den Gedankenfluss anregt und der Angst entgegenwirkt. In diesem Zusammenhang muss man wissen, dass die Wirkung einer Farbbeschichtung an einer Wand niemals die Qualität haben kann wie eine gezielte Bestrahlung mit farbigem Licht. Dennoch sollte man, wo immer dies möglich ist, eine bewusste Raumgestaltung anstreben.

Grün

Grün ist ein Bild der Natur. Allgemein verbinden wir mit Grün Erholung und Sicherheit. Nicht umsonst sind Fluchtwege grün markiert. Grün beinhaltet kaltes Blau und warmes Gelb – und damit auch die beiden Polaritäten, beispielsweise introvertiert und extrovertiert, schwer oder leicht, dunkel und hell, kalt oder warm, ruhig und bewegt. Grün steht für die Mitte und drückt Balance aus. In der Chakrenlehre ist Grün dem Herzzentrum zugeordnet und damit den Qualitäten des Herzens: Liebe und Mitgefühl – auch mit sich selbst. Für mich ist Grün eine der wichtigsten Heilfarben, sozusagen der Joker. Sie zerstört Mikroorganismen, Bakterien und Krankheitskeime, wirkt reinigend und sorgt für Ausgleich. Ein Spaziergang in der grünen Natur hat etwas Regenerierendes. Im Raum werden diese Töne zurückhaltend eingesetzt, was ich schade finde, denn Grüntöne sind ideale Ergänzungsfarben zu natürlichem Holz. Da Holztöne meist zurückhaltend aussehen, darf ein Grün meines Erachtens auch einmal ins Pfiffige gehen. Eine spannende Kombination ist beispielsweise Kirschbaumholz und Apfelgrün. Auch wenn Grün bis zum Lindgrün zurückgenommen wird, der Dialog bleibt stets lebendig. Ich kenne Menschen, die mit Grün gestaltete Wohnräume scheußlich finden, denen gleichzeitig aber nicht bewusst ist, dass jede Pflanze auch ein grünes Element darstellt. Wenn es um die Farbe Grün geht, empfehle ich häufig Pflanzen als gestalterisches Element, denn Farbe ist nicht nur eine Frage der Applikation. Generell halte ich Grün für Erholungsräume, etwa das Lehrerzimmer in einer Schule, als die Farbe der Wahl.

Türkis

In der Farbtherapie sind Türkis und Hellblau eng verwandt und Cyan stellt diesen Übergang gut dar. Die Verbindung der blauen und grünen Anteile des Türkis ist ausgesprochen kalt, um nicht zu sagen eiskalt. Türkis wirkt auf mich wie ein Gletschersee. Diese Farbe steht für Wahrheit und Klarheit, Erkenntnis und Erfahrung. Mit Türkis gehen wir den Ursachen auf den Grund. In der Farbpunkturlehre von Peter Mandel wird Türkis auch als der Eisbrecher bezeichnet. Türkis ist dem Hals-Chakra zugeordnet, also dem Ort, wo das Ausdrücken stattfindet. Am Hals befindet sich die engste Stelle des Körpers. Oft gibt es für uns Menschen nichts schwierigeres, als diesen Engpass zu weiten und damit einen Austausch zwischen unten und oben, zwischen Herz und Verstand, zu ermöglichen. Vielleicht ist Ihnen ja auch schon einmal aufgefallen, dass viele Halsbonbons hellblau bis türkisfarbig sind, vor allem jene, bei denen wir wieder

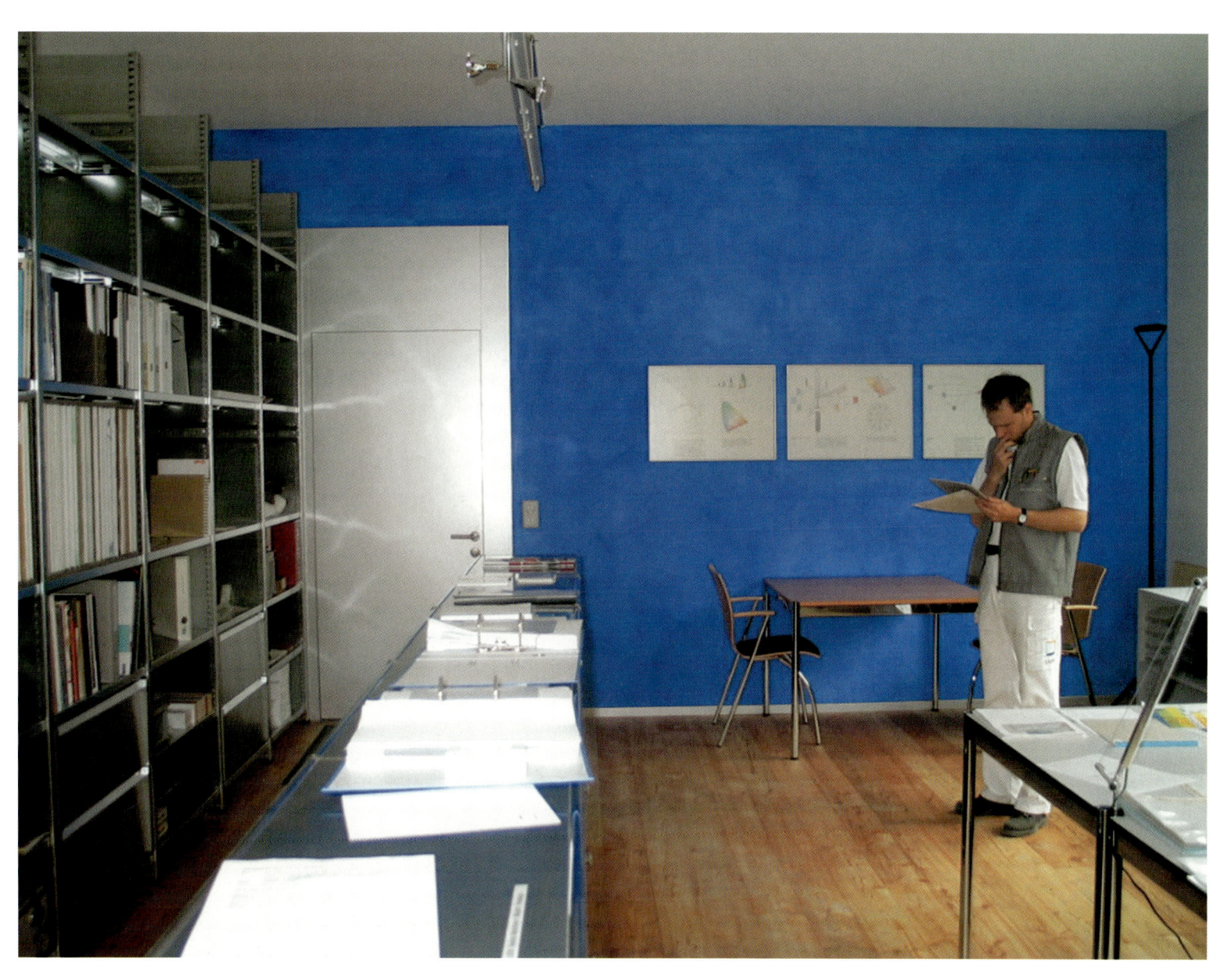

Die blaue Wand im Büro meines Mannes. Als Geschäftsführer eines Malerbetriebs mit 8 Mitarbeitern ist sein Alltag sehr hektisch. Die blaue Fläche strahlt Ruhe aus. Blau steht aber auch für Vernunft und Seriosität, was bei Kundengesprächen in diesem Raum von Vorteil ist. Optisch bildet die Wand einen Ausgleich zum Lärchenholzboden. Das Büro liegt gegen Süden, so dass auch die synästhetische Wirkung von Kühle sehr willkommen ist.

kräftig durchatmen können sollen. Der Hals ist unsere schwächste Stelle und daher besonders schutzbedürftig. Wer seine Gefühle äußert, ist leichter verletzbar. Dem Hals-Chakra ist auch die Schilddrüse zugeordnet. Bei den Indianern gelten türkisfarbene Steine als Schutzzeichen. Türkis ist außerdem die beste Farbe gegen Elektrosmog und in der Farblicht-Therapie die erste Wahl bei akuten Krankheitsbildern und Verbrennungen.

In der Raumgestaltung ist Türkis wegen seiner kalten Anmutung nur begrenzt einsetzbar. Türkis und Hellblau eignen sich jedoch gut für Schlafräume, meist die kühlsten Räume eines Hauses. Als völlig unangemessen wirken auf mich türkisfarbig gestrichene Fassaden, denn dieses wässrige Element wirkt als Hülle eines Baukörpers doch etwas befremdend. Sobald man den Farbton jedoch vergraut, kann die Wirkung wieder anders aussehen. Ich habe Türkis auch schon in einem Pflegeheim für die Bettwäsche empfohlen, denn die begleitenden Sinnesverknüpfungen dieser Farbe sind »frisch« und »tief durchatmen können« – für das Pflegepersonal meist eine willkommene Begleiterscheinung.

In der Farbtherapie hat Violett vor allem die Aufgabe der (Be-)Reinigung und ist in Grenzsituationen immer eine gute Hilfe. Es ist wie ein Schiedsrichter zwischen beiden Gehirnhälften – zwischen Rot und Blau, Gefühl und Verstand, männlichem und weiblichem Prinzip.

Blau

Blau sind der Himmel und das Meer. Blau steht für Weite und Tiefe. Blau ist grenzenlos und nicht greifbar. Und immer dann, wenn wir etwas nicht begreifen können, ist Vertrauen erforderlich, Vertrauen darauf, dass eine Situation gut ausgeht, auch wenn unser Verstand keine Lösung erkennt. Blau ist eine Farbe die beruhigt und nach innen führt. Blau ist die Farbe der Seele. Blau nimmt dem Leben das hektische. Blau ist dem Stirn-Chakra, dem dritten Auge zugeordnet. So wie wir mit den sichtbaren Augen unsere Umgebung erfassen, so öffnet uns das dritte Auge den Blick nach innen. Sie ist die verbindende Farbe zwischen Bewusstsein und Unbewusstsein. Beim Betrachten des Himmels mit den dahin ziehenden Wolken oder beim Beobachten eines rauschenden Flusses können wir auf eine Bewusstseinsebene gelangen, die uns mit der Tiefe unseres Wesens verbindet und uns die Angst und Hektik des Alltags vergessen lässt. Blau hilft uns, wie Wasser zu werden: anschmiegsam und stark! Auf die Frage, was der Anblick einer grossen blauen Fläche auslöst, erhielt ich von einer Kursteilnehmerin einmal die Antwort: »Kraft!«. Im ersten Moment war ich überrascht, da ich persönlich Kraft mit Rot verbinde. Aber sie hatte gar nicht so unrecht, denn »in der Ruhe liegt die Kraft«, wie wir ja alle wissen ... In der Farbtherapie wirkt Blau kühlend und beruhigend, beispielsweise auch bei Juckreiz. Blau ist fiebersenkend und lindert Entzündungen. Blau hilft bei starker innerer Unruhe, Stress, Stottern, Aggression, Wut, nervösen Schlafstörungen oder Unkonzentriertheit. Bei starken Depressionen und Lethargie sollte diese Farbe jedoch nicht eingesetzt werden.

In der Raumgestaltung ist Blau grundsätzlich für Schlaf- und Ruheräume sinnvoll. Man sollte jedoch darauf achten, dass Blautöne stets kühler erscheinen, wenn man Weiß zusetzt. Dieses Phänomen gilt eigentlich für alle Farben, bei Blau und Blaugrün macht sich das aber am deutlichsten bemerkbar. In Esszimmern und Speiseräumen sind Blautöne nicht zweckmässig, schließlich werden Lebensmittel nicht mit diesem Farbbereich assoziiert. Appetitanregend sind hingegen Farben, wie wir sie von naturbelassenen Lebensmitteln kennen: Gelb, Rot und Grün. Falls jemand aber seinen Appetit zügeln möchte, findet Blau wieder eine Berechtigung.

Violett

Violett entsteht aus Rot und Blau. Diese sehr konträren Farben verursachen eine stark ambivalente Wirkung. Die Gegner von Violett beurteilen diese Vereinigung als zwiespältig, Violett-Liebhaber nennen sie ganzheitlich. Violett ist die Verbindung von Gegensätzen, wobei die Betonung nicht auf »Gegensatz«, sondern auf »Verbindung« liegt. Das erklärt für mich auch, weshalb heute so viele Menschen diese Farbe nicht annehmen können (ich selbst schließe mich hierbei nicht aus). Die westliche Mentalität ist für klare Fronten. Das »Entweder-Oder-Denken« dominiert. Bezeichnend dafür ist auch das ständige (ver-)urteilen. Uns ist meist nicht bewusst, dass urteilen gleichzeitig auch teilen bedeutet – und was man teilt, ist nicht mehr ganz! Im Yin-Yang-Symbol, dem Kreis als Symbol von Ganzheit und zwei ineinander greifenden Flächen in Schwarz und Weiß, kommt sehr gut zum Ausdruck, was wir heute auch im Westen lernen können: Ganzheit besteht in der Verbindung von zwei Gegensätzen. Violett symbolisiert das Überwinden von Grenzen, es steht für Weisheit, Mystik, Spiritualität und Religion, für Reinigung und Bereinigung. Violett ist dem Kronen- oder Scheitel-Chakra zugeordnet. So wie uns Rot mit der Erde verbindet, verbindet uns Violett mit einer größeren Ordnung, mit der wir Gott, den Kosmos oder die Natur meinen. Ich denke, das Bild ist dabei nicht entscheidend, eher der Inhalt. Und dieser sagt übereinstimmend, dass wir Menschen nicht der Nabel der Welt sind, sondern nur kleine Teile eines größeren Ganzen. In der Bedeutung des Worts Religion kommt dies treffend zum Ausdruck: Religio heißt Rück-Bindung. Religion vermittelt vielen Menschen Rückbindung und im wahrsten Sinn des Worts Rückhalt. Damit mag sich die Erkenntnis einstellen, dass nicht mehr alles von uns allein abhängt, was uns ruhiger und auch bescheidener machen kann.

In der Farbtherapie hat Violett vor allem die Aufgabe der (Be-)Reinigung und ist in Grenzsituationen immer eine gute Hilfe. Es ist wie ein Schiedsrichter zwischen beiden Gehirnhälften – zwischen Rot und Blau, Gefühl und Verstand, männlichem und weiblichem Prinzip. Jeder Mensch sollte sowohl seine männliche wie auch seine weibliche Seite achten können. Mit dem männlichen Anteil kämpfen wir für das, was uns wichtig ist, mit der weiblichen Dimension können wir wie Wasser nachgiebig und gelassen sein, wohl wissend, dass das Wasser – und damit das weibliche Prinzip – seinen Weg findet.

Bei der Gestaltung von Architektur macht Violett Schwierigkeiten. Im Fassadenbereich gilt für mich eine ähnliche Überlegung wie bei Blau und Türkis: Violett hat nichts Erdiges an sich, außer es wird vergraut – gleich den felsigen Bergspitzen in der Abenddämmerung. Im Innenbereich sehe ich Violett vor allem als Farbe für Schlaf- und Meditationsräume, als aufgehellte Fliederfarbe eignet sie sich auch für Therapieräume.

Rosa

Rosa vereint in sich Rot und Weiß: Feuer und Eis, Kraft und Ruhe, Kampf und Kapitulation, Aktivität und Passivität. Rosa bildet die Mitte dieser Extreme: sanfte Kraft, Energie ohne Hektik. Rosa ist damit die Farbe des Herzens und repräsentiert daher auch das Herz-Chakra. Dem Herzzentrum sind dabei als einzigem Chakra zwei Farben zugeordnet: Grün und Rosa. Rosa hat natürlich eine ganz andere Qualität als Grün. Grün balanciert vor allem die körperlichen oder irdischen Ungleichgewichte, während Rosa auf einer höheren Ebene beruhigt. Grün steht für Mitgefühl, Rosa beinhaltet auch die Selbstliebe – übrigens eine Grundvoraussetzung für jeglichen Heilungsprozess. Rosa ist ausserdem die erste der drei Seele-Geist-Farben, die wir in der Farbtherapie einsetzen, um Menschen bei der Verarbeitung eines Problems zu begleiten. Der erste Schritt ist dabei das Annehmen (Rosa), der zweite Schritt das Erfahren, Erkennen und Daraus-lernen (Türkis), der dritte Schritt ist Loslassen und neu anfangen (Lemon). Während Rot für die körperliche Liebe steht, verbinden wir mit der Farbe Rosa das Gefühl von Liebe. Reine Liebe ist bedingungslos. Rosa wertet nicht, es nimmt die Dinge wie sie sind. Rosa unterstützt uns, wenn wir etwas nicht akzeptieren wollen oder können. Rosatöne sind in der Raumgestaltung oft dann angebracht, wenn man Geborgenheit vermitteln will. Damit die Farbe nicht schweinchenrosa wirkt, sollte sie mit Gelb gewärmt oder mit etwas Braun gebrochen werden, so dass sie eher ins lachsfarbige geht oder altrosa wirkt. Auch viele ältere Menschen bevorzugen diese Farbe, was sie für Seniorenheime wünschenswert macht. Auch in psychiatrischen Einrichtungen kann diese Wandfarbe positiv wirken, besonders wenn das Thema der Selbstannahme zu bearbeiten ist.

Lemon

Lemon ist die Verbindung von Gelb und Grün. Das frische Gelbgrün steht für Frühling und Neuanfang. Damit der Frühling kommen kann, muss sich erst der kalte und leblo-

Rosa ist ausserdem die erste der drei Seele-Geist-Farben, die wir in der Farbtherapie einsetzen, um Menschen bei der Verarbeitung eines Problems zu begleiten. Der erste Schritt ist dabei das Annehmen (Rosa), der zweite Schritt das Erfahren, Erkennen und Daraus-lernen (Türkis), der dritte Schritt ist Loslassen und neu anfangen (Lemon).

Weiss akzentuiert die Plastizität von Gegenständen, da an weißen Dingen Schatten gut erkennbar bleiben. Daher eignet sich Weiss gut für profilierte und strukturierte Elemente, ein ornamentales Dekor oder filigrane Oberflächen.

se Winter zurückziehen. Die Natur muss die tote Zeit überwinden, um wieder einen neuen Zyklus beginnen zu können. Der Schnee, das Leichentuch der Natur, muss schmelzen, um den Farben und damit dem Leben einen Neubeginn zu ermöglichen. Auch im übertragenen Sinn, müssen wir Altes loslassen, um Neues wachsen lassen zu können. Wer loslässt, hat die Hände frei! Lemon ist daher auch die empfohlene Therapiefarbe für Chronisches und Blockiertes. Bei der Gestaltung erscheint mir sinnvoll, Holzmaterialien (Braun steht für Beständigkeit und Erhalten-wollen) mit lindgrünen Nuancen zu kombinieren. So entsteht auch im übertragenen Sinn wieder eine gesunde Dynamik. Auch bei Krankheiten, die mit Sucht und dadurch mit Abhängigkeit zu tun haben, ist die Farbe Gelbgrün eine gute Wahl. In diesem Sinn habe ich beispielsweise die Wände der Suchtstation einer Psychiatrischen Klinik hellgrün gestaltet. Im Wegleitsystem eines anderen Gebäudes habe ich diese Farbe dem Stockwerk zugeordnet, auf dem die Räumlichkeiten einer Weiterbildungseinrichtung untergebracht sind. In diesen Räumen will man oft den Alltag lassen und einen neuen Anfang suchen. Auch Lehrerzimmer habe ich schon in Gelbgrün gestrichen, da diese Farbe sowohl das ausgleichende Grün als auch das anregende Gelb enthält.

Weiss

Weiss ist die Farbe der Reinheit, häufig auch der Sterilität. Weiss kann signalisieren: »Halte Distanz und beschmutze mich nicht!«. Weiss ist für mich Perfektionismus. Weiss scheint unerreichbar und erhaben – wie der ewige Schnee auf uralten Gletschern. Weiss ist kalt, steif und leblos wie Schnee. Weiss lebt nicht, denn Leben bedeutet stetige Veränderung. Und etwas Perfektes kann sich nicht mehr weiterentwickeln, es sei denn zum Nachteil. Weiss ist bei Verschmutzungen die empfindlichste Farbe. Sie ist leicht und hell und für mich deshalb oft die ideale Deckenfarbe. Weiss strahlt einfallendes Licht oft so intensiv zurück, dass im Auge des Betrachters Blendungseffekte entstehen, die auf Dauer ermüden. In der natürlichen Umwelt müssen wir uns gegen ein zu viel an Weiss schützen, im Winter beispielsweise, wenn man im Hochgebirge leicht schneeblind werden kann. Weiss akzentuiert die Plastizität von Gegenständen, da an weißen Dingen Schatten gut erkennbar bleiben. Daher eignet sich Weiss gut für profilierte und strukturierte Elemente, ein ornamentales Dekor oder filigrane Oberflächen. Auch eine sehr differenziert aufgebaute Formensprache in der Architektur kann durch Weiss und das subtile Schattenspiel zur Geltung gebracht werden, wie die Bauten des amerikanischen Architekten Richard Meier belegen.

Schwarz

Schwarz ist die dunkelste und schwerste Farbe. Mit Schwarz verbinden wir Finsternis, Trauer und Tod. In China ist übrigens Weiss die Farbe der Trauer, was sehr stark mit einer ganz anderen Sichtweise des Todes zu tun hat, denn: Wer an eine Wiedergeburt glaubt, sieht den Tod nicht als Ende, sondern als Neuanfang. Andererseits ist bei uns das Totenhemd weiss und nur die Farbe der Trauernden ist schwarz. So gesehen ist die Trauerfarbe eine Frage des Blickwinkels: Wer weiss trauert, freut sich mit dem Toten, dass dieser nun in eine bessere Welt komm. Wer schwarz trauert, beklagt dagegen den Verlust eines Menschen.

Als Kleidungsfarbe kann Schwarz nicht nur elegant, sondern auch arrogant wirken. Wer Schwarz trägt, will sich auf keinen Fall offenbaren. Schwarz grenzt ab und Abgrenzung schafft Distanz. Das kann allerdings auch eine wichtige Schutzfunktion sein. Dieser Zusammenhang erklärt auch, weshalb Teenager häufig schwarze Kleidung bevorzugen. Um ihre eigene Identität zu entwickeln demonstrieren sie mit dieser Farbgebung ihre Distanz, sowohl zu den Erwachsenen als auch zu Jüngeren. Sobald jemand sein Selbst gefunden hat, sollte er wieder Farbe bekennen.

Auch in der Raumgestaltung ist Schwarz eine problematische Farbe. Auf Bodenflächen wirkt sie lochartig und nicht trittsicher, an der Decke häufig zu schwer und erdrückend. Bei sehr hohen Räumen oder dann, wenn man Installationen optisch unterdrücken möchte, ist Schwarz eine sinnvoll einzusetzen Farbe, da sie jegliche Schattenbildung verringert – und dadurch Plastizität und visuelle Differenzierung. Als Akzentfarbe, vor allem wenn sie dazu noch glänzt, wirkt Schwarz vornehm und edel.

Grau

Grau befindet sich zwischen Weiss und Schwarz, zwischen Licht und Schatten, zwischen oben und unten, zwischen leicht und schwer. Grau ist Neutralität, Symbol für Ruhe, Diskretion und Zurückhaltung. Grau ist aber auch die Farbe des grauen Alltags, der Langeweile und der Müdigkeit. Grau ist der Nebel – deshalb steht dieser Bereich auch für das Unklare, Unsichere, Undefinierte. Dieses Stimmungsbild zeigte sich auch beim Milleniumswechsel in den Modefarben: Ende 1999 dominierten die Grauschattierungen und Anfang 2000 setzte sich das Gelbgrün durch, die Farbe des Frühlings und des Neubeginns. Grautöne sind für mich sehr wichtige Gestaltungselemente. Es sind optische Pausen, die ich gern als helle Töne, beispielsweise für Türen und Türrahmen, aber auch als Wandfarbe einsetze, vor allem, wenn schon genug Farben im Raum vorhanden sind. Hellgraue Wände wirken nicht so kalt und hart wie weisse Wände und bilden häufig einen angenehmeren Übergang zu dunklen Böden. Falls möglich bevorzuge ich für die Wand als dominante Fläche des Raumes ganz klar helle Farbtöne.

Braun

Braun ist die Erde, die uns trägt und ernährt. Braun symbolisiert Sicherheit und Tradition. Braun ist aber auch die Farbe von Unterwürfigkeit und Abhängigkeit. Wenn das Gefühl von innerer Sicherheit allzu sehr von äußeren Gegebenheiten bestimmt ist, läuft man Gefahr, von diesen Umständen abhängig zu werden. In diesem Zusammenhang ist auffallend, dass zahlreiche Suchtmittel braun sind: Alkohol, Café, Tabak, Schokolade. In der Raumgestaltung wirkt Braun warm, gemütlich, einfach. Braune Materialien wie Holz, Kupfer oder Leder wirken authentisch. Deckend braun beschichte Flächen erscheinen hingegen eher künstlich und tot.

Zwei Beispiele aus der Praxis, wie Farbgestaltung und Farbtherapie zusammenwirken

Eine Mutter bringt ihren aggressiven Sohn (5 Jahre) zu mir in die Farbtherapie. Nach einer Farbanalyse und der Auswertung einfacher Zeichnungen zu einem vorgegebenen Thema, schlage ich dem Jungen vor, einen Rosenquarz auf sein Nachtkästchen zu legen und sich eine Wut-Ecke aus blauen Kissen und Tüchern zu bauen, in der er auf grossen Papierflächen mit dicken Wachsstiften seiner Wut Ausdruck geben kann. Auf diese Weise brauchte er die angestaute Energie nicht mehr zu unterdrücken, sondern konnte ihr in geschütztem Rahmen eine Bahn schaffen, ohne zu zerstören (was ihm selber hinterher jedes Mal leid tat). Als ich die Mutter drei Wochen später zufällig wieder traf, berichtete sie, dass der Kleine wie ausgewechselt sei und sich ihr gegenüber nie mehr aggressiv verhalten habe. (Anmerkung: In diesem Fall hat die blaue Ecke einen raumgestalterischen Aspekt, der aber nicht so dauerhaft ist wie ein farbiger Anstrich).

Letztes Jahr durften wir einen Kunden unseres Malergeschäfts bei der Renovation eines Abstellraumes für Pflanzen beraten. Der Raum sollte im Sommer als zusätzlicher Wohnraum genutzt werden können, lag aber nicht in direkter Verbindung zur Wohnung (ein so genannter Anbau). Wir haben die Wände in einem warmen und erdigen Gelb lasiert und eine Nische für einen Schwedenofen in kräftigem Orange abgesetzt. Als ich einige Wochen nach der Fertigstellung der Farbgestaltungsarbeit zum fotografieren noch einmal vorbeikam, gestanden mir die Kunden, dass sie sich im neu gestalteten Raum viel lieber als in der Wohnung aufhalten, da sie sich hier einfach wohler fühlen.

Wohlfühlen ist natürlich auch immer ein Ziel der Farbtherapie und wenn sich das, wie in diesem Beispiel, durch farbige Wände erreichen lässt, übernimmt der farbige Anstrich sozusagen eine therapeutische Aufgabe.

Grautöne sind für mich sehr wichtige Gestaltungselemente. Es sind optische Pausen, die ich gern als helle Töne, beispielsweise für Türen und Türrahmen, aber auch als Wandfarbe einsetze, vor allem, wenn schon genug Farben im Raum vorhanden sind.

Pädagogisch orientierte Farbgestaltung

Ulli Leuschner

Einleitung

Die Wirkungen von Farben sind von Alters her bekannt und beschrieben. Dementsprechend wurden sie bewusst und zielgerichtet eingesetzt. Ob zu kultischen Zwecken, zur Demonstration von Macht oder Demut, um bestimmte Raumwirkungen zu erzeugen, Meditation und Trancezustände zu unterstützen oder – um zu heilen. Die Farbwahrnehmung über das Auge – von der Linse über die Rezeptoren und Nervenbahnen zum Gehirn – muss über weitere Wahrnehmungsvorgänge erst einmal bewusst werden, damit wir sie als sympathisch oder unsympathisch einstufen und geschmacklich beurteilen können. Wenn im weiteren Verlauf von »Farbwahrnehmung« die Rede ist, so ist dies im umgangssprachlichen Sinn gemeint. Der neurologische Vorgang, wie ihn die Naturwissenschaft erforscht, ist an anderer Stelle hinlänglich beschrieben und würde hier den Rahmen sprengen.

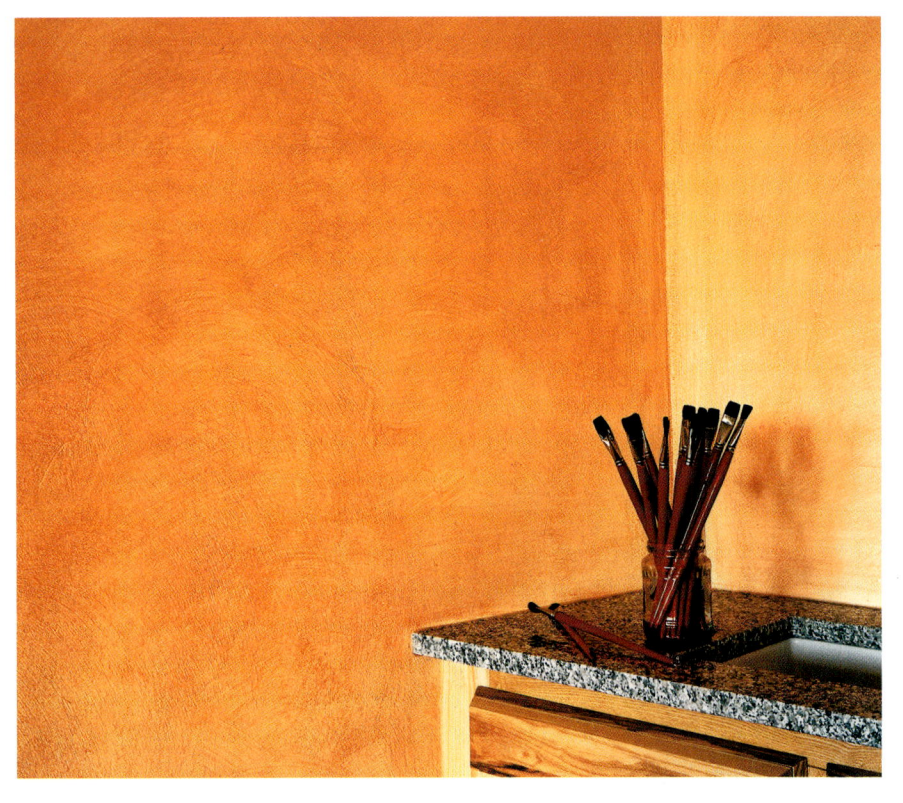

Die Farbgestaltung von Kinderräumen ist mit besonderer Verantwortung verbunden. Neben dem handwerklichen Know-how ist die pädagogische Erfahrung eine unabdingbare Voraussetzung.

Unsere urbane Umgebung hält täglich ein regelrechtes Bombardement von Farbeindrücken für uns bereit. Aus reinem Selbstschutz blenden wir jedoch einen Grossteil dieser Sinnesreize aus, wir »über«-sehen ihn einfach. Auf Dauer kann dadurch das Vertrauen in die eigene Empfindung irritiert werden. Tatsache ist aber: Farbschwingungen wirken ständig auf uns ein – auch ohne unser Zutun. Dabei ist der Anteil, der uns zu Bewusstsein gelangt, relativ gering. Aber Körper, Seele und Geist sind auf ihre Weise empfänglich und reagieren entsprechend. Manche Theorien gehen davon aus, dass nur 20% der Farbwahrnehmung auf bewusstem Wege erfolgt. Das hiesse, dass 4/5 der Farbwirkung nicht so ohne weiteres von uns reflektiert werden kann, aber trotzdem aufgenommen wird. Auch wenn eine genaue Zuschreibung in Prozentangaben schwierig ist: Bei entsprechenden Tests hat sich gezeigt, dass erblindete und besonders feinfühlige Menschen (auch ohne Wahrnehmung über die Augen) Farben wahrnehmen und unmissverständlich benennen können. Da ein Grossteil der Farbwirkung ganz offensichtlich das Bewusstsein unterwandert und unmittelbar Empfindungen und Assoziationen hervorruft, wird sie als Werbeträger bevorzugt eingesetzt. Der erfolgreiche Farbeinsatz zur Agitation in Politik oder Sport ist ebenso wenig ein Geheimnis. Gezielte Raumgestaltung durch Farben setzt eine intensive Beschäftigung mit den oben beschriebenen, vielschichtigen Vorgängen voraus. Nur wer angemessen einschätzen kann, nach welchen Gesetzmässigkeiten die menschliche Farbwahrnehmung funktioniert, kann sie auch im pädagogischen Sinn verantwortungsvoll steuern. Gerade bei der Farb- und Materialauswahl für Kinderräume ist eine umfangreiche pädagogische Erfahrung unabdingbare Voraussetzung, wenn man wirklich kindgemäss gestalten will. Leider haben nur wenige Menschen, die Kindergärten planen oder farbgestalten, jemals hauptberuflich dort gearbeitet. Aber auch das umfangreichste wissenschaftliche Farbstudium kann die täglichen Erfahrungen und Beobachtungen, wie sich Kinder in ganz normalen Alltagssituationen verhalten, nicht ersetzen. Manche wirklich gut gemeinten, aber hoffnungslos intellektuelle Kinderkrankenhaus-Gestaltungen, geben davon ein trauriges Zeugnis. Dabei lässt sich bereits unter Beachtung einiger Grundsätze das Ganze zum Positiven verändern.

Meine Beobachtung

Meine Auseinandersetzung mit pädagogischer Raumgestaltung begann mit einem klassischen Schlüsselerlebnis. Ich unterrichtete an einer Schule, in der alle Räume bewusst farbgestaltet sind, so dass sie dem jeweiligen Alters- und Entwicklungsstand der Kinder gerecht werden. An einem Tag musste ich aus technischen Gründen während des laufenden Unterrichts mit den Kindern den Raum wechseln. Es handelte sich um den Handarbeitsunterricht in der ersten Klasse. Bisher waren die Kinder gewohnt, von zart-rosenroten Wänden umgeben zu sein. Nun wechselten wir in einen türkisfarbigen Raum, der sonst von der achten Klasse genutzt wird. Die Kinder waren mir seit Monaten vertraut und gerade im Handarbeitsunterricht besteht die Möglichkeit, sie durch vielfache Aktivitäten besonders gut kennen zu lernen. Farben, Formen, Bewegung, Rhythmus und Reime sind die wichtigsten Faktoren in diesem Fach und lassen jedem Kind einen breiten Entfaltungsspielraum. Ausserdem spielen die jeweilige Tagesstimmung oder vorangegangene Pausenerlebnisse eine wichtige Rolle für die Präsenz des Kindes in der Gruppe. Auf Grund dieser vielen Einzelfaktoren bemerkte ich die durchgehende Veränderung im Verhalten der Kinder nicht sofort. Erst im Verlauf der Stunde nahm ich eine deutliche Verringerung des Geräuschpegels wahr. Ich staunte, dass auch Gestik, Mimik und Sprache, selbst die gesamte Motorik der Kinder, sich zu wandeln begannen. Dieser erste Eindruck sollte für mich zur Initialzündung werden.

Im Lauf der folgenden Monate machte ich systematische Beobachtungen in den Klassen 1-10 durch Wechsel in die unterschiedlich farbigen Räume. Obwohl ich mit der Wirkung von Farben auf unser Verhalten prinzipiell vertraut war, empfand ich diese konkreten Beobachtungen doch mehr als verblüffend. Im weiteren Verlauf dieser Studien beobachtete ich auch das Verhalten von Kollegen und Eltern. Auch hier zeigten sich vergleichbare Verhaltensmuster in Abhängigkeit von den Farben des Raums. Um der jeweiligen Tagesstimmung (der eigenen und der der »Probanden«) sowie den üblichen gruppendynamischen Stimmungsschwankungen Rechnung zu tragen, nahm ich mir für die Beobachtungen zwei Jahre Zeit, um zu aussagefähigen Mittelwerten zu kommen. Danach stand für mich fest, dass ich mit meiner beruflichen Arbeit diese Richtung weiterverfolgen wollte. Von Haus aus Direktrice, war Bekleidungs- und auch Raumgestaltung ohnehin mein zweites Betätigungsfeld. Der Entschluss, Farbe pädagogisch einzusetzen, war so gesehen eine folgerichtige Erweiterung meines Interessengebiets von der zweiten Haut der Bekleidung zur dritten Haut, der des Raums.

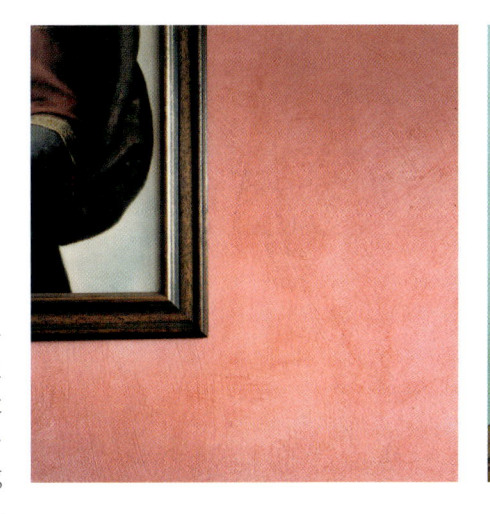

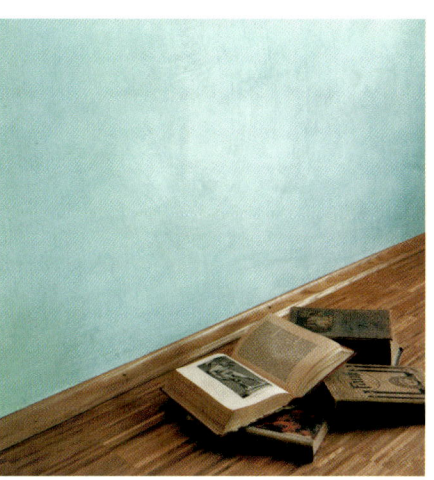

Hinzu kam ein weiterer, ganz wesentlicher Umstand: In den vorangegangenen Jahren hatte ich lange Zeit in einem hartweiss gestrichenen Raum unterrichtet. Alle Bemühungen, die Atmosphäre des Raume zu verbessern, sei es durch Pflanzen, Textilien, oder aufwendige Fensterbilder, blieben in Ihrer Wirkung, gemessen am Aufwand, eher bescheiden. So schön die einzelnen Akzente auch sein mochten, sie blieben farbige Inseln in einer Schneelandschaft. Heute begegnen mir immer wieder Kunden, die durch Bücherregale und Bilderaufhängung ebenso vergeblich versucht haben, Behaglichkeit in ihr zu Hause zu bringen. Auch hier kann in fast allen Fällen durch sorgfältig ausgewählte Wandfarben die gewünschte Atmosphäre hergestellt werden.

Meine Methode

Ich quittierte den Schuldienst und widmete mich fortan ausschliesslich der Erforschung der Beziehung von Mensch, Farbe und Raum. Erste Beobachtung: Der Blick ins Grüne erfrischt. Wir kennen alle die Erfahrung, dass ein Spaziergang in der Natur helfen kann, Gedanken zu ordnen, abzuschalten und zu entspannen. Das Wandeln durch grün gestrichene Räume bewirkt nichts von alledem. Auch wenn beim Naturaufenthalt eine Vielzahl von Faktoren den oben genannten Zustand mit herbeiführen (Luftveränderung, Bewegung oder Ortswechsel), spielt doch die Art und Weise, wie die

Raumfarben beeinflussen auch Kinder nachhaltig, selbst wenn man die Verhaltensänderungen nicht sofort bemerkt. An Gestik, Mimik, Sprache und Motorik lernt man als aufmerksamer Beobachter schnell, die Einflussfaktoren zu unterscheiden und die Rolle der Farbgestaltung zu erkennen.

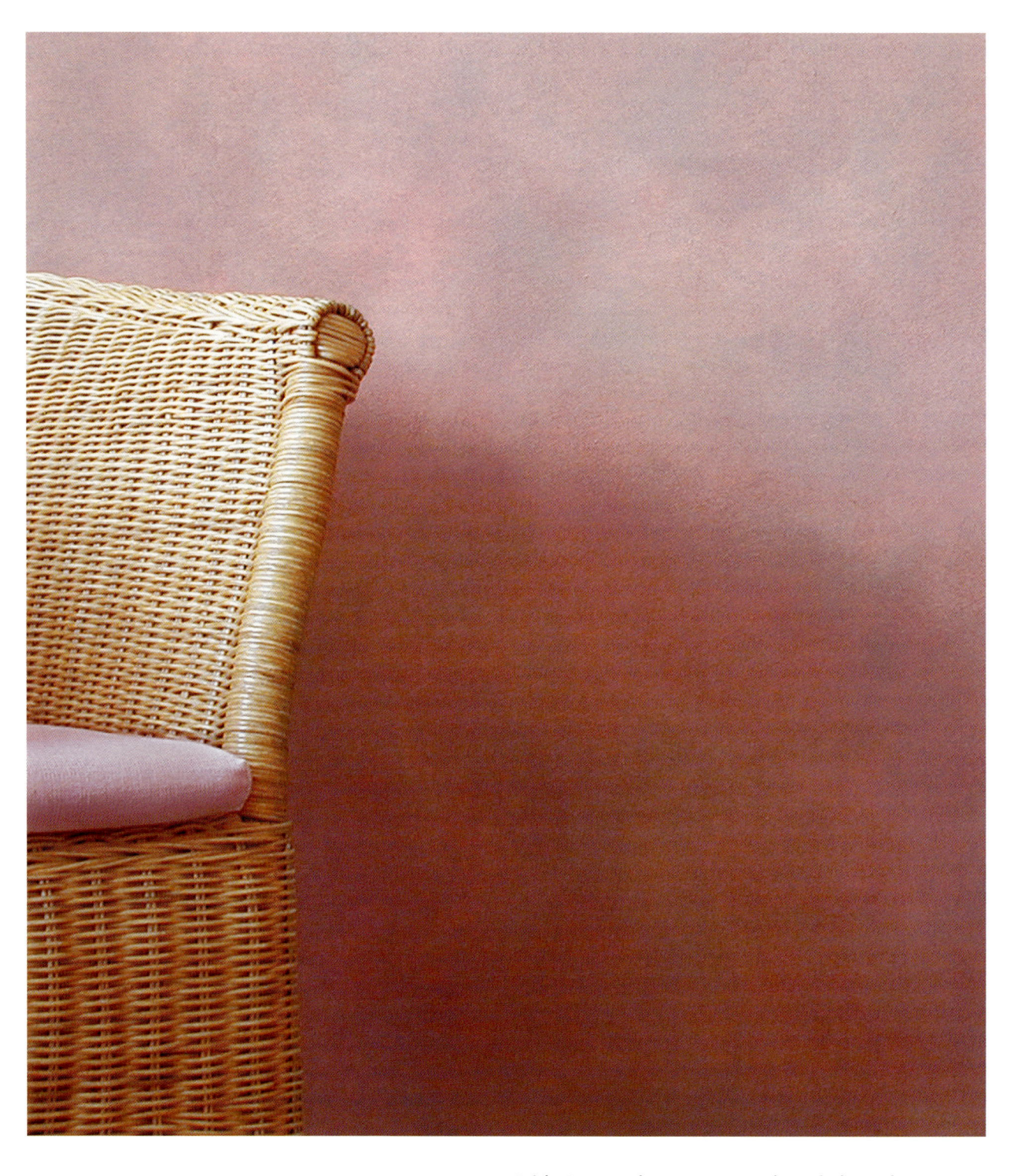

Bei der Raumgestaltung mit naturähnlichen Oberflächen kommt es darauf an, ein harmonisches Spiel von spannungsreichen Nuancen herzustellen, die unser Wahrnehmungssystem herausfordern und alles andere als langweilig sind. Reizarmut in der Qualität und Reizüberflutung durch Quantität sind zu vermeiden, will man visuelle Erschöpfung verhindern.

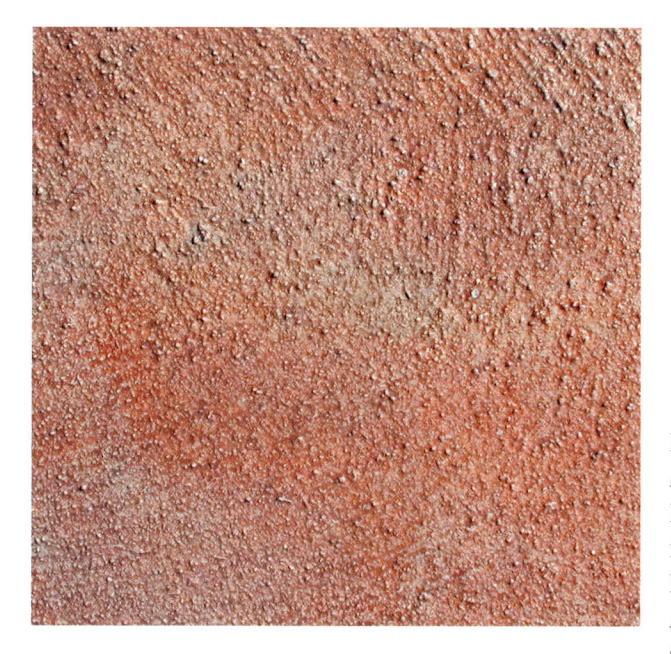

Umgebung farblich angeordnet und strukturiert ist, eine ganz wesentliche, wenn nicht die wichtigste Rolle überhaupt. Daraus ergibt sich die Frage: Was genau bewirkt den Wahrnehmungs-Unterschied zwischen einer rosa gestrichenen Wand und einem echten Rosenblatt? Die Antwort darauf ist ebenso einfach wie verblüffend: Das Rosenblatt hat eigentlich gar keine bestimmte Farbe. Die Oberflächenstruktur ist so geartet, dass eine Vielzahl von Lichtbrechungen eine kaum zu benennende Menge von Farbnuancen hervorbringt. Da unser Auge diese Fülle an Farbdetails nicht auflösen kann, nehmen wir nur die Summe der Nuancen wahr, die sich in der Wahrnehmung dann beispielsweise als Rosa zeigen. Bei näherer Betrachtung und sich verändernden Lichtbedingungen scheinen immer neuer Farbklänge zu entstehen, die sich bei der nächsten Bewegung aber schon wieder wandeln. Dieser zarte Dauerwechsel der Erscheinungsformen scheint genau auf unser Auge abgestimmt zu sein und wird als angenehm empfunden. Der Blick auf eine einfarbige Wand hingegen, auch bei wechselnder Beleuchtung, scheint unser Wahrnehmungs- und Empfindungsvermögen zu belasten. Wir ermüden, reagieren gelähmt, gereizt oder gelangweilt.

Wesentliche Erkenntnis: Die Natur benutzt nie das Monochrome! Ob Blütenblatt, Stein, Rinde, Haut oder Haar: immer handelt es sich um strukturierte Oberflächen und nuancenreiche Vielfarbigkeit. Das Auge kann dabei stets anregende und dennoch harmonische Wechselwirkungen wahrnehmen an denen es sich auch bei längerer Betrachtung nie »leid« sieht. Anders bei synthetisch hergestellten, monochromen Farben, die dem Auge eine Aufgabe stellen, für die es nicht gebaut ist. Fehlt das feine harmonische Wechselspiel der Nuancen, reagieren wir Menschen bei längerer Betrachtung mit Erschöpfung, Desinteresse oder sogar Aggression. Fataler Weise ist das heutige Kinderspielzeug fast ausschliesslich aus monochromen Kunststoffen hergestellt. Die Folgen: Auge und Tastsinn werden mit naturfremden, die Fantasie langweilenden Eindrücken gefüttert. Das Abenteuer differenzierter Farb- und Tasterfahrungen wird den Kindern nahezu verunmöglicht, da sich fast alle Spielsachen (Puppe, Auto, Tiere) vollkommen gleich anfühlen und eingefärbt sind. Diese Reizarmut in der Qualität geht oft einher mit der Reizüberflutung in der Quantität. Auch bei wissenschaftlichen Farbtests wird fast ausschliesslich mit monochromen Farbtafeln oder -räumen gearbeitet.

Praktische Problemstellung: Wie kann man eine Wand gestalten, die

– eine »naturidentische« regelmässig/unregelmässige Struktur aufweist?

– eine Vielzahl von Farbnuancen unvermischt nebeneinander bestehen lässt?

– sich dazu noch mit jedem wechselnden Lichteinfall wandelt?

– sich vor allem aber nicht der dekorativen Spielerei oder Illusionsmalerei bedient?

Die Lösung lag – wie sollte es anders sein – im Naturfarbenbereich. Etliche Versuchsreihen waren nötig, um einen neutralen Malgrund zu schaffen, der eine so hohe Saugfähigkeit besitzt, dass fünf bis sieben oder zwölf verschiedenfarbige transparente Schichten aufgenommen werden können. Dabei lagern sich die einzelnen Farbpigmente an der feinen Körnigkeit des Untergrunds so an, dass jede der vielen Farben unvermischt erhalten bleibt und nur aus unmittelbarer Nähe identifiziert werden kann. Schon bei geringem Betrachtungsabstand vermischen sich die Farben zu einem optischen Gesamteindruck, der den natürlichen Oberflächen relativ nahe kommt.

Ein monotones Raster wie im Farbdruck kann hierbei nicht entstehen, da jede Schicht in organischen Formen aufgemalt wird und die zahlreichen Überlagerungen ein harmonisches Gesamtbild ergeben. Kernpunkt dieser Technik: Nahezu der gesamte Farbkreis ist in den einzelnen Schichten anwesend, vor allem die Komplementärfarben. Das bedeutet: Um am Ende ein bestimmtes Rot zu erreichen, muss eine spezielle grüne Schicht zwischengelegt werden. Das Geheimnis der Ausstrahlung eines Raumes liegt also in der jeweiligen Abfol-

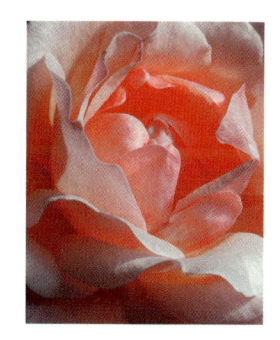

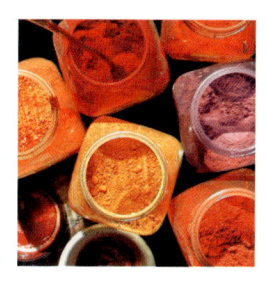

Zahlreiche Farbpigmente unvermischt auf einem saugfähigem Untergrund aufgetragen bietet dem Auge nuancenreiche Vielfalt.

Die Natur kennt keine Einfarbigkeit. Vielfältig strukturierte Oberflächen sorgen für ein Spiel der Farbnuancen.

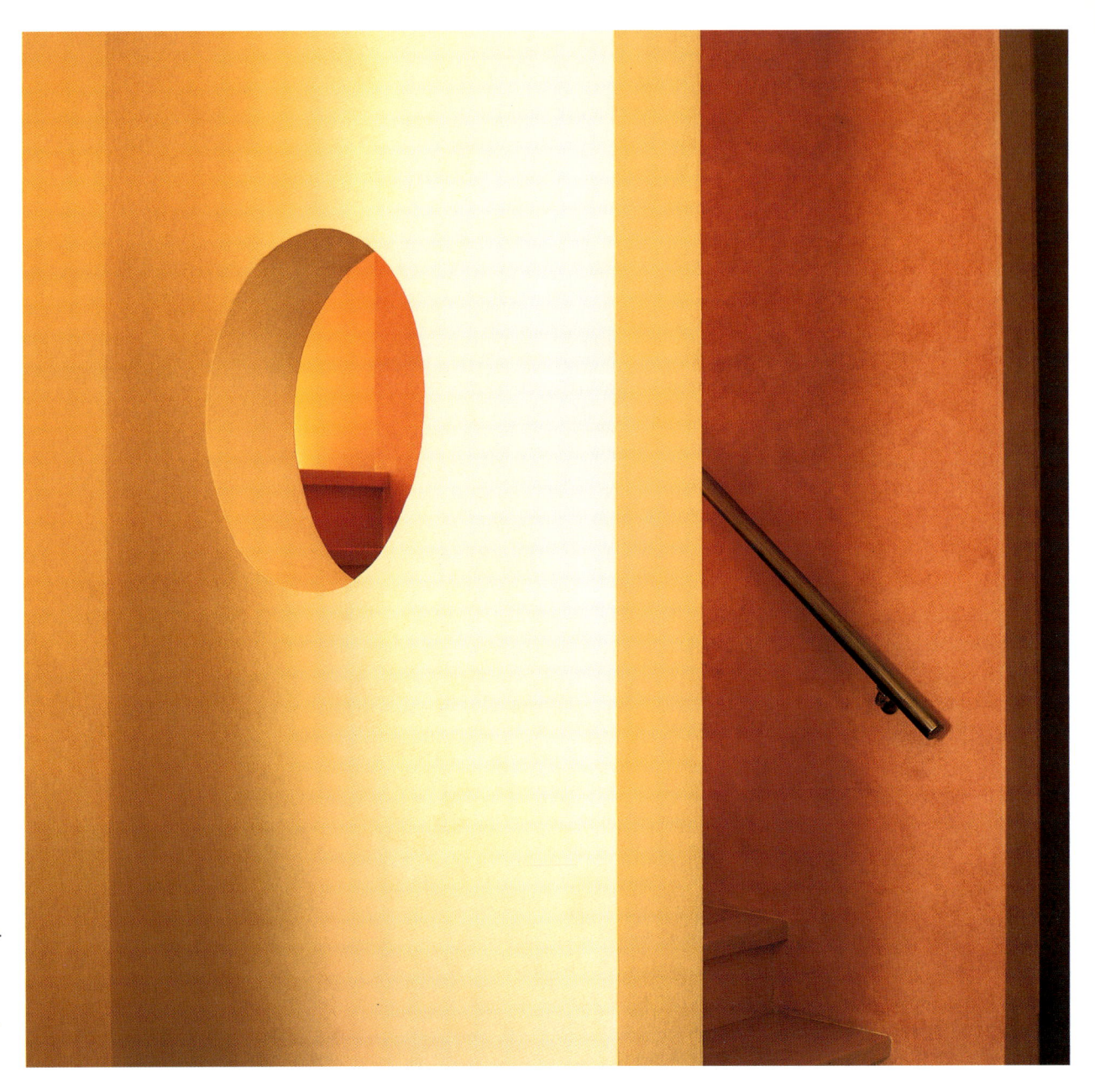

Das Geheimnis der Farbwirkung liegt in der Abfolge der nacheinander aufgetragenen Farbschichten. In den einzelnen Farbaufträgen ist nahezu der gesamte Farbkreis anwesend, vor allem die Komplementärfarben.

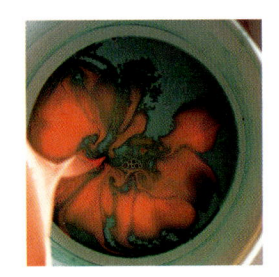

ge der Farbschichten. Dennoch sind monochrome Flächen nicht abzulehnen. Im Gegenteil: Als formale Raumbegrenzung oder zur Stabilisierung des räumlichen Gesamteindrucks sind sie unentbehrlich, ebenso als Farbleitsysteme und in Bereichen mit kurzen Renovierungsintervallen. Nur sollten es eben auch hier immer die »richtigen« Farbtöne sein. Sowohl die verwendeten Materialien wie auch die diversen Arbeitsschritte haben sich inzwischen zu einem Baukastensystem entwickelt, das für jeden Raum anwendbar ist. Dabei sind alle Arbeitsabläufe so gestaltet, dass sie zeitlich und inhaltlich kalkulierbar und wirtschaftlich akzeptabel sind.

Phänomenologische Betrachtung des kindlichen Alltags

Dass Räume ganz verschiedenen Zwecken dienen können und deshalb auch nach differenzierter Gestaltung verlangen, ist eine Binsenweisheit. Trotzdem kann man immer wieder abenteuerliche Verwechslungen und Fehlentscheidungen beobachten, gerade wenn es um Farbkonzepte für Kinderräume geht. Hier hat der Raum dienende Funktion. Er gibt den selbstlosen Rahmen ab, in dem sich die heranwachsenden Menschen entfalten und sich ganz ihren Bedürfnissen und Zielen widmen können. Natürlich kann Wandgestaltung auch ganz gezielt als visuelle Attraktion gestaltet werden. Aber alles hat seinen Ort und seine Zeit: Während der nüchtern-sachlich gestaltete Eingangsbereich eines Versicherungsgebäudes zur Abrundung unbedingt eine besonders augenfällige Schauwand braucht, wäre die gleiche Gestaltung im Kinderzimmer eines »Zappelphillips« geradezu katastrophal.

Das Angebot an Farben und Materialien für den Wohnbereich ist inzwischen kaum noch zu überblicken. Wer sich, gerade auch im Bereich des ökologischen Bauens, informieren will, ist mit einer Flut von Ratgebern konfrontiert. Ein Rückblick auf die Entwicklung in den letzten Jahrzehnten kann helfen, die Gegenwart besser zu verstehen: Der technische Fortschritt brachte im Verlauf des letzten Jahrhunderts ganz neue Verfahren zur Farbgewinnung und Fixierung hervor. Speziell die 70er Jahre bescherten uns einen regelrechten Farbenrausch, weil eine nie da gewesene Vielfalt von Farben zur Verfügung stand. Vor allem die Entwicklung durchgefärbter Kunststoffe bestimmten das Lebensgefühl, beispielsweise die Kunststoffmöbel von Panton und Colani. Die Menschen badeten regelrecht in Farbenfluten. Alle Lebensbereiche wurden einbezogen: Kleidung, Möbel, Küchengeräte – bis hin zur grossblumigen Tapete in orange, pink und braun.

Nach der Sättigung kam in den 80er Jahren die Gegenbewegung: Weiss war nun angesagt. Weisse Decken, weisse Wände – und am liebsten noch ein hochglänzender weisser Fliesenboden, nicht selten mit Edelstahl und schwarzen Möbeln garniert. Daneben brachte die Öko-Bewegung die natürlichen Materialien wieder auf den Plan. Und heute? Während die Erwachsenen ihre Räume weiterhin freudvoll nach den neuesten Trends gestalten, herrscht in den meisten Kinderräumen ein verwegener Mix aus den drei oben beschriebenen Epochen:

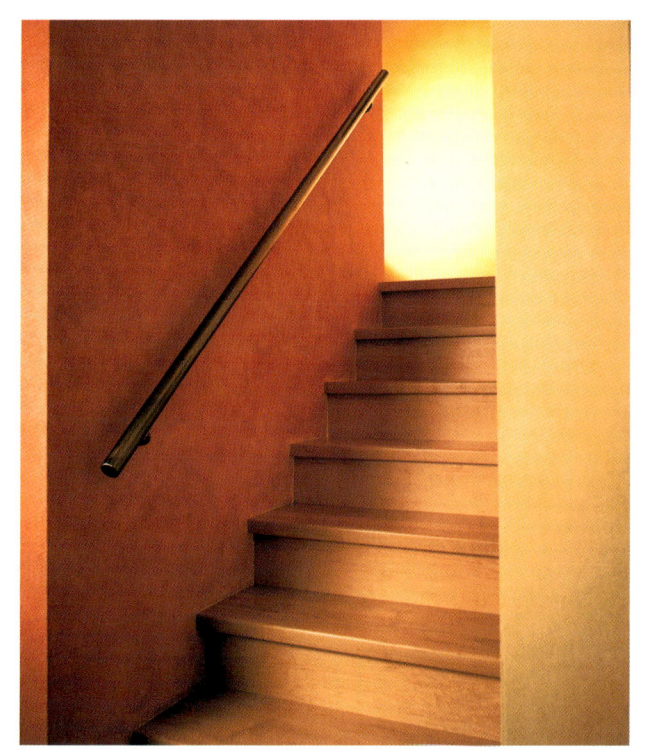

– Die Decken und Wände sind weiss oder in knalligen Farben gestrichen
– Das industriell hergestellte Spielzeug ist überwiegend aus monochromen Kunststoffen gefertigt
– Die Einrichtung besteht häufig aus Naturholzmöbeln und wird durch ausrangierte Einzelteile der verschiedenen Epochen ergänzt
– Neben den Kindern bewohnen Zeichentrick-Helden in allen denkbaren Varianten den Raum
– Die letzten freien Flächen werden von Postern verdeckt.

Fazit: Auf die Kinder strömen mehr Sinnesreize ein, als sie normalerweise verarbeiten können. Körper, Seele und Geist befinden sich im Dauerstress. Die heutigen Trickfilme – in Bild und Ton äusserst aggressiv – tun ein Übriges, um den kindlichen Wahrnehmungsapparat zu korrumpieren. Zu dieser chronischen Überforderung kommt noch die Tatsache, dass die Kinderwagen-Produzenten fast ausnahmslos dazu übergegangen sind, die Sitze verkehrt herum zu montieren. Die Kinder sollen, wie die Erwachsenen, nach vorne schauen.

Mutter oder Vater – früher die ruhenden Orientierungspunkte im Blickzentrum des Kindes –, sind verschwunden. Stattdessen: brausender Verkehr, schnell wechselnde Bilder, Geräusche, Gerüche, Wind und Regen wirken ungefiltert auf die kindliche Wahrnehmung ein. Noch wichtiger: Die Kommunikation zwischen dem isoliert sitzenden Kind und der Bezugsperson existiert nicht mehr – kein Blickkontakt, keine Sprache, kein Lächeln. Sogar Tragetücher für die Allerkleinsten gibt es inzwischen in der verdrehten Form, so dass auch die Winzlinge schutzlos dem Reizüberfluss ausgeliefert sind. Verhaltensauffälligkeit, Hyperaktivität und ADS sind nicht zufällig die aktuellen Probleme unserer Kinder. So bedauerlich diese Entwicklung auch sein mag und obwohl unsere Kinder einen Grossteil ihrer Lebenszeit in der oben beschriebenen Umgebung verbringen – gerade hierin liegt andererseits auch die grosse Chance zur Abhilfe.

Kinderräume bewusst gestalten

Zwar haben auch Kinder ihre Vorlieben und Abneigungen gegenüber Farben, aber im Gegensatz zu Erwachsenen haben sie noch keine festes Wertesystem, weder ein morali-

Mit entsprechendem Know-how lässt sich ein Baukastensystem entwickeln, das für jede Farbwirkung die optimale Reihenfolge und richtige Pigmentierung des Farbauftrags sicherstellt.

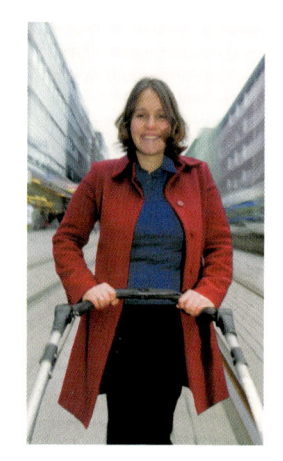

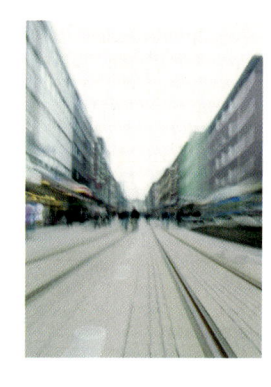

Im Blickfeld des Kleinkinds: mal die vertraute Bezugsperson, die Zuwendung und Sicherheit signalisiert, mal bezuglose Bilderfluten, abgeschnitten vom Lächeln der Mutter.

Jede Farberfahrung wird von einer Empfindung begleitet. Ob wir diese Empfindung zulassen oder ablehnen, ist häufig eine Frage des Intellekts, der unsere Farbwahrnehmung wie ein Zensor für gut oder schlecht befindet. Doch das Gefühl lässt sich nicht ausschalten, was oft zu einem Zwiespalt führt.

sches noch ein geschmackliches. Dies wird erst unter vielen Einflüssen in den Jahren aufgebaut. Zunächst einmal ist für sie alles Neue gleichermassen interessant und wird unzensiert aufgenommen. Auf der anderen Seite ist gerade die Offenheit der Kinder der ideale Zugang, um Farbwirkungen gezielt einzusetzen, so dass sie die Entwicklung des Kindes individuell begleiten und fördern, ohne zu manipulieren. Aber wo anfangen in einer Gesellschaft, die »Kinder« als Zielgruppe entdeckt hat und bei deren Eroberung alle Mittel einsetzt? Doch weder der persönliche Geschmack der zuständigen Pädagogen noch Modetrends oder Billigangebote sollten hier den Ausschlag geben. Daher mögen die nachfolgenden Gesichtspunkte auf den ersten Blick relativ schlicht erscheinen. Sie Schritt für Schritt zu erarbeiten, hat sich aber im Laufe der letzten zehn Jahre ausserordentlich bewährt:

1. Eine sorgfältige (wertfreie) Betrachtung des Kindes (oder der Gruppe), und zwar seine bisherige Biografie, die momentane Bedürfnislage und die zu wünschende Entwicklung, einschliesslich aller Krankheiten und deren Überwindung. Besonders auch die Schlafgewohnheiten oder -probleme spielen eine wesentliche Rolle, sowie Allergien und Überempfindlichkeiten.

2. Eine ebenso gründliche »Anamnese« des zur Gestaltung anstehenden Umfelds wie Raummaße, Proportionen im Verhältnis zum Kind, Lichtverhältnisse oder Akustik.

3. Planung der vorhandenen oder zu ergänzenden Einrichtung, die vom heranwachsenden Kind oder der Gruppe selber benutzt und vor allem geordnet und gepflegt werden kann.

4. Neben der körperlichen und seelischen Entwicklung des Kindes muss auch immer Nahrung für seine geistige Entwicklung vorhanden sein.

5. Immer wichtiger: Ein »Entrümpelungs-Fahrplan«, wobei jeder Gegenstand des Kinderzimmers drei Fragen unterzogen wird:

a) dient er der Schönheit?

b) dient er der Nützlichkeit?

c) wird er über alles geliebt?

Wenn ein Gegenstand nicht nach den obigen Kriterien zu rechtfertigen ist, hat er an diesem Ort offenbar keine Daseinsberechtigung. Also: entsorgen, verschenken oder mit System archivieren. Auch wenn dieses Verfahren langwierig klingen mag – die Mühe lohnt sich. Denn nachdem nun ein klares Bedürfnisbild formuliert worden ist, können Farben und Materialien ihren Wirkungen gemäss ausgewählt und zugeordnet werden.

Leider werden Kinderräume noch viel zu oft »am grünen Tisch« entworfen oder nach dem Prinzip von Versuch und Irrtum zusammengestellt. Der Wunsch nach schnellen Einzellösungen ist zwar verständlich, aber der gesamte Gestaltungsprozess dauert dann oft umso länger. Eine zuvor erstellte Gesamtplanung spart dagegen nicht nur Zeit und Geld, es

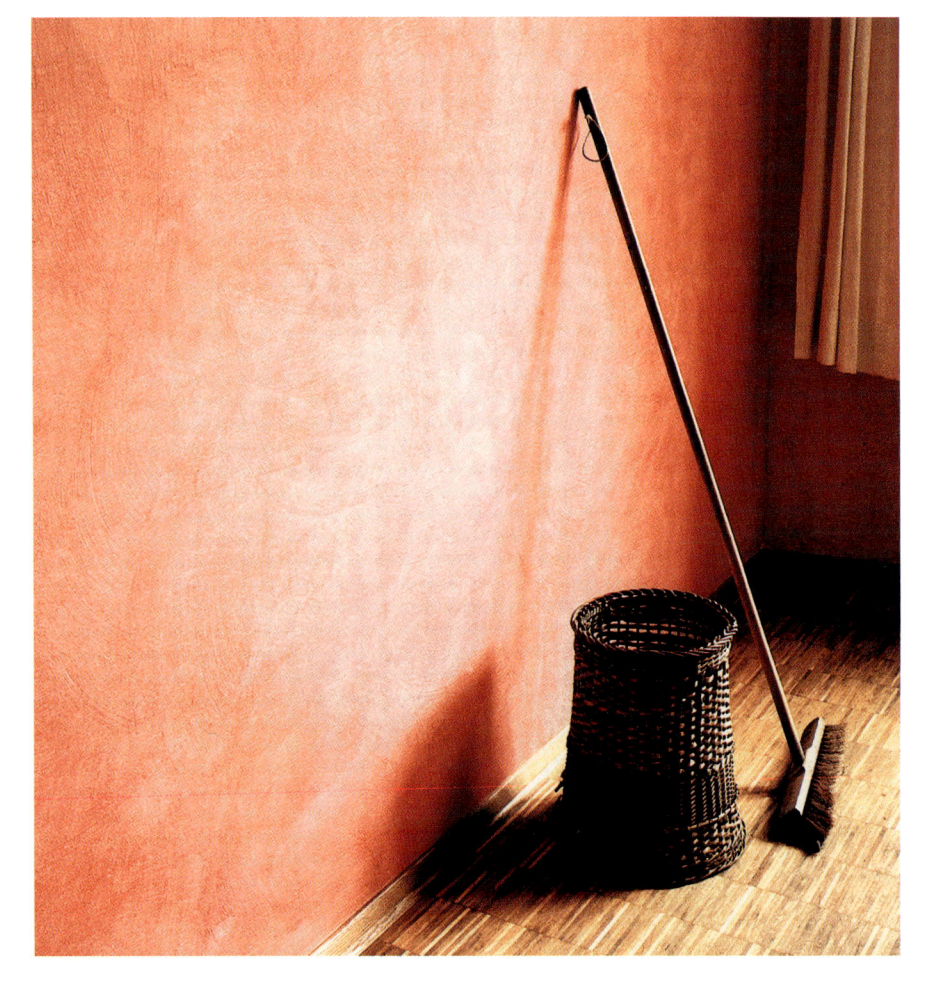

Lieben alle Kinder wirklich Rot, oder bedient dieses Urteil nur die Erwartungshaltung der Erwachsenen? Zu Beginn sollte die eigene Selbsterkenntnis stehen.

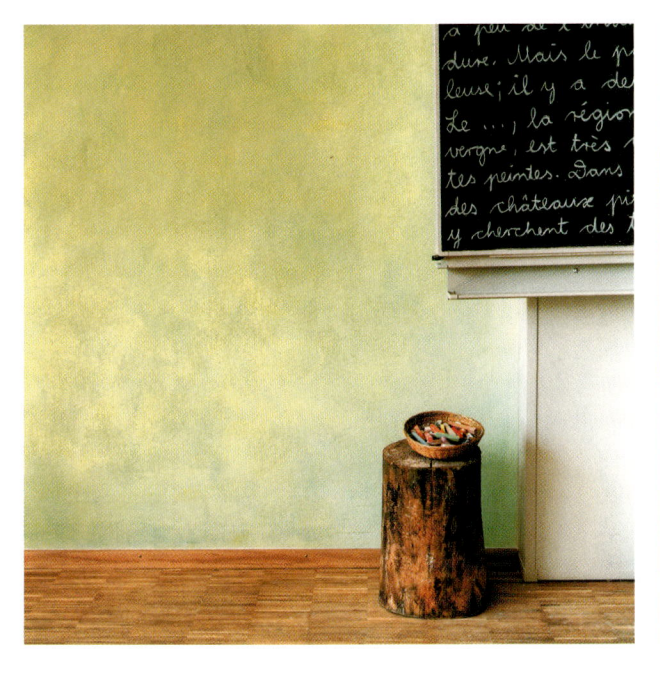

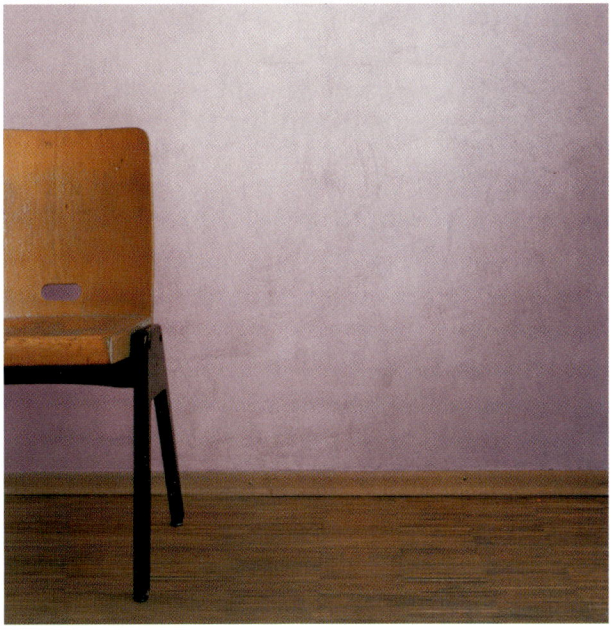

Oberstes Gebot bei der Farb- und Raumgestaltung für Kinderräume: Eigene Vorlieben und Abneigungen analysieren und aussen vor lassen. Nur das Kind und dessen Bedürfnisse sollten im Mittelpunkt stehen.

schont auch die Nerven aller Betroffenen. Ein gutes Konzept bildet einen zuverlässigen »roten Faden«, an dem man sich je nach Zeit und Kondition entlangarbeiten kann, ohne vor jedem neuen Schritt wieder mit Grundsatzüberlegungen beginnen zu müssen.

Lieben alle Kinder wirklich Rot, oder welche Farbe soll es denn nun sein? Bei einem Angebot gleichartiger Spielzeuge in verschiedenen Farben greifen Kinder in der überwiegenden Zahl nach den roten. Daraus den Schluss zu ziehen, auch den kompletten Boden, alle Türblätter oder die Kleidung rot zu wählen, um dem Kind damit etwas Gutes zu tun, wäre am Ziel vorbei gestaltet. Und über welches Rot reden wir denn eigentlich? Das der Liebe oder das des Hasses – oder das der Signalfarbe? Und wieso wird in der Waldorfpädagogik gerade rot für die ohnehin cholerischen Kinder empfohlen?

Farbpsychologie ist ein weites Feld, und je mehr Unsicherheiten bestehen, um so stärker schiessen Farb-Ratgeber ins Kraut. Doch deren Studium kann einen nicht nur das Staunen, sondern auch das Fürchten lehren. Wie also beginnen? Am Anfang sollte – wie so oft – die eigene Selbsterkenntnis stehen. Nach welchen Kriterien gehen wir Erwachsenen eigentlich vor, wenn wir uns ein Farburteil bilden? Drei typische Beispiele aus meiner Beratungspraxis können das anschaulich illustrieren:

1. Eine Kundin kommt zur Farbberatung. Sie hat helle Haut, helles Haar und ist überwiegend in Blaunuancen gekleidet. Sie erklärt, das Kinderzimmer sei bereits fertig (überwiegend blau), aber im Wohnzimmer könne sie sich nicht so recht zu einer Farbwahl durchringen. Am liebsten wäre ihr ebenfalls eine Lösung in Blau. Ich führe Sie daraufhin in einen Raum: Drei Wände sind goldgelb bzw. sandfarben lasiert, die Schauwand ist in einem intensiven, warmen Rot gehalten, aufgebaut aus zwölf verschieden farbigen Lasurschichten. Die Kundin ist begeistert: »Genau so habe ich mir den Raum gewünscht«.

2. Eine andere Interessentin fragt telefonisch nach einem Beratungstermin für ihr neues Haus. Vor allem in den Kinderzimmern wolle sie professionell beraten werden. Sie sei für alle Farben offen, nur grün lehne sie ab. Die Kundin erscheint zum ersten Gespräch in einem auffallend limettengrünen Hosenanzug, einschliesslich grünem T-Shirt, grünen Schuhen und einer grünen Handtasche. Gleich zu Beginn des Gesprächs wiederholt sie ihre Ablehnung gegenüber

Grün. Doch ihre Garderobe kann weder Zufall noch Gedankenlosigkeit sein. Die Einzelteile sind von gehobener Qualität und sorgfältig aufeinander abgestimmt.

3. Ein Firmenchef möchte ergänzend zu seinem Büro einen separaten Raum einrichten, in dem er abschalten und zur Ruhe kommen kann. Von seiner Frau weiss ich, dass er mit Violett sympathisiert, wobei er meiner Einschätzung nach bereits auf dem richtigen Weg ist. In der Beratung empfehle ich ihm eine Lasur in Fliedertönen. Der Kunde gerät beinahe ausser sich. Flieder fände er einfach abscheulich. Nichts dergleichen käme in Frage.

Wie können derartige Widersprüche zu Stande kommen? Im Lauf unseres Lebens sammeln wir vielfältige Farbeindrücke, die wir zusammen mit anderen Empfindungen speichern. Haben wir erneut die betreffende Farbe vor Augen, werden die begleitenden Erlebnisse wie Geschmack, Geruch, Geräusche, Freude, Glücksempfinden oder Schmerz wieder mit aufgerufen. Hinzu kommt, dass unser Intellekt und unser Gemüt sich zunehmend voneinander entfernen. Das Gemüt empfindet, aber der Intellekt ist stärker und zensiert die Farbentscheidung. Das Gefühl lässt sich dennoch nicht ausschalten. Ein Zwiespalt entsteht, Unsicherheit und Ratlosigkeit stellen sich ein. Vermeintliche Erwartungen des sozialen Umfeldes machen die Verwirrung komplett: Wer mit Menschen zu tun hat, die sich ausgesprochen minimalistisch einrichten, wird sich einiges sagen lassen müssen, wenn die eigene Räume plüschig und rüschig gestaltet würden.

Wenn diese Zusammenhänge erst einmal bewusst gemacht werden, kann man alte Fesseln abstreifen und das eigene Umfeld ganz neu konzipieren. Die drei Beratungsbeispiele sind dafür ein Beleg. Der Grund für die Ablehnung des Firmenchefs gegenüber »Flieder« war eine Erfahrung aus Kindertagen: Damals hatte ein Fliederstrauss an seinem Krankenbett für zusätzliche Übelkeit und Erbrechen gesorgt. Hätte ich die betreffende Farbe mit dem Begriff »Lavendel« beschrieben, wäre er vermutlich begeistert gewesen, denn die Lavendel-Gebiete der Provence sind sein bevorzugtes Urlaubsziel. Das oberste Gebot bei der Farbgestaltung von Kinderräumen lautet also: Eigene Vorlieben und Abneigungen analysieren und aussen vor lassen! Im Mittelpunkt des Interesses hat nur das Kind zu stehen!

Natürliche Dinge wie Grünpflanzen oder Blumen im jahreszeitlichen Wechsel sollten für Kinderräume selbstverständlich sein.

Der Hingucker beim Einschlafen und Aufwachen: ein individuell angefertigtes Stimmungsbild.

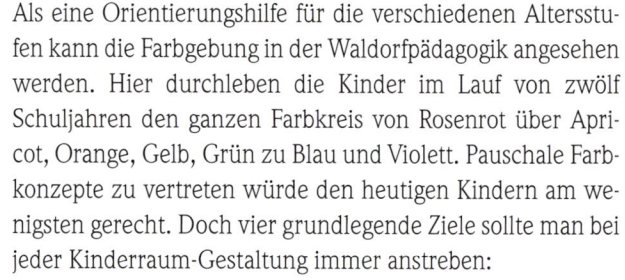

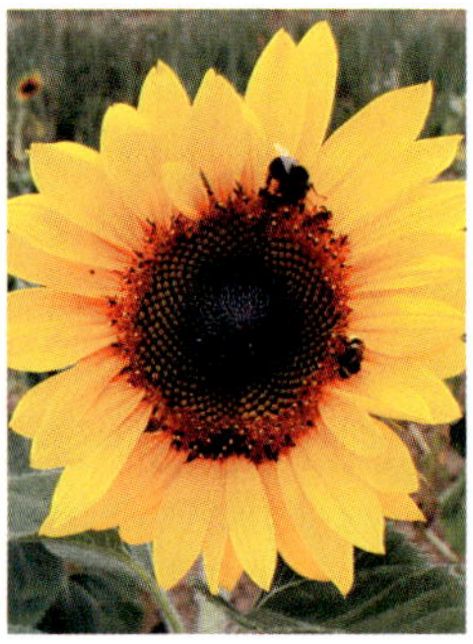

Als eine Orientierungshilfe für die verschiedenen Altersstufen kann die Farbgebung in der Waldorfpädagogik angesehen werden. Hier durchleben die Kinder im Lauf von zwölf Schuljahren den ganzen Farbkreis von Rosenrot über Apricot, Orange, Gelb, Grün zu Blau und Violett. Pauschale Farbkonzepte zu vertreten würde den heutigen Kindern am wenigsten gerecht. Doch vier grundlegende Ziele sollte man bei jeder Kinderraum-Gestaltung immer anstreben:

1. Schönheit: Das Gefühl, das uns durchströmt, wenn wir z.B. tief in eine Pfingstrose blicken oder einen Sonnenuntergang beobachten, sollte wenigstens in kleiner Dosierung in jedem Kinderraum erlebt werden können. Dazu könnten Boden, Wand und Decke in einem Farbton in harmonischen Abstufungen gestaltet werden und mit anderen Naturfarben und natürlichen Materialien ergänzt werden. Übertrieben gestylte Harmonie sollte aber auf jeden Fall vermieden werden, denn die allzu fein abgestimmten Nuancen könnten für das Auge zu einem diffusen Brei verschwimmen. Auch knallige Farben und harte Kontraste sind ungeeignet. An einer Stelle, die dem Kind beim Einschlafen und Aufwachen ins Auge fällt, kann ein Bild hängen, das etwas von dem ausstrahlt, was hinter den äusseren Erscheinungen des Lebens existiert: Schönheit, Heiterkeit, Geborgenheit (Comic-Figuren sind zwar witzig und unterhaltsam, aber ohne Zukunftsqualität. Von daher haben sie an diesem Platz nichts zu suchen). Eine Reproduktion eines (kindgemässen!) Klassikers, oder Spezialbilder, die je nach Alter und Temperament des Kindes angefertigt werden, können Erstaunliches bewirken.

2. Natürlichkeit: Nicht nur der Wechsel der Jahreszeiten wird von natürlichen Rhythmen bestimmt. Auch auf medizinischem und psychologischem Gebiet wird den natürlichen Rhythmen, deren Teil wir sind, immer mehr Beachtung geschenkt. Eine Tatsache, die man durchaus eine Zeit lang ig-

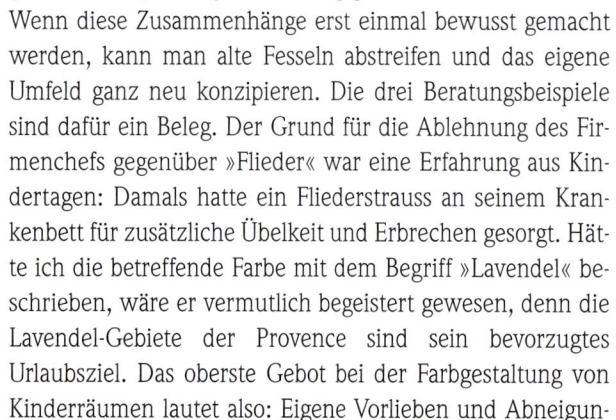

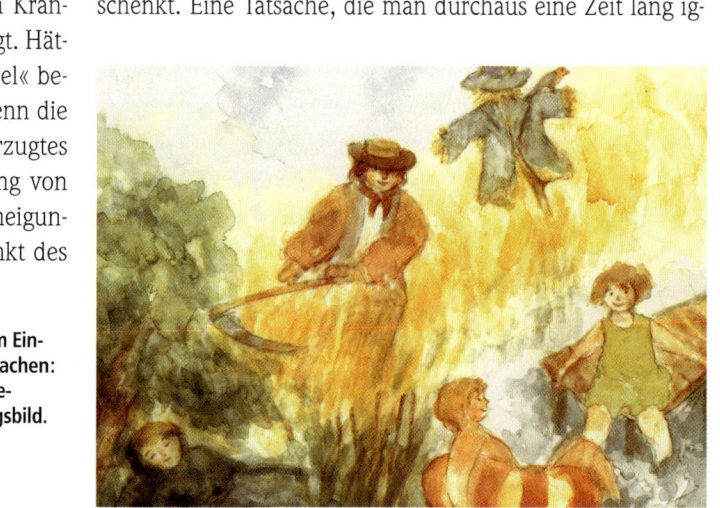

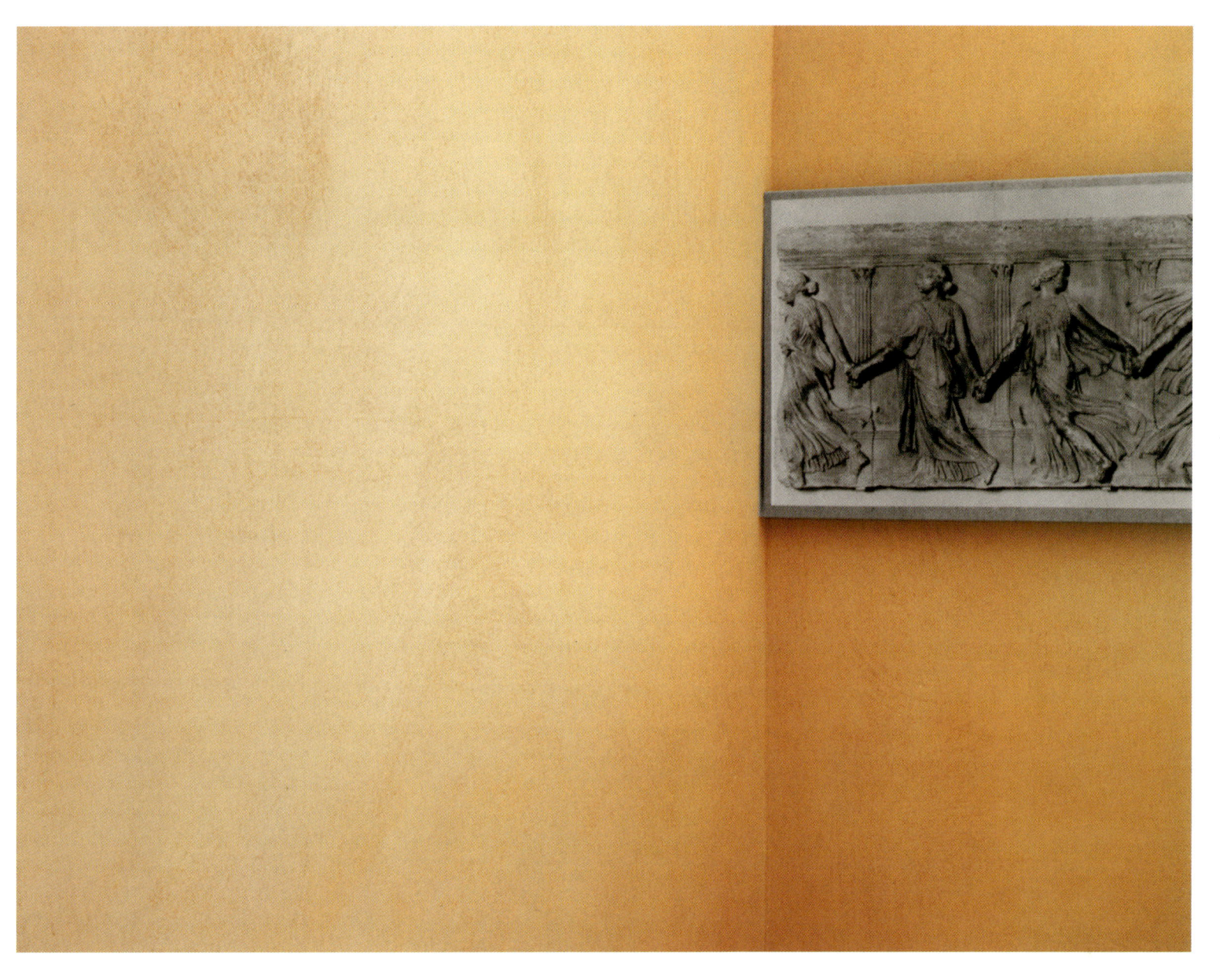

norieren kann (beispielsweise bei Schichtarbeit), die aber nicht selten mit gesundheitlichen Beeinträchtigungen einher geht. Was bedeutet das für die Farbgestaltung des Kinderraums? Wenn nach einem vorangegangenen Entrümpelungs-Verfahren die Zahl der Gegenstände im Zimmer überschaubar geworden ist, entstehen ungeahnte Freiräume, die dazu einladen, die kindliche Aufmerksamkeit zu fokussieren und zu bereichern:

– An einem sicheren Platz außerhalb des »Gefahrenbereichs« kann ein Strauss aus Blüten oder Zweigen platziert werden, wie sie die Natur zu jeder Jahreszeit kostenlos liefert (keine Zuchtprodukte!). Wöchentlich gewechselt hat das Kind so die Möglichkeit, den Wandel natürlicher Farben und Formen unbewusst mitzuerleben. Vorausgesetzt, der Wechsel vollzieht sich »wie von selbst« – ohne mit dem Kind thematisiert zu werden.

– Jedes Jahr wird in der Woche »zwischen den Jahren« ein Kalender gemalt, was sich im Lauf der Zeit zu einem lieb gewordenen Familienbrauch entwickeln kann: Jeder Monat bekommt ein Bild, das die ganze Fülle der Farbnuancen, wie sie die Natur zum jeweiligen Monat bietet, widerspiegeln darf (Wasserfarben!). Zu einem schönen Nebeneffekt können ausserdem die Gespräche über die verschiedenen Monatsqualitäten werden. Auf diese Weise können die Kinder ganz von selber die dahinter stehende ganzheitliche Ordnung erkennen, was ihnen zusätzliches Vertrauen verleiht. So ist der Januar nicht bloss ein langweiliger, feuchtkalter Zustand, sondern Teil eines übergeordneten sinnvollen Ganzen.

– Die meisten im Handel befindlichen Textilien sind leider mit Figuren und kontrastreichen Formen so überladen, dass damit schon die Schlafstelle überfrachtet ist. Zu empfehlen sind pastellfarbige Bezüge, möglichst einfarbig, die durch verschiedenfarbige Knuddelkissen akzentuiert werden.

Ein Farbton in harmonischen Abstufungen sorgt für eine angenehme Atmosphäre. Naturmaterialien sind dazu eine wertvolle Ergänzung. Eine allzu subtile Harmonie ist jedoch zu vermeiden. Fehl am Platz sind allerdings auch Knallfarben mit harten Kontrasten.

– Wenn verschiedene Garnituren im immer gleichen Rhythmus wechseln, kann auch an dieser Stelle ein klein wenig Ruhe, Rhythmus und Vertrautheit einziehen.

3. Funktionalität: Schönheit und Rhythmus, wie oben beschrieben, haben keine Chance, wenn die Kinder nach dem Spielen ohne Hilfe Erwachsener wieder im Chaos versinken. Das leidige Thema Aufräumen wird oft durch die Gegebenheiten unnötig erschwert. Offene Regale, in denen Bücher und Spielzeug zwangsläufig durcheinander purzeln, bieten keinen Anreiz zum Aufräumen. Entsprechend chaotisch entwickelt sich auch das Raumempfinden bei den Kindern. Abhilfe schaffen leichte Holzkisten – in Regale oder unters Bett geschoben. Zusammen mit den Kinder unterschiedlich farbig lasiert, geben sie gleichzeitig eine Ordnungshilfe: beispielsweise rot für Bauklötze, gelb für Autos, blau für die Malutensilien. Im Handumdrehen lassen sich alle Dinge leicht zuordnen und verstauen. Danach ist nicht nur alles an seinem Platz: Die farbenfrohe Gestaltung der einzelnen Kästen und die durchschimmernde Holzmaserung ergeben ausserdem einen angenehmen Hingucker.

4. Kreativität: Vor allem die heranwachsenden Kinder wollen ihr Umfeld zunehmend mitgestalten. Empfehlenswert: an einer Stelle des Raums wird eine wirklich grosse und stabile Pinwand moniert (mindestens Türblattgrösse), auf der alles erlaubt ist. Mangelt es an der nötigen Wandfläche, kann auch die Schiebetür des Schranks oder die Rückwand der Eingangstür mit einer abnehmbaren Platte ausgestattet werden. Auf dieser Fläche kann sich der Gestaltungsdrang der Kinder ausleben, ohne die gesamte Atmosphäre zu chaotisieren, weil die übrige Wandfläche als ruhiger Rahmen bestehen bleibt.

Als Summe der Erfahrung kann festgehalten werden: **Farben können fördern! Sowohl die Zerstreuung wie die Konzentration, die Ruhe wie die Aufgeregtheit, den Schlaf wie die Munterkeit.** Auch wenn es kein Patentrezept für alle Fälle geben kann, so muss man dennoch auf die Rahmenbedingungen achten. Ohne begründetes Gestaltungskonzept kann Raumgestaltung leicht zum Tummelplatz für modischen Firlefanz verkommen. Wichtig in jedem Fall: die Räume müssen eine erkennbare Struktur und klare Funktionen aufweisen. Die Gestaltungsmöglichkeiten sind nahezu unbegrenzt. Aber aus meiner persönlichen Erfahrung haben sich nur drei Farben für Kinderräume als unbekömmlich erwiesen: Schwarz, Türkis und Weiss. Jedoch auch hier, wie überall, bestätigen die Ausnahmen die Regel. Jedes Kind und jede Gruppe muss eigens für sich angesehen werden.

Anmerkung: Wer sich im oben beschriebenen Sinne bemüht hat, dem eigenen Kind eine liebevoll-förderliche Umgebung zu gestalten und vom pubertierenden Sprössling mit dem Wunsch nach einem schwarzen Zimmer (oder wenigstens einer Wand) konfrontiert wird – kein Grund zur Panik! Auch kein Grund gleich die eigene Pädagogik in Frage zu stellen! Meine Vorschlag: Zulassen und aus gebührender Distanz liebevoll begleiten. Auch dies ist in der Regel nur eine Episode.

Zusammenfassung

Kinder brauchen Räume für Bewegung, Wahrnehmung, Selbsterfahrung und Begegnung. Beobachtet man Kinder, wie sie sich durch ständiges Üben die Welt erobern, so fällt als erstes ihre Unermüdlichkeit ins Auge. Nicht nur beim Laufenlernen, auch der Erwerb von Sprache und Fingerfertigkeit wird mit erstaunlicher Beharrlichkeit betrieben. Aus all ihren Wahrnehmungen, Erfahrungen und Versuchen in Kombination mit ihren persönlichen Anlagen erschaffen sich die Kinder ein inneres Bild der äusseren Welt. Was immer sie durch ihre Sinnestore aufnehmen wird dauerhaft in dieses Bild eingewoben. Freudiges wie Schmerzhaftes, Hässlichagressives wie Ästhetisch-liebevolles.

Dieses innere Bild, dieses »Gerüst« ist es, in dem die heranwachsenden Menschen denken, fühlen und handeln und woraus sie ihr Selbst-Wert-Gefühl aufbauen und nähren. Da Kinder, je nach Jahreszeit, einen Grossteil ihrer Lebenszeit in Räumen verbringen, kommt der Raumgestaltung eine zentrale Bedeutung zu. Denn gerade die unmittelbare Umgebung bestimmt in hohem Masse die Ausbildung des sinnlichen Wahrnehmungsvermögens. Eine bewusste und verantwortungsvolle Material- und Farbgestaltung, die dem jeweiligen Entwicklungsstand der Kinder Rechnung trägt, kann dabei einen wertvollen Beitrag leisten.

Farbe für ein neues Gesundheitswesen

Susanne Wied

Gesundheit wird zum entscheidenden Wirtschaftsfaktor dieses Jahrzehnts – mit dieser These hat Leo Nefiodow den sechsten Kondratieff angekündigt. Schaut man schon heute in Zeitschriften und ins Internet, kann man sich vor gut gemeinten Aufforderungen und Ratschlägen zu einer gesunden Lebensführung samt der damit verbundenen Versprechungen für ein glückliches, entspanntes Leben kaum retten. Dass dabei überhaupt noch jemand krank werden könnte, bleibt ausgeklammert. Also halten wir unser Verdauungssystem mit linksdrehenden Joghurt-Kulturen fit, aktivieren unsere Muskeln mit Kraft steigernden Übungen, wir osten uns mit Feng Shui und rösten unsere zarte Haut im Sonnenstudio. Die vermeintliche Freiheit winkt uns heute nicht mehr mit amerikanischen Zigaretten, sondern mit den verschiedensten Rohkostsalaten. Dennoch lauern überall Gesundheitsrisiken – wie Raubtiere im Dschungel. Die vermeintlichen Bestien wechseln allerdings mit dem Stand der Erkenntnis: Vor einigen Jahren waren es noch ganz ordinäre Kalorien im Essen, heute sind es die bösen LDL-Cholesterine, die ihr hinterhältig schändliches Treiben gegen die guten HDL-Cholesterine richten. Sogar der eigene Körper betreibt an uns Verrat, weil wir peinlicherweise einen großen Teil der Eigenschaften, die uns gesund erhalten oder krank machen, genetisch mitbringen. Was verursacht, so müssen wir uns fragen, dieses relativ neue Phänomen der »Gesundheit um jeden Preis«, das wir in unserer westlichen Gesellschaft kultivieren?

Ein kurzer Blick in die Vergangenheit

Noch zu Beginn des vorletzten Jahrhunderts war es völlig normal, ständig krank zu sein und früh zu sterben. Ein hohes Alter war ein seltenes Geschenk Gottes und wurde nicht der persönlichen Gesunderhaltung oder der eigenen Verantwortung zugeschrieben, sondern einem gottesfürchtigen frommen und sittsamen Lebenswandel. Das schloss natürlich, ohne dass jemand danach im Einzelnen geforscht hätte, eine gemäßigte Lebensführung ein: ein bisschen rauchen, ein bisschen trinken, Samstag nachmittags Kinder zeugen, Fleisch einmal die Woche. Die Kinder- und Frauensterblichkeit im Wochenbett war hoch. Das Recht auf Gesundheit, das der Staat zu gewährleisten hat, war noch nicht erfunden. Der Wert eines individuellen Lebens war relativ, denn es stand ein Leben nach dem Tod in Aussicht. Philosophisch und theologisch bahnte sich zwar schon seit der Renaissance, der Reformation und der Aufklärung und ihren Umwälzungen der damaligen Weltbilder eine zunehmende Verweltlichung des Denkens an – mit der Folge, dass die Welt und der Verlauf des Lebens nicht mehr als Gott gegeben und schicksalhaft aufgefasst wurde – doch diese Gedankengänge beschäftigten nur wenige Literaten. Der Großteil der Bevölkerung, der mit dem humanistischen Ideal der Menschwerdung durch Bildung (und nicht mehr durch Gott) und dem antiken Motto »mens sana in corpora sana« (ein gesunder Geist in einem gesunden Körper) gar nicht in Berührung kam, lebte das Leben, in das man hineingeboren wurde. Was man zu tun und zu lassen hatte predigte der Pfarrer am Wochenende. Ärztliche Hilfe war nur bei ausreichenden Geldmitteln erschwinglich und noch nicht wissenschaftlich im heutigen Sinn ausgebildet. Eine professionelle Krankenpflege gab es nicht und wenn, dann durchgeführt von Männern und Frauen zweifelhaften Rufs. Die Idee einer allgemeinen Krankenversorgung ist eine Errungenschaft der Neuzeit und die Verminderung der Sterblichkeitsrate durch zurückgehende Infektionen gelang erst auf Grund der bahnbrechenden Erkenntnisse weniger Pioniere: in England Florence Nightingale und Edward Jenner, in Österreich Ignaz Semmelweiß und Rudolf Virchow in Deutschland. Nightingale, die berühmte Lady mit der Lampe, gilt in England noch heute als die Begründerin des öffentlichen Gesundheitswesens. Schon 1850 forderte sie intuitiv richtig, Tageslicht in die Krankenabteilungen zu lassen. Jenner erfand die Impfung und Semmelweiß führte die Handdesinfektion ein, was die Wöchnerinnensterblichkeit dramatisch senkte. Virchow stellte die Medizin konsequent auf naturwissenschaftliche Füße. Auf Grund seines starken politischen Engagements im ehemaligen Preußen, wo man Menschen eher als rechtloses Inventar des Staats betrachtete, das den Interessen des jeweiligen Königs zu dienen hatte, und weniger an ihrem individuellen gesundheitlichen Wohlergehen interessiert war, gilt er bei uns als Begründer der Sozialmedizin. Heute wissen wir, dass die Lebenserwartung breiter Bevölkerungsschichten weniger durch die individuelle Heilkunst der Ärzte, sondern viel-

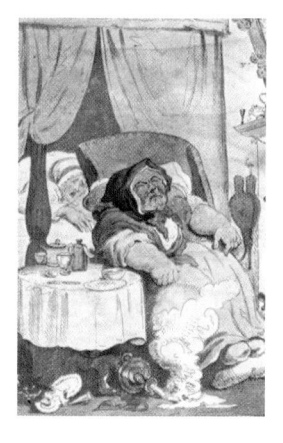

Noch zum Beginn des vorletzten Jahrhunderts gab es keine professionelle Krankenpflege. Es war völlig normal, ständig krank zu sein und früh zu sterben.

mehr durch die Verbesserung der hygienischen Verhältnisse, die Einführung von Impfungen, eine verbesserte Qualität des Wassers und der Ernährung gestiegen ist.

Gesundheit und Wissenschaft heute

Erst in den siebziger Jahren des zwanzigsten Jahrhunderts wurde von der Weltgesundheitsorganisation allgemeines menschliches Wohlbefinden als öffentliches Gut und als eigenständiger Wert proklamiert. Krankheit und Gesundheitserhaltung war somit nicht mehr individuelles Risiko, sondern staatliche oder gesellschaftliche Aufgabe. Beeindruckt von den sich entwickelnden Möglichkeiten der Industriegesellschaften gab man sich überzeugt, ein Mehr an Gesundheit für alle Menschen erreichen zu können. Auf diese Weise entstand die heute noch gültige Definition von Gesundheit, die nach Auffassung der WHO ein Zustand völligen körperlichen, geistigen, seelischen und sozialen Wohlbefindens ist. Aus heutiger Sicht muss man jedoch nüchtern feststellen, dass diese Zielsetzung einer sozialutopischen Haltung entspringt, denn logisch zu Ende gedacht könnte auf Grund dieser Aussage eigentlich niemand wirklich gesund sein. Dennoch: Durch diese Festlegung besteht für die Mitgliedsstaaten der UNO eine ständige, auch finanzielle Verpflichtung, die Gesundheit der Bevölkerungen zu schützen. In Verbindung mit den Kräften des Markts hat sich daraus eine Wohlfahrtsmentalität entwickelt, die für Pharmaindustrie, Medizingerätehersteller, Freiberufler und Arbeitnehmer im Gesundheitswesen attraktive Betätigungsfelder ergeben – denn alle Beteiligten haben ein natürliches Interesse, dass Menschen scheinbar krank und behandlungsbedürftig sind. Was früher Badern, Heilern und Leibärzten als Lebensunterhalt diente, ist mittlerweile in staatlich geförderte und wirtschaftlich durchorganisierte Abläufe übergegangen. Auch der Siegeszug der klassischen Naturwissenschaften ist im Gesundheitsbereich nicht zu bremsen. Wer als Erkrankter nicht zum schulmedizinisch ausgebildeten Arzt geht, gilt als abergläubisch – und wer zur Gemeinde der Wissenschaftler gehört, manövriert sich schon durch einen Besuch bei einem Heilpraktiker ins Abseits. An den staatlichen Universitäten wird die an den Gesundheitsmarkt brandende Wellness- und Esoterikwelle mit einer Mischung aus echtem Entsetzen, Neid und sogar einer Prise Spott betrachtet. Wenn heutzutage ein bundesdeutscher Hochschulmediziner mit alternativen (manchmal auch mit dem Begriff komplementär bezeichneten) und daher unkonventionellen Heilweisen arbeiten oder daran forschen will, kommt er in größte Legitimationsschwierigkeiten. Die enden zwar nicht mehr wie im Mittelalter auf dem Scheiterhaufen, werden aber mit einem Ausschluss aus dem regulären Wissenschaftsbetrieb, zumindest jedoch mit Verachtung und Ignoranz bedroht. Aus wirtschaftlichen Erwägungen sehen das die niedergelassenen Ärzte meist pragmatischer. Sie kommen den Wünschen ihrer Patienten nach, indem sie privat abrechnen. Die klassische Aussage, »Wer heilt, hat Recht« gilt nicht für die naturwissenschaftlich ausgerichtete Medizin, denn der individuelle Heilerfolg muss sich stets gegenüber statistischen Vergleichsgruppen behaupten. Analog zu diesem Denkmuster wird eine unerklärte und dennoch reale Heilung dem sogenannten Plazeboeffekt zugeschrieben. Es ist daher kein Zufall, dass in der Forschung eher auf technologische, beispielsweise genetische und pharmazeutische Innovationen gesetzt wird. Diese entsprechen dem vorherrschenden Weltbild und sind der Karriere förderlich. Im Verlauf einer langen Entwicklung hat sich unser heutiges, wissenschaftlich fundiertes Gesundheitswesen entwickelt. Und wie bei allen Wissenschaften und Religionen wird die Gültigkeit des einmal Formulierten eifersüchtig gehütet und vehement gegen jegliche Veränderungen oder Konkurrenz verteidigt. Vor diesem Hintergrund wird verständlich, dass Lichttherapieforschung bei uns in Deutschland allenfalls im klassischen Bereich der Physik anzutreffen ist. »Viel Lux ist gut gegen Depression«, diese quantitative Aussage ist von einem Standard-Naturwissenschaftler gedanklich leicht nachvollziehbar, sie ist reproduzierbar und außerdem bringt sie der Lampenindustrie Umsatz. Akupunktur mit farbigem Licht und andere Farblichttherapien, die ausdrücklich an der energetischen Befindlichkeit des Einzelnen ansetzen, hatten in diesem System bislang keine Chance auf breite wissenschaftliche Zustimmung. Dem einzelnen, vom Heilerfolg seiner Behandlung zu Recht überzeugten Farbtherapeuten mag das egal sein, doch die große Zahl von Patienten, die durch ihre Krankenversicherung auf standardisierte, statistisch nachweisbare Behandlungsmethoden eingeengt werden, bleiben so vom Erfolg hochwirksamer Verfahren ausgeklammert. Dabei wären wir gut beraten, östliche mit moderner westlicher Heilweisen zu verbinden. Die Erfahrung zeigt, dass überall dort, wo Therapeuten, Wissenschaftler und andere Fachleute den Blick über ihren Tellerrand wagen und Therapien sinnvoll vernetzen, Erfolg versprechende Ergebnisse zu erwarten sind. Dabei gibt es überhaupt keinen Grund, auf technischen Fortschritt zu verzichten, schon gar nicht, wenn man lichttherapeutisch arbeiten möchte, denn die Begründer traditioneller Behandlungsweisen mit farbigem Licht hatten ja nur solche Geräte mit der Technologie ihrer Zeit zur Verfügung.

In Wissenschaft und Gesellschaft befinden wir uns heute international gesehen in stürmischen Entwicklungsphasen, die nicht nur völlig chaotisch verlaufen, sondern in ihren Ergebnissen auch nicht abschätzbar sind. Alle Experten scheinen intuitiv zu spüren, dass wir vor neuen Entdeckungen stehen – nur die verfügbaren Methoden stehen mit den sich abzeichnenden Erkenntnissen noch nicht in Einklang. Leo Nefiodow hat also Recht wenn er sagt, dass im Hinblick auf die sich abzeichnenden Veränderungen vom heutigen Gesundheitswesen, das in starren bürokratischen Strukturen verhaftet ist, nicht viel zu erwarten ist. Wir stehen heute vor der widersprüchlichen Situation, dass wir jedem das Anrecht auf Gesundheit zubilligen, unsere Finanzströme tendenziell jedoch anders fließen lassen. Politisch wird zwar nach wie vor am kranken Gesundheitssystem gedoktert, doch die Entwicklung einer größeren Eigenverantwortung lässt sich nicht mehr aufhalten. Und so pilgern alle, die es sich leisten können, zum Life-Style-Fitness-Training, ins Wellnesscenter oder zur Zahnprophylaxe. Wenn der Verfall dann doch nicht mehr zu verbergen ist, nimmt man die Schönheitschirurgie in die Pflicht, für den gewünschten Aufschub zu sorgen. Das kurze Leben, an dessen Ende man – anders als früher – nicht mehr das ewige Leben sieht, versucht man so lange und so gut wie möglich intakt zu halten.

Gesundheit ist auch ein wirtschaftlich bedeutsamer Faktor geworden. Aus ihrem Blickwinkel sind Arbeitgeber natürlich an gesunden, also an arbeitsfähigen Mitarbeitern interessiert – und Selbstständige wie angestellte Führungskräfte sind bestrebt, ihre eigene Leistungsfähigkeit aufrecht zu erhalten. Das führt zu Situationen, bei denen man im medizinischen Sinn zwar chronisch krank sein kann (beispielsweise als Diabetiker oder als Mensch mit einer Brustkrebsdiagnose), aber in der Arbeitswelt aber gesund wirkt. Nur wer kein Geld und keine Bildung besitzt, hat in dieser Gesellschaft nachgewiesenermaßen weniger Chancen, als gesund zu gelten.

Gesundheit ist ein relativer Begriff

Gesund zu gelten oder gesund sein, wo liegt der Unterschied? Man muss sich klar darüber sein, dass es objektiv betrachtet die Gesundheit als solche nicht gibt. Es gibt Menschen, die sich todkrank fühlen, auch wenn medizinisch nichts nachgewiesen werden kann – und ebenso andere, die sich trotz eindeutiger Symptome, wie etwa bei einem Bandscheibenvorfall, als völlig gesund empfinden. Die Auffassung, was Gesundheit und was Krankheit ist, erfährt seit der Entdeckung der individuellen Psyche durch Sigmund Freud und der späteren Entwicklung zu einer eher verhaltensbasierten Gesundheitspsychologie einen stetigen Wandel. In der Geschichte zeigte sich, dass bestimmte Krankheiten oft nur zu bestimmten Zeiten auftraten. Die von Sigmund-Freud beobachtete Hysterie und auch die Neurose gibt es nach heutiger Sprachregelung nicht mehr, die Ursachen dieser Erkrankungen (sexuelle Verklemmung in den damaligen Gesellschaftsstrukturen) sind so nicht mehr gegeben. An ihre Stelle sind jedoch Infektionskrankheiten wie Aids getreten, die sich aus einer ungebremsten Verbreitung neuer sexueller Freizügigkeiten ableiten las-

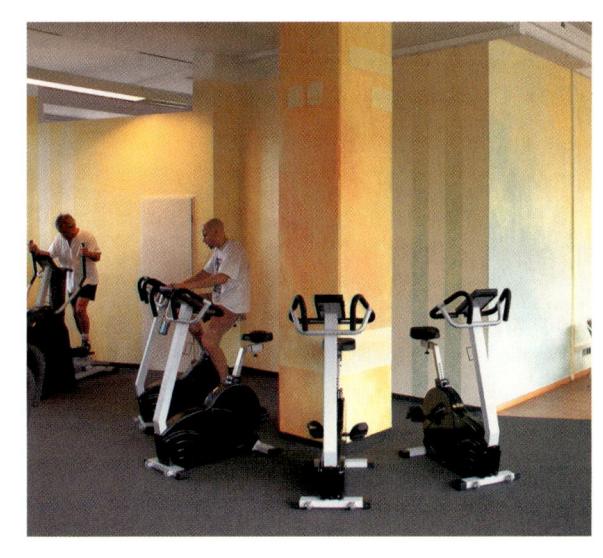

Die Entwicklung hin zu einer größeren Einzelverantwortung lässt sich nicht mehr aufhalten. Der Besuch eines Fitness-Centers gehört schon heute zum freiwilligen Programm.

sen. Auch Depressionen steigen dramatisch an, wobei sich verschiedene Schulen wissenschaftlich darüber streiten, ob man sie auf echten Lichtmangel oder auf genetische Defekte zurückführen muss. Andere Erkrankungen wie Diabetes gab es früher in dieser Form selten, da man Zucker so gut wie nicht verwendete und wenn doch, dann starb man an den Folgen frühzeitig. Während also der Fortschritt noch zu Virchows Zeiten bedeutete, dass mehr Menschen länger lebten, liegt die gegenwärtige Herausforderung weniger im reinen Überleben (wer lebt, ist quasi schon gesund), sondern im symptomfreien und damit schmerzfreien oder schmerzarmen Wohlbefinden.

Gesundheitsmodelle

Das so genannte Salutogenese-Modell des Gesundheitsforschers Anton Antonovskys von 1979 vertritt die Auffassung, dass das Lebenskontinuum durch permanente individuelle Prozesse geprägt ist, die zum Erhalt oder der Wiedererlangung von Gesundheit führen. Es sind nicht nur die bösen Keime, die uns von außen angreifen, es ist auch der Mensch selbst, der durch seine Konstitution und seine Lebensführung dazu beiträgt, entweder gesund zu bleiben oder krank zu werden. Dieser salutogenetische Ansatz untersucht daher vor allem die Ressourcen, welche die Gesundheit aufrechterhalten können. Ein 1970 von Martha Rogers entwickeltes Pflegemodell betrachtet den Menschen vor allem als Energiefeld, das in Resonanz mit der Umwelt steht. Dabei wird der Mensch weder als krank noch als gesund eingestuft, es wird vielmehr danach gefragt, ob er sich im Rahmen seines Lebenskontinuums wohl oder unwohl fühlt. Heilungsmaßnahmen sollen unter diesem Blickwinkel nicht daran gemessen werden, ob sie die Bazillen töten, den Herzinfarkt bekämpfen, die Krankheit ganz allgemein besiegen, sondern ob sie die Selbstheilungskräfte des Menschen stärken. In beiden Konzepten werden Tod und Sterben als Teil des Lebens akzeptiert. Nur beim klassischen Symptom-Bekämpfungsmodell der etablierten Medizin wird der Tod zu einer Niederlage. Das von der Weltgesundheitsorganisation propagierte Recht auf Gesundheit wird denn auch immer häufiger mit einem vermeintlichen Recht auf dauerhaftes Glück verwechselt – oder sogar als Menschenrecht aufgefasst. Das ist von keinem Gesellschafts- oder Gesundheitssystem leistbar, wie immer es auch gestaltet sein mag. Trotz aller unbestrittenen Vorteile hat das Ursache-Wirkungsmodell der etablierten Wissenschaftsmedizin den Menschen als Ganzheit aus den Augen verloren. Hier muss die Kritik am modernen Gesundheitssystem ansetzen und hier wollen auch alle farbtherapeutischen Methoden anknüpfen, von denen in diesem Buch die Rede ist.

Ganzheitlichkeit – Sehnsucht nach Vollständigkeit

Ganzheitlichkeit als Begriff an sich drückt schon den Mangel aus – denn wer von Ganzheitlichkeit spricht, hat die Ganzheit entweder bereits verloren oder nie gefunden. Ordnet man die unterschiedlichen theoretischen Auffassungen und Schwerpunktsetzungen über Ganzheit als solche, die Ganzheitlichkeit als Prozess hin zur Ganzheit oder bezogen auf die Eigenschaften der Teile eines Ganzen, kann man Strömungen feststellen, die sich erheblich voneinander unterscheiden.

Bei einem reduzierten Ganzheitsbegriff steht das Ganze lediglich als die Summe aller Teile – und ausdrücklich nichts darüber hinaus. Die klassische, linear gedachte Vorstellung von Ganzheitlichkeit als der Summe aller Faktoren bedeutet konsequenterweise, dass man den Menschen in seinem Zustand von Gesundheit oder Krankheit beispielsweise nur als so genanntes Humankapital begreift – und damit als reinen Kostenfaktor. Der Mensch wird somit auf seinen Zweck und seine Funktion im Gesundheitssystem reduziert, wobei man die Komplexität von Systemen nicht beachtet: Was auf der einen Seite eingespart wird, kostet an anderer Stelle umso mehr. Bei den Kunden treten dann Widersprüche und echte Unzufriedenheit auf, wenn etwa eine Krankenversicherung (gleich, ob privat oder gesetzlich) aus Marketingerwägungen mit dem Begriff der Ganzheitlichkeit wirbt, gleichzeitig aber aus Kostengründen alternative Heilleistungen reduziert.

Ein 1970 von Martha Rogers entwickeltes anderes Pflegemodell betrachtet den Menschen vor allem als Energiefeld, das in Resonanz mit der Umwelt steht. Dabei wird der Mensch weder als krank noch als gesund eingestuft, es wird vielmehr danach gefragt, ob er sich im Rahmen seines Lebenskontinuums wohl oder unwohl fühlt.

Hier wäre es ehrlicher, Ganzheitlichkeit nicht zu versprechen, wenn sie vom System nicht geboten werden kann. Eine weitere Strömung betrachtet das Ganze als Übersummation oder anders formuliert, als Einheit mit emergenten Eigenschaften (das heißt: das Ganze ist mehr und in seinen Eigenschaften anders als die Teile). In der Medizin wurde dafür auch die Vorstellung geprägt, dass der Mensch als biopsychosoziale Einheit erkannt werden kann. Diese von Thore von Uexküll oder Jens Niehoff vorgetragene Überzeugung meint, dass eine aus wissenschaftlichen Gründen vorgenommene Reduktion des Menschen auf rein biologische, psychische oder soziale Faktoren nicht in der Lage ist, das Individuum in seiner Ganzheit wirklich zu erfassen. In der Medizin versucht man seither, die Folgen der von Renée Descartes begründeten Philosophie, die den Körper von der Seele trennte, zu überwinden und Psyche und Soma wieder zur Psychosomatik zusammenzuführen.

Eine weitere Auffassung von Ganzheitlichkeit im Sinn z. B. Ken Wilbers versucht eine zweipolig-wechselseitige und synergetische Ausprägung von Ganzheitlichkeit zu formulieren. Das Ganze entsteht durch das Wechselspiel von Gegensätzlichkeiten, die auf den einfachen Regulationsebenen des Organismus durch den Ausgleich gegensätzlicher Situationen einen Idealzustand bewirken, der schließlich zum Ausbalancieren von dynamisch-stabilen Zuständen führt. Auf höheren Entwicklungsebenen, beispielsweise von Organismen, Menschen oder Gesellschaften, werden die Gegensätzlichkeiten integriert, so dass eine neue Entwicklungsstufe und damit eine weitere Differenzierung erreicht werden kann. In so verstandenen Prozessen kommt es zu stufenweisen Differenzierungen von Systemen – vom einzelligen Lebewesen zu Vielzellern, sowohl im Mikrokosmos als auch im Makrokosmos. Diese Auffassung von Ganzheitlichkeit dient der grundsätzlich wenig anschaulichen Darstellung von Strukturen in Systemen, beispielsweise dem biologischen Modell der Entwicklung oder in einem anderen Bereich der so genannten lernenden Organisation. Gemäß dieser Definition kann Ganzheitlichkeit dem Streben nach Vervollkommnung entsprechen – oder nach immer weiterer Ausdifferenzierung, die letztlich auch zum Zerfall z.B. eines biologischen Systems führen kann.

Bei der entdifferenzierenden Ganzheitlichkeit nach Martha Rogers und anderen liegt der Schwerpunkt der Betrachtung nicht auf den Strukturen sondern auf dem Ganzen.

Der Mensch bildet eine untrennbare Einheit, die trotz Kenntnis über zahlreiche Einzelaspekte nicht erklärbar ist und die in ihrer Entwicklung und Reaktion nicht vorhersagbar wird, also auch nicht in Form medizinischer Diagnosen.

Der Mensch bildet eine untrennbare Einheit, die trotz Kenntnis über zahlreiche Einzelaspekte nicht erklärbar ist und die in ihrer Entwicklung und Reaktionen nicht vorhersagbar wird, also auch nicht in Form medizinischer Diagnosen. Zum Begriff entdifferenzierender Ganzheitlichkeit gehören auch spirituelle Erfahrungen wie sie bei Meditation und mystischen Erleuchtungen auftreten. Gerade Farb- und Lichttherapeuten, denen die spirituelle Entwicklung und Verarbeitungsfähigkeit ihrer Klienten und Schüler besonders am Herzen liegt, tragen hier eine besondere Verantwortung. Denn die mit der Farblichttherapie verabreichten Information beeinflussen den Einzelnen ganz erheblich in den höheren Ebenen der vorhandenen holographischen Strukturen, lösen sie zeitweilig auf (Entdifferenzierung) und führen zur Neuordnung. Das kann bei den Behandelten zu Irritationen und Ängsten führen, die zwar normal sind – wie alle Entwicklungsschritte im Leben, die aber dennoch sachkundig begleitet werden müssen. Bei Patienten, die schon früher unter Psychosen oder extremen Angstzuständen und entsprechend unter Orientierungsverlusten litten, sollten diese Therapien nur von erfahrenen Therapeuten angewandt werden. Was für den einen die alles erkennende Befreiung und Erleuchtung sein mag, kann für einen anderen der angstvolle Absturz ins Ungewisse und Bodenlose bedeuten. Ganzheitlichkeit in der Therapie bedeutet nicht gleichzeitig Strukturlosigkeit des Behandlungskonzepts!

Neue farbige Wege zur Gesundheit

Geht man pragmatisch davon aus, dass wir alle als potenzielle Therapiekunden nur ein bisschen ganz gesund sein können und als Therapeuten und Gestalter (welcher Fachrichtung auch immer) nur ein bisschen ganz recht haben, können wir frei mit dem Farbforscher Hans Peter Maier sagen, dass ein Mensch, der seine Mitte hat, weder eine spezielle Farbe noch eine besondere Medizin braucht, um sich mit sei-

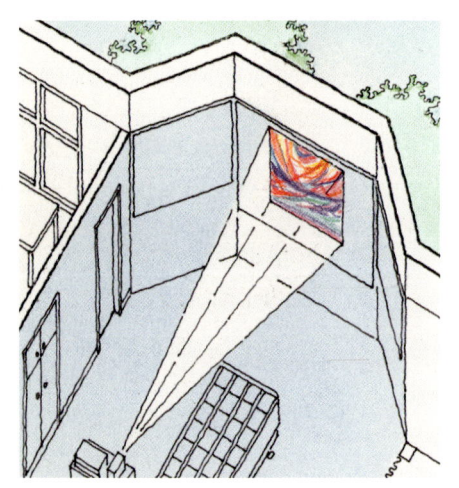

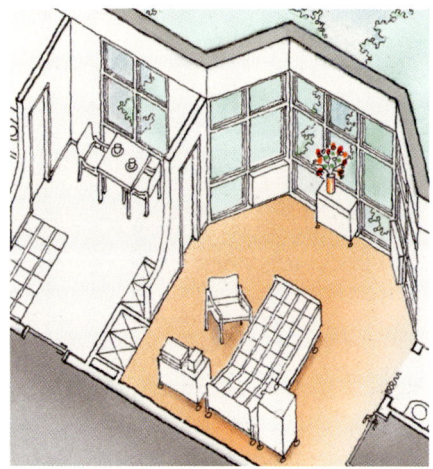

Auch Räume für Sterbende brauchen Licht und Farbe. Zimmer in oberen Stockwerken mit einem weiten Blick auf den Himmel und Bäume wären ideal. Farben nach eigener Wahl des Sterbenden auf die Wände projizieren zu können, belässt den Menschen ihre subjektive Wahlmöglichkeit, in welchen Farben sie ihre Reise antreten wollen.

ner Umwelt in Balance zu halten. Hans Peter Maier hat das weise erkannt und andere werden es weiter tragen. Zum Leben gehören jedoch auch die Brüche: das nicht im Gleichgewicht sein. Hier können wir mit Farben und Licht auf den unterschiedlichsten Ebenen wunderbar die Gesundung und Gesundheit unterstützen, das Kranksein aushalten und ertragen helfen und die letzte Transformation, das Sterben, erleichtern. Und hierzu kann jeder, der sich in seinem beruflichen Feld mit Farben beschäftigt, beitragen. Mit Farbe und Licht und der begleitenden Forschung können wir die zergliedernden Anschauungen vom Menschen überwinden und in wirklich ganzheitliche Denk- und Lösungsebenen vordringen. Das unsägliche gegenseitige Zuschieben von psychischen oder körperlichen Ursachen ist in diesem Therapiekonzept schlicht überflüssig, denn auf einer psychischen oder somatischen Ebene wird lediglich die Ausformung des Menschen als Ganzes erkennbar. Wer als Patient schon das verbale Somatisieren (die Ursachen werden körperlich interpretiert) oder – je nach Denkmuster – auch Psychologisieren (die Ursachen werden der Psyche zugeordnet) über sich hat ergehen lassen müssen, kann diese Entwicklung nur begrüßen. Es gibt kein Krank-Gesund-Sein ohne emotional-psychische Beteiligung und kein emotionales Erleben ohne körperliche Begleiterscheinungen. Das Wissen um Farben ist in uns existenziell angelegt: »Es werde Licht« kann heute beschrieben werden mit: »Es werde Leben«. Diese Grundform der Lebendigkeit lässt sich auch im Angesicht des nahen Todes erfahren, wenn die Bedingungen dafür geschaffen werden. Hier sind jedoch Verwandte, Freunde und das Pflegepersonal gefordert, denn der Sterbende hat nicht mehr die Kraft, diese Bedingungen selbst herzustellen. An diesem Punkt sind die Grenzen von persönlicher Autonomie erreicht. Als Gesellschaft insgesamt und auch als Teil davon müssen wir wieder lernen, Abhängigkeit und ethische Verantwortung als Gegenpole von Freiheit und Autonomie zu akzeptieren.

Farbe und ihre Anwendungsebenen

Wir können davon ausgehen, dass Pigmentfarben und farbiges Licht verschiedene Wirkungsphänomene darstellen. Der Einfachheit halber möchte ich jedoch bei dem Begriff Farbe für beide Bereiche bleiben. Außerdem setze ich die Bezeichnungen in den Kontext von Gesundheit und den damit verbundenen Anwendungen. Mein Modell beansprucht keine Allgemeingültigkeit, es soll vielmehr als Anregung dienen, wie man Farbe in die persönliche Gesundheitsvorsorge, in berufliche Tätigkeiten oder wissenschaftliche Fragestellungen sinnvoll einbinden kann. Von daher ist dieses Modell von vorneherein begrenzt. Diese Zurückhaltung ist wichtig, denn welcher handwerkliche Maler wäre beispielsweise in der Lage, die Wirkung von Farbe theoretisch in allen Details zu durchdringen. Aber auch umgekehrt wird man sich als Farbtherapeut nicht über alle technischen Besonderheiten seiner Praxisgeräte informieren, sondern sich darauf verlassen, dass die Apparate vereinbarungsgemäß funktionieren.
Im Folgenden werden drei Aspekte von Farbe unterschieden: die Pigmentfarben, die Lichtfarben und die Energiefarben. Diese Einteilung hat pragmatische Gründe, denn einerseits sind zahlreiche Farbphänomene nicht in allen Aspekten wissenschaftlich geklärt, andererseits wird das Verständnis von Farbe durch unterschiedliche individuelle Sichtweisen beeinflusst. Vor allem der Energiebegriff ist in diesem Zusammenhang nicht ganz unproblematisch. Zum einen ist er physikalisch bestimmt, zum anderen wird er in der Philosophie synonym auch als Ether in Anspruch genommen. Es kann gut sein, dass sich diese Bedeutungsfelder in naher Zukunft mit dem Begriff Information deckungsgleich beschreiben lassen. So lange das noch nicht geschehen ist, benenne ich mit dem Begriff Energie alle Farbphänomene, die sich heute mit gängigen wissenschaftlichen Methoden nicht vollständig erklären lassen, obwohl sich deren Wirksamkeit, teilweise sogar durch jahrhundertelange Erfahrung, längst erwiesen hat. Ein zweites Ordnungskriterium ergibt sich aus der unterschiedlichen Wirktiefe. Für unsere Zwecke schlage

ich vor, hierarchisch zwischen der alltäglichen Gestaltungsebene, der therapeutischen, der künstlerisch-spirituellen sowie der die Lebendigkeit konstituierenden Ebene zu unterscheiden. Notfalls können wir ohne gute farbige Raumgestaltung auskommen, ohne sofort tot umzufallen – Millionen von Menschen, eingepfercht in grauenvollen Räumen, treten dafür täglich den Beweis an, indem sie auch achtzig Jahre und älter werden. Als Spezies sind wir allerdings auf das Licht der Sonne angewiesen und können auf diese Lebensgrundlage allenfalls für kurze Zeit verzichten. Die beiden therapeutischen und künstlerischen Zwischenebenen setzen bei Daseinsbedingungen an, die sich im nahtlosen Übergang zwischen Gesund- und Kranksein und den Reifungsprozessen des Menschen bewegen. Natürlich gibt es Übergänge zwischen allen Ebenen.

Pigmentfarben (Gestaltungsebene)

Dieser Bereich betrifft in erster Linie Maler, Designer, Architekten und natürlich alle Farbenhersteller, die motiviert werden sollten, gesundheitsfördernde Umwelten zu gestalten. Dafür brauchen wir keine völlig neuen Farbrezepte, mit ihren Farblehren liegen unsere alten Meister wie Goethe und Itten im Prinzip völlig richtig. Auch die Anwendung von Farbtests oder die Weiterentwicklung dieser Farblehren macht Sinn. Ihre streng wissenschaftliche Gültigkeit geht aus Gründen, die wir hier nicht vertiefen müssen, gegen Null, aber deren momentane Gültigkeit sind für eine Person oder ein Ambiente in Kombination mit einem erfahrenen Gestalter äußerst wertvoll. Auch die Farb- und Stilberatung gehört hierzu. Je differenzierter die Ausbildung des Farbberaters, umso weit reichender die positive Wirkung für den Klienten. Einem Kollegen auf der Murnauer Tagung ist die sprachliche Differenzierung zwischen dem Anstreicher und dem gestaltenden Maler zu verdanken. Wenn gesundheitliche Aspekte in die berufliche Anwendung einbezogen werden sollen, ist neben einer Grundkreativität die Bereitschaft zur Fortbildung und die Übernahme von Verantwortung nötig – sonst kommen Plattheiten wie »Gelb macht fröhlich« zum Vorschein und »schwups ist der Hausflur blassgrellzitronengelb gestrichen und sieht nach drei Wochen und fünf Umzügen aus wie der Vorhof zum Nierenversagen«.

Pigmentfarben (Therapieebene)

Bei Erkrankungen können sich Therapeuten mit Qualifikationen in zweierlei Richtung betätigen: als Kunsttherapeuten und in der Schweiz ausgebildeten Farbtherapeuten, sowie Heilpraktiker und Ärzte. Sie bringen ihr Wissen ein, um Patienten mit den richtigen Farben zu unterstützen. Hier ist aber eine schulmedizinische oder komplementäre Grundausbildung unerlässlich, vor allem was die sachkundige Beurteilung der Grenzen einer Therapie betrifft. Im Extremfall gehört ein Mensch in Notfallbehandlung. Der Behandelnde muss auf Grund seiner Erfahrung und seines Fachgebiets ermessen, wo die Grenzen liegen. Ein bunter Schal ist bei einer klinisch manifesten Depression einfach nicht ausreichend, auch wenn er zur Stimmungserheiterung bei einem demenziell verwirrten Menschen besonders wertvoll ist.

Auf der künstlerischen und spirituellen Ebene spielen Pigmente eine herausragende Rolle. Jeder Fachkundige kennt das lebenslange Ringen um die jeweils richtigen Farben – und zwar ganz gleich, ob sie jemand herstellt oder verwendet. Erst wenn sie schließlich gefunden, gemischt oder erfahren wurden, weiß man, dass diese Farben die richtigen waren. In der Anwendungspraxis ist Intuition

Je differenzierter die Ausbildung des Farbberaters, umso weit reichender die positive Wirkung für den Klienten.

nach wie vor vorrangig. Kunst wird durch den wissenschaftlichen Zugang entzaubert und schlimmstenfalls ihrer Wirkung völlig beraubt. Kunst, hier die Malerei und die künstlerische Gestaltung mittels Pigmenten, kann sich einem Menschen immer nur ganz persönlich erschließen. Nur wenigen Werken ist eine solche Tiefe gegeben, dass gleichsam jeder innerlich ergriffen und daran seelisch gesunden könnte. Aber auch die Malerei von Laien fördert durch ihre ausgleichende Wirkung das subjektive Gefühl von Gesundheit. Hier ist es ebenfalls wichtig, qualitativ hochwertige Farben einzusetzen, weil schlechte Farben auch zu schlechten Ergebnissen führen und das Gefühl von Unzulänglichkeit, an dem so viele Menschen leiden, weiter verstärken kann. Das Prinzip der Resonanz findet inzwischen auch in der Herstellung von Künstlerfarben Eingang und dieser Trend wird in den nächsten Jahren sicher noch verfeinert. Das tut allen Menschen gut, die mit diesen Farben arbeiten können. Außerdem hat schon der Umgang mit diesen Materialien eine gesundheitlich positive Wirkung.

Pigmentfarben (biologische Ebene)

Natürliche Pigmente in Nahrungsmitteln haben eine gesundheitserhaltende, anti-kanzerogene und Immunsystem-stimulierende Wirkung. Beispielsweise die Bedeutung von sekundären Pflanzenstoffen wie der Carotinoide (der Farbstoff in Karotten, Tomaten oder Paprika) oder von Chlorophyll, das etwa in Broccoli oder Grasgerstensaft vorkommt, erhärtet sich auch wissenschaftlich immer mehr. Beim Thema Farben im Essen sind Ernährungsfachleute gefragt, die die gute alte Volksweisheit bestätigen können, dass Obst und Gemüse gesund sind. Dabei werden die Testmöglichkeiten der Biophotonik in den nächsten Jahren mit Sicherheit ein breiteres Anwendungsspektrum erfahren. Mit Nahrungsergänzungsmitteln, die die Pigmente der Obst- und Gemüsesorten sorgfältig erhalten, können wir mit den enthaltenen Antioxidantien eine Menge für unsere Gesundheit tun, beispielsweise der Krebsentstehung vorbeugen. Eine Großzahl der Präparate ist allerdings kritisch zu betrachten. Achten Sie daher auf die Herstellungsweise und Referenzen bei den Produkten. Auch das Problembewusstsein, welche gesundheitlich verheerenden Folgen (Dicksein ist das geringste Problem daran) unsere falsche Ernährung gegenwärtig hat, wächst angesichts des Kostendrucks im Gesundheitswesen rasch an.

Lichtfarben (Gestaltungsebene)

Wer sich heute in Katalogen und Wellnesszentren, im Internet oder in Einrichtungshäusern umschaut, kann eine steigende Flut von Farblichtlampen finden. Ich sehe in dieser Tatsache schon einen Beleg für die These, dass unser Jahrhundert eine Zeit des Lichts werden wird. Diese Farblichtlampen erfreuen das Herz jedes Liebhabers, deshalb werden sie auch als gesundheitsfördernd beworben, da sie das innere Gleichgewicht ausbalancieren.

Wir sollten aber einen Effekt nicht unterschätzen, den wir schon von der einfachen Straßenbeleuchtung kennen: die Lichtverschmutzung. All diese Beleuchtungsmöglichkeiten mit Farbe sind ja nicht automatisch gesundheitsfördernd, denn man kann auch des Guten zu viel tun. Wenn man bedenkt, dass Karl Rybergs Monochrom-Dom oder auch der Strahler von Harald Brost nur eine begrenzte Zeit angewandt werden sollte, ist schnell klar, dass darüber die Kunden besser aufgeklärt werden sollten. Sonst kippt die Faszination ins Gegenteil. Ein kleiner Ausflug in die Computertechnik kann das verdeutlichen. Die inzwischen beliebte Bluetooth-Technik zum Datentransfer per Funk führt bei vielen Kunden zu Überempfindlichkeitserscheinungen. Dazu gibt es natürlich noch keine Zahlen, dafür ist das Verfahren noch zu neu. Wenn man aber bedenkt, wie stark der Impuls ist und wie leicht dabei Meridianpunkte getroffen werden können und sicher auch werden, sollte sich zumindest jeder, der dieser Technik ausgesetzt ist, so weit als möglich schützen – in dem er beispielsweise nachts nicht mit eingeschaltetem Sender auf dem Nachtschrank schläft. Natürlich kann man auch gleich den ganzen Handybetrieb ablehnen und Abschirmungen aufbauen. Wir sollten uns dann jedoch darüber im Klaren sein, dass wir ununterbrochen von Strahlung durchdrungen werden. Lebende Organismen sind Energiefelder in Form offener Systeme und daher in ständiger Wechselwirkung mit der Umgebung. Dem entgehen wir auch nicht durch das Abschalten jeglicher Technik.

Ein anderes, gegenwärtig noch trauriges Kapitel ist die übliche Beleuchtung in Wohnräumen und am Arbeitsplatz. Hier sind wirklich alle, die mit Lichttechnik arbeiten, gefordert, mit ganzer Überzeugung für die Einführung physiologisch verträglicher und bezahlbarer Beleuchtungsverhältnisse einzutreten. Auf diesem Gebiet herrscht zwar mittlerweile ein erweiterter Kenntnisstand, aber noch lange keine breite Umsetzung. Wenn wir bedenken, wie teuer unser Gesundheitssystem Erkrankungen bezahlt, rechnen sich diese Investitionen über kurz oder lang.

> **Ein anderes, gegenwärtig noch trauriges Kapitel ist die übliche Beleuchtung in Wohnräumen und am Arbeitsplatz. Hier sind wirklich alle, die mit Lichttechnik arbeiten, gefordert, mit ganzer Überzeugung für die Einführung physiologisch verträglicher und bezahlbarer Beleuchtungsverhältnisse einzutreten.**

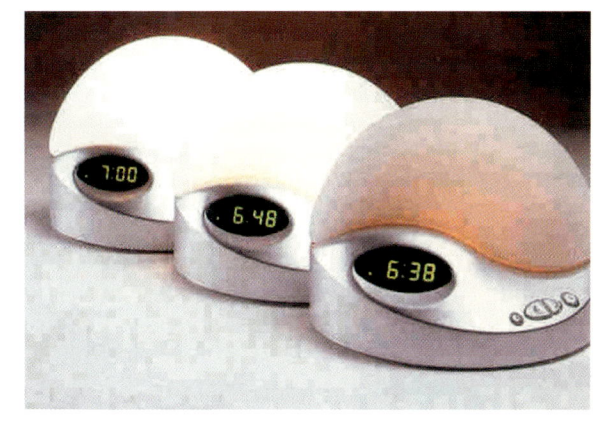

Eine englische Kollegin machte kürzlich einmal im Kreis von Farbexperten eine kleine Umfrage über die Qualität des Lichts. Das Ergebnis: Auch diese Farbexperten sitzen – wie jeder Normalsterbliche auch – bei unangenehmem Raumlicht und selbstverständlich den ganzen Tag vor irgendwelchen Röhren-Monitoren. Als richtige Experten könnten wir unsere Umgebung problemlos optimieren. Und nebenbei auch noch für das natürliche Tageslicht plädieren und selbst so oft als möglich vor die Tür gehen oder mal wieder Sonnenlicht ins Arbeitszimmer scheinen lassen. Das mag den Spaziergängern unter Ihnen als überflüssiger Rat erscheinen, doch der gemeine Großstädter und Büroarbeiter, der seinen Sport womöglich noch im Club oder daheim auf dem Laufband absolviert, kommt manchmal so gut wie gar nicht mehr bei Tageslicht vor die Tür.

Lichtfarben (Therapieebene)

Hier hat sich auch im klassisch-wissenschaftlichen Bereich schon einiges getan. Die Lichttherapie mit hohen Luxwerten ist anerkannt und ihre Wirksamkeit bei Winterdepression gut belegt. Über das Internet finden die Lampen auch außerhalb der Kliniken zusehends Verbreitung. Eine attraktive Kombination von Design und Therapie ist die so genannte Body-Clock. Ihr Ansatz liegt darin, mit den ersten Sonnenstrahlen sanft wach zu werden, was einen guten Start in den Tag verspricht.

Therapeutisch wirklich interessant ist die Lichttherapie von Alexander Wunsch und die Lichtakupunktur von Peter Mandel. Letztere setzt hauptsächlich auf die Meridiane und ergänzend auf weitere Körperstellen, von wo aus Lichtinformationen ins holographische System der Menschen gesetzt werden. Mit Lichttherapien dieser Art kann von einer reinen Symptombehandlung bis zu transformativen Veränderungen auf der Seele-Geist-Ebene gearbeitet werden. Diese Methoden sind hochwirksam, daher gehören sie in die Hände geschulter Therapeuten. Auch sollte man sich wieder einmal bewusst machen: Auch eine Lichttherapie führt nicht zur Wunderheilung. Gesundheit wird hier nur verstanden als das in Einklang mit sich und der Welt sein – das kann sich auch im Sterbeprozess vollziehen. Eine Farbakupunktur kann diesen Weg immens erleichtern. Daher ist es so wünschenswert, dass diese Behandlungsformen durch qualifizierte Therapeuten angeboten werden und dass sie eine weite Verbreitung finden. Einen vorbildlichen Weg geht Venta in Stuttgart, ein Zentrum für interaktive Medizin. Hier findet man eine Verbindung von modernsten naturwissenschaftlichen Erkenntnisse mit den überlieferten Gewissheiten einer Jahrtausende alten Weisheit. Zentren dieser Art, die vorbehaltlos, aber nicht wahllos ihre Therapieformen wählen, werden die medizinische Betreuung in Zukunft prägen. Die finanzielle Verantwortung dafür liegt jedoch beim Einzelnen. Und wenn er schon für diese Leistungen aus der eigenen Tasche zahlen muss, wird auch sein Anspruch an Zuwendung und Qualität in Medizin und Pflege steigen. Ein breiteres Angebot wird sich allerdings erst dann entwickeln, wenn dieses alternative Gesundheitswesen seine Effizienz nachweisen kann. Doch darauf dürfen wir noch lange warten. Das Argument, die komplementären Therapien seien im Endeffekt preisgünstiger, zählt im starren Gesundheitssystem mit abgesteckten Claims nicht. Bis dahin wird man sich in Wellnesszentren selbst behelfen müssen, auch wenn diese Angebote nur ein geringes therapeutisches Potenzial besitzen. Tiefgehende Behandlungen kann man nicht eben zwischen Büro und Kino absolvieren. Wer schwer erkrankt ist sollte sich also sorgfältig nach einem guten Therapeuten umsehen und die Behandlungskosten nicht scheuen.

Lichtfarben (Kunst und Spiritualität)

Lichtinstallationen, von der hektischen Laser-Show bis hin zu mystisch anmutenden Lichterscheinungen, die sich manchmal ganz unauffällig in kleinen Ausstellungen mit noch unbekannten Künstlern ergeben, sind im letzten Jahrzehnt zu absoluten Rennern geworden. Ich vermute, dass hier geistige Ebenen angesprochen werden, wie dies auch bei der Lichttherapie geschieht. In der Vergangenheit waren die Kirchenbaumeister und Glasmaler die Fachleute, die solche Effekte mit von Sonnenlicht durchflutetem gefärbten Glas meisterhaft beherrschten. Noch heute hat man in farbig beleuchteten Sakralräumen den Eindruck, an einem heiligen

Eine attraktive Kombination von Design und Therapie ist die so genannte Body-Clock. Ihr Ansatz liegt darin, mit den ersten Sonnenstrahlen sanft wach zu werden, was einen guten Start in den Tag verspricht.

Ermuntern Sie ihre Kunden, die Farben zu finden, die zu ihnen passen, auch wenn damit Mut zu etwas Neuem verbunden ist.

und damit heilsamen Ort zu sein. Hier erreicht Kunst ihre höchste spirituelle Dimension. Auch wenn die Kirchen heute nicht mehr so gut besucht werden, die Künstler sollten sich der Farbwirkung auch beim Umgang mit Licht bewusst sein. Sie tun uns gut damit.

Lichtfarben (Lebendigkeit)

Als erster ist hier natürlich Fritz Albert Popp zu nennen und vor allem an seine grundlegende Erkenntnis zu erinnern, dass nur lebendige Organismen Biophotonen senden. Das entspricht der Aussage, die schon Johannes Itten tätigte, dass Sterben das Entweichen des Lichts aus unserem Körper ist. Nicht ohne Grund wird im Volksmund auch vom Erlöschen des Lebenslichts gesprochen. Falls allerdings in unserer fantasievollen Werbewelt demnächst irgendeine biologisch wertvolle, ewig verjüngende Hautcreme angeblich Biophotonen enthält, womit fest zu rechnen ist, würde man das eigentlich nur mit lebenden Organismen bewerkstelligen können. Herrn Popp haben wir auch zu verdanken, dass wir uns wieder mehr darauf besinnen, wie wichtig natürliches Sonnenlicht für unser Leben ist. Informationswege zwischen Zellen, Molekülen und Atomen können auf dieser Grundlage sorgfältig untersucht werden. Hier ist in der Auswertung der Experimente noch viel zu erwarten.

Energiefarben (Gestaltungsebene)

Diesem Bereich, der nicht mit dem klar definierten Energiebegriff in der Physik verwechselt werden sollte, rechnen wir alle Phänomene zu, die wissenschaftlich zwar ungeklärt sind, deren Wirkung in der Praxis jedoch nachweisbar ist. Zur Gestaltungsebene gehört hier an erster Stelle Feng Shui, das sich in den letzten Jahren großer Beliebtheit erfreut. Es kann auf keinen Fall schaden, einer neutral-weißen Raumgestaltung aus grauen Möbeln, fahlem Licht und verendet aussehenden Grünpflanzen eine farbig ausgewogene Raumatmosphäre entgegenzusetzen. Und wenn sich die spirituelle Sehnsucht des modernen Menschen mit Hilfe eines fernöstlichen Gestaltungskonzepts, dessen Grundlagen natürlich einer völlig anderen Weltsicht entspringen, Bahn bricht, kann man nur sagen: In Gottes Namen. Als aufmerksamer Beobachter wird man allerdings schon bedauern, wenn beispielsweise ein ländlich-traditionelles Ambiente mit grell leuchtenden Yin-Yang-Lampen kombiniert wird. Ob die Begründer von Feng Shui damit einverstanden wären, muss dahin gestellt bleiben. Macht aber nichts: in China liebt man auch den Kitsch. Als gute Farbberater mit oder ohne Feng Shui Hintergrund brauchen Sie den Menschen ja sowieso nichts aufzudrängen, schon gar nicht was ihnen fremd ist. Ermuntern Sie ihre Kunden, die Farben zu finden, die zu ihnen passen, auch wenn damit Mut zu etwas Neuem verbunden ist.

Energiefarben (Therapieebene)

Heilweisen, die auf Wissen über Chakren beruhen, kennen auch die Stufen, in denen sich Leben entwickelt. Damit korrespondieren bestimmte Farben, die sich auch in allen Diagnose- und Therapieformen wiederfinden. Man denke hier beispielsweise an die Farbmeridiantherapie, von Christel Heidemann, an Auro-Soma, farbige Fantasiereisen bei Autosuggestionsverfahren, Licht- und Farbbrillen oder Auravisionen. Hier finden wir auch die Farbtests, die dem erfahrenen Tester als Diagnoseinstrument dienen und die durch ihre Ergebnisse dem Klienten schon unmittelbar nach der Testung weiterhelfen können. Es ist hier ähnlich wie in der Kunst: Wissenschaft entzaubert. Zauber soll in diesem Zusammenhang nur so viel wie Geheimnis heißen. Unser Universum gibt diese Geheimnisse aber nur dann preis, wenn man sich selbst auf die Suche macht, einen Lehrer sucht und sich dem Leben in Gesundheit und Krankheit, in Gesundsein und Kranksein stellt. Auf dem Gebiet der Energietherapie braucht man nichts zu beweisen, das volle Wissen des Universums steht zur Verfügung. Es ist ein Geschenk, das sich nicht legitimieren muss. Wer Farben liebt und mit ihnen arbeitet, beschenkt damit sich selbst und andere. Man bleibt damit gesund – auch wenn man, wie alle anderen auch, einmal krank ist. Farbe ist Leben.

»Farbenräume – Vom klinischen Weiß zu pflegenden Farben« von Susanne Wied. Verlag Hans Huber, Bern 2001

»Pschyrembel Wörterbuch Pflege« von Susanne Wied und Angelika Warmbrunn (Bearbeiter). Verlag Gruyter, Berlin 2003

Autoren

Roland Aull interessierte sich schon seit seiner Malerlehre für die Frage, was Farbe ist und wie sie wirkt. Er studierte Farb-Design in Hildesheim und arbeitet heute freiberuflich als Gestalter, Dozent, Journalist und Berater.

Barbara Diethelm ist auf dem Gebiet der Farbenherstellung tätig. Sie hat Malerei und Geisteswissenschaften studiert und ist Inhaberin von Lascaux Colours & Restauro, einem Schweizer Pionierunternehmen im Bereich wässriger Acrylfarben. Ihr besonderes Farbinteresse gilt der Vermittlung zwischen der geistig-schöpferischen und der materiell-manifesten Ebene.

Daniel Duchert studierte Innenarchitektur in Heiligendamm und Erdbauarchitektur in Grenoble. Er beschäftigt sich seit Jahren intensiv mit natürlichem Lehm als Baumaterial und erforscht damit neue Möglichkeiten zur humanökologischen Architekturgestaltung.

Barbara Frerich praktiziert als Farbmeridian-Therapeutin. Sie ist Nachfolgerin von Christel Heidemann und leitet die Internationale Akademie für Meridian- und Farbtherapie Christel Heidemann, einer Fortbildungsstätte für Physiotherapeuten, Heilpraktiker und Ärzte.

Dr. Heinz Greuling promovierte als Quantenphysiker und arbeitet als Wissenschaftsjournalist hauptsächlich für öffentlich-rechtliche Sendeanstalten. In seinen preisgekrönten Fernsehsendungen vermittelt er faszinierende und spannende Einsichten in die moderne Naturwissenschaften und zeigt die sich daraus ergebenden Konsequenzen für die moderne Gesellschaft.

Lilly Kamm-Raubal leitet zusammen mit ihrem Mann ein Malerunternehmen. Nach ihrer Malerlehre absolvierte sie eine Ausbildung zur Farbtherapeutin und ist heute in beiden Bereichen beratend und gestaltend tätig.

Ulli Leuschner gründete malArt-Raumgestaltung und realisiert zusammen mit einem Netzwerk von Freiberuflern humane Raumgestaltungen für öffentliche und private Auftraggeber. Ihr Arbeitsschwerpunkt liegt in der Farbgebung von pädagogisch und therapeutisch genutzten Räumen.

Rochus Michnia spezialisierte sich nach einer Malerlehre als Diplom-Restaurator auf traditionelle Architektur. Er ist gleichzeitig Entwickler und Hersteller von innovativen Kalkprodukten.

Leo A. Nefiodow war viele Jahre lang als empirischer Forscher am GMD-Forschungszentrum Informationstechnik der Fraunhofer-Gesellschaft e.V. in St. Augustin bei Bonn beschäftigt. Er ist einer der bekanntesten Vertreter der Theorie der langen Wellen. Er gilt gleichzeitig als einer der angesehensten Vordenker der Informationsgesellschaft.

Prof. Dr. Fritz Albert Popp konnte 1976 erstmals die Existenz der so genannten Biophotonen nachweisen, was ein völlig neues Verständnis für biologische Abläufe begründete. Er ist Leiter des International Institute of Biophysics in Neuss und koordiniert heute weltweit eine Vielzahl von Arbeitsgruppen, die sich mit der Biophotonenforschung beschäftigen.

Dr. Rosina Sonnenschmidt praktiziert als Therapeutin seit vielen Jahren prozessorientierte Homöopathie, therapeutische Kinesiologie, chinesische Medizin und mentale Heilweisen. Sie ist Autorin zahlreicher Bücher und besonders in der Ausbildung engagiert.

Susanne Wied arbeitet seit ihrem Studium der Pflegepädagogik freiberuflich als Lehrbeauftragte und Referentin für Aus- und Weiterbildungseinrichtungen. Ihr Arbeitsschwerpunkt bildet die wissenschaftliche Aufbereitung von Farbkonzepten im Gesundheitswesen.

Alexander Wunsch ist ausgebildeter Schulmediziner und Experte auf dem Gebiet der Schwingungsmedizin. Sein besonderes theoretisches und praktisches Interesse gilt dem Medium Farbe, speziell der Spektro-Chrome-Farblichttherapie nach Dinshah P. Ghadiali, die er seit vielen Jahren in seiner Heidelberger Praxis anwendet.

Kontakt

Wenn Sie an weiterführenden Informationen zu den in diesem Buch genannten Arbeitsmethoden, Testverfahren oder Therapien interessiert sind, fordern Sie diese bitte mit der beiliegenden Karte an. Wir nennen Ihnen auf Anfrage auch gern Studienmöglichkeiten, Aus- und Weiterbildungsangebote, Seminare und Veranstaltungen zum Thema »Farbe und Gesundheit«. Wenn Sie am regelmäßig erscheinenden Online-Brief und am Bezug der Zeitschrift »Farbe.Design.Therapie« (erscheint Ende Oktober 2004) Interesse haben, schicken Sie uns am besten eine E-Mail oder ein Fax mit Ihrer Adresse.

Roland Aull
Wiesenfurt 26
D-97833 Frammersbach
✆ +49 93 55 99 78-0
[FAX] +49 93 55 99 772
roland.aull@t-online.de